经方研习

皮肤黏膜病的临证辨思

吴中平 · 梁青松

著

上海科学技术出版社

内 容 提 要

本书以六经辨证为主线阐释张仲景《伤寒论》经方的临床运用，总结三纲分级体系分析六经辨治规律，简便、实用，临证可操作性强。并对药物的品种、剂量等与临床疗效的关系进行了探讨，以期更好地指导临证用药，如指出《伤寒论》中的“桂枝”当选用“肉桂”，“麻黄”要选中麻黄品种或用含伪麻黄碱成分的制剂代替等。本书配以丰富的临证案例从病机辨析、辨证分型、治法、方药择要分析，并附有舌诊、病变治疗前后对比情况图片、临证手写处方、检查单据等，真实可靠且实用。

本书适合中医临床工作者阅读，对《伤寒论》和《金匮要略》经方感兴趣的中医爱好者也有一定启发和参考价值。

图书在版编目（CIP）数据

经方研习：皮肤黏膜病的临证辨思 / 吴中平，梁青松著. -- 上海：上海科学技术出版社，2020.8(2024.4重印)
ISBN 978-7-5478-5005-3

Ⅰ. ①经… Ⅱ. ①吴… ②梁… Ⅲ. ①皮肤病－粘膜疾病－中医治疗法 Ⅳ. ①R275

中国版本图书馆CIP数据核字(2020)第120027号

审图号：GS（2020）1688号

谨以此书献给柯雪帆教授

经方研习：皮肤黏膜病的临证辨思
吴中平　梁青松　著

上海世纪出版(集团)有限公司
上 海 科 学 技 术 出 版 社　出版、发行
（上海市闵行区号景路159弄A座9F-10F）
邮政编码 201101　www.sstp.cn
上海当纳利印刷有限公司印刷
开本 787×1092　1/16　印张 15.5
字数 300千字
2020年8月第1版　2024年4月第5次印刷
ISBN 978-7-5478-5005-3 / R·2135
定价：98.00元

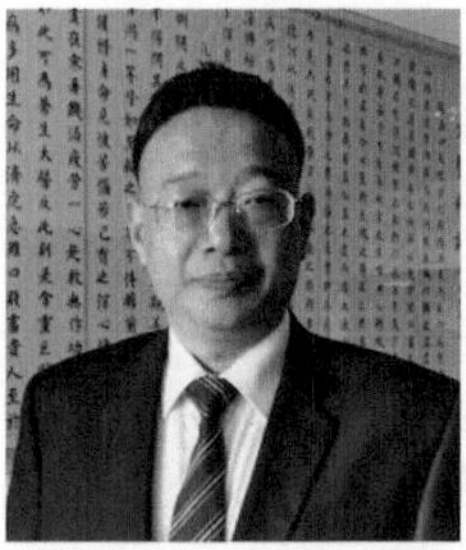

吴中平，医学博士，柯雪帆学术思想传承人之一，上海中医药大学基础医学院伤寒金匮教研室主任。从事中医经典教学、科研和临床工作，曾在英国牛津大学从事中药学联合博士后研究，在国内外相关杂志发表了多篇原创性的学术研究论文，对麻黄发汗、承气攻下和中医特殊治法吸附法等都有较深入的研究，这些研究成果有一定的临床应用价值。联系方式：wzp@shutcm.edu.cn。

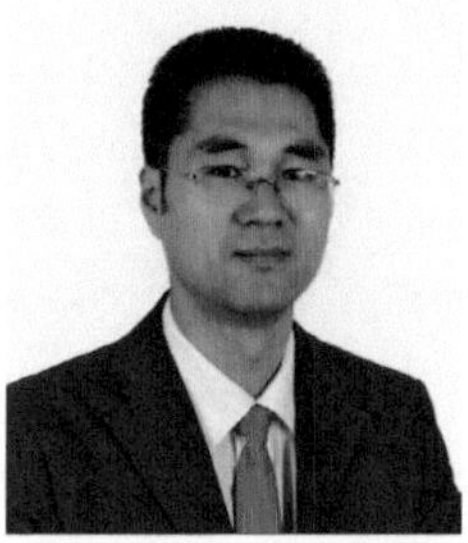

梁青松，医学硕士，现就职于蚌埠市中医医院皮肤科。2015年荣获“全国悦读中医之星提名奖”。临床上擅长治疗痤疮、湿疹、荨麻疹、神经性皮炎、斑秃（全秃、普秃）、黄褐斑、银屑病、玫瑰糠疹、带状疱疹、过敏性紫癜、结节性痒疹等。

本书出版受下列项目支持

· 基础医学院吴中平教材主编经费（A1-60103013）
· “985”内涵建设专项经费（A1-N192050102030215）
· 基础医学院“一流本科”团队建设（A1-N1920501020710）
· 柯雪帆名师工作室（A1-Z193020123）
· 经典考试专项经费（A1-N1920501020702）
· 上海市进一步加快中医药事业发展三年行动计划（A1-N1920501010209）
· 中医理法方药基础数据库平台建设（A1-Z193020111）
· 上海中医药大学熊继柏国医大师工作室

序

《伤寒论》是一部阐述外感病辨证论治体系的经典，也是一部理、法、方、药比较完备的专著，书中所载桂枝汤、麻黄汤、小青龙汤、大青龙汤、小柴胡汤、大柴胡汤、白虎汤、白虎加人参汤、五苓散、大小承气汤等著名经方，习中医者，几乎无人不晓；当中医者，几乎无人不用。近代以来，并有不少学者对经方进行了现代化手段的实验研究，取得了一定的成果。

《素问·举痛论》指出："善言天者，必有验于人；善言古者，必有合于今；善言人者，必有厌于己，如此则道不惑而要数极，所谓明也。"中医学的理论必须联系实践，毫无疑问，研究《伤寒论》及其经方，更须落实到临床实践。通过实践，不仅可以进一步检验经方的功能，而且可以进一步拓展经方的用途。今上海中医药大学吴中平教授以理论联系实践，编写了《经方研习：皮肤黏膜病的临证辨思》一书。该书分上、中、下三篇，上篇论仲景学术体系，探其源也；中篇论经方研究，明其义也；下篇论经方在皮肤黏膜病中的应用，拓其用也。探源溯本，明析方义，拓展应用，理论联系实践，对弘扬中医经典，运用经典名方，颇有独到见地，更有参考价值。爰为之序。

国医大师

2020年6月

前言

大美经方！

经方研究和应用向来都是很火热的，火热到哪一年，还不好说。浩浩荡荡的研究大军，我有幸忝列其间，但比起诸辈先贤的巨大贡献，我只是个拾荒者。

经方（典）引领着中医学发展，是中医学发展的内在动力，这是个大方向。否则，走偏了就可能产生奇谈怪论或玄乎的东西，让人摸不着头脑，使中医的负担越来越重，严重稀释了中医药的价值。经方在传承过程中出现了重大失误，不仅理论上有误区，如温病理论的泛化，培养了习惯性的对抗性治疗思维，使原本用经方治疗就很有效果的某些疾病出现五花八门的辨证内容，看似丰富，实则没有什么价值；而且药物上更是荒谬甚多，如细辛不超过 3 g、吴茱萸不超过 4.5 g、肉桂不超过 5 g，与经方原本剂量相差悬殊！这些问题都关乎中医药发展方向，厘清这些问题很有必要，让后学少走弯路、少受折腾！

经方研究，如何立意新颖？对此我思考了很多年，并且也一直在积累。中医课程、西医课程我都能应付得了，但想再提升一点，总感觉缺少了抓手，有力使不上。院校领导给了我很多的鼓励、很大的支持，从进修计算机课程，到学习化学课程，再到实验研究的开展，让我对经方的理解和认识进入一个全新的境界。本书的写作立足于中医经典，结合现代医药学知识，以翔实的数据、案例和医理加以佐证，目的是形成一个比较完整的、固定的、有规律的经方科学体系，使读者能够离开老师和书本后不再茫然。开卷有益，释卷也有收获，我希望能达到这样的效果。

一个很好的机会，我与青年才俊梁青松医师开展了合作。我比较懂经方，梁医师擅长皮肤科疾病的诊断和治疗。把我所理解、认识的经方投入到实际战斗中去，接受检验，也是应该的和必要的。我们相互取长补短，边修边炼，拙作就这样产生了。当然，我们自身也都得到了很好的锻炼，对于某些疾病的诊治达成了共识，也有了信心——经方在皮肤黏膜病中可大有作为。在这里，我们还要感谢机会的提供者杨勇飞，一位具有远见卓识的院长。

本书分工如下：上篇仲景学术体系探讨和中篇经方药研究，是我在教学、科学研究和临床过程中的积累，由我独立执笔完成，下篇经方在皮肤黏膜病中的应用由我和梁青松共同完成。

本书适合中医临床工作者阅读，也推荐给对《伤寒论》和《金匮要略》感兴趣的中医爱好者。

吴中平

2020年3月

目录

上篇

仲景学术体系探讨

仲景学术历代中医学者均较为重视，自有其本身的价值因素。研究发掘工作经年累月，大有汗牛充栋之势，仔细分析这些成果，值得称道者可谓凤毛麟角，基本都在小圈子内转动和循环，没有呈现螺旋式上升的趋势，没有给后辈们以垫脚石。希望这一部分内容的阐述给大家带来不一样的视角。

第一章 / 张仲景小考

一、张仲景之名

《伤寒杂病论》为张仲景所集，这一点毋庸置疑。在古代文献记载中可以找到相当多的证据，如晋代王叔和的《脉经·卷第七》明确指出“治伤寒形证所宜进退，晋王叔和集仲景评脉要论”[1]，且该卷基本包括现行宋本《伤寒论》内容。晋代皇甫谧《针灸甲乙经》序言有“近代太医令王叔和撰次仲景”之言等也可作为依据。

张仲景在中医学史上居功至伟，后人以“医圣”称之。但张机是谁，他与张仲景是何关系？乍一看，还真的不好说。“机”与“景”联系不密切，这不符合古人取名与表字的习惯。现有文献指出张机和张仲景为同一人者为宋代林亿的《伤寒论·序》，云：“张仲景《汉书》无传，见《名医录》，云南阳人，名机，仲景乃其字也，举孝廉，官至长沙太守，始受术于同郡张伯祖……”[2]

林亿的这段话引自早已失传的唐代甘伯宗的《名医录》，而《名医录》的资料来源尚不可考，这给中医界带来了无休止的争论，这里简单讨论一下此问题，希望引起同道们注意。

孙鼎宜和章太炎认为“机”为“羡”之误，因为“羡”与“景（仰）”有那么一点关系，且张羡做过长沙太守，符合《名医录》的记载[3]。我们认为，“机”与“羡”本身意思也有一定相关性。机，本意指古代弩上发箭的装置；羡，《中华大字典》指为墓道，应该也藏有“机关”的意思。《史记·秦始皇本纪》记载：“大事毕，已藏，闭中羡，下外羡门，尽闭工匠藏者，无复出者。”

陕西的杜雨茂教授认为张机与张羡为同人异名[4]，而上海的裘沛然教授考证后否认两者为同一人，也否认张仲景做过长沙太守[5]。

很奇怪的是，林亿作为校注仲景学说的重要人物，竟没有怀疑“机”与“景”之间的异常。其他由林亿校注的著作如《脉经》《外台秘要》《千

[1] 王叔和. 脉经［M］. 上海：上海卫生出版社，1957：75.
[2] 刘渡舟. 伤寒论校注［M］. 北京：人民卫生出版社，1991：17.
[3] 钱超尘，温长路. 张仲景生平暨《伤寒论》版本流传考略［J］. 河南中医，2005，25（1）：3.
[4] 杜雨茂. 关于张仲景生平一些问题的探讨［J］. 陕西中医学院学报，1982，2：42.
[5] 裘沛然. 张仲景守长沙说的商讨［J］. 新中医，1984，11：46-48.

金要方》等也没有关注相关问题，难道是赵开美翻刻有误？因为林亿除了在《伤寒论·序》中提及张机之外，其他均采用张仲景之字。

上海中医药大学文献研究所张如青教授建议我们可关注下《辅行诀》中的“张玑”之名。《辅行诀》抄本有多种版本，其中有几个版本载有“张玑”之名，如中国中医研究院打印本：“昔南阳张玑，依此诸方，撰为《伤寒论》一部，疗治明悉，后学咸尊奉之。”[1]

沿着这条思路，我们仔细查阅了“玑”字含义。原来汉魏之际，“玑”通“机”（图 1-1）[2]，裘沛然教授也发表文献指出二字相通。“玑”的本意为古代观测天象的组件，比较精贵，饰以玉（可能似水晶类作凸镜用）；而“景”的本意则为太阳、日光等，因此“玑”和“景”是对应的。用“玑”来观测“景”，那是再正常不过的古代天文事件了。

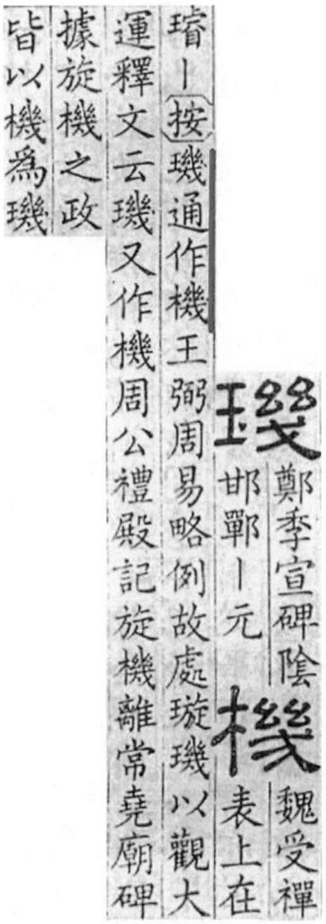

璣
鄭季宣碑陰
邯鄲|元
機
魏受禪
表上在
瑨|按璣通作機王弼周易略例故處璇璣以觀大
運釋文云璣又作機周公禮殿記旋機離常堯廟碑
據旋機之政
皆以機爲璣

图 1-1 《隶辨》中关于“玑”的解释

如此看来，张仲景之名还挺雅的，林亿的确遵从了原貌。张机即张玑，说明张仲景确实存在，且为同一人。

二、张仲景医术来源

我研究了这么多年的中医，也学习了许多现代医学知识，浩瀚医海中我最尊敬的古代伟大的医学家就是张仲景。他的医学成就亘古未有，空前绝后。像张仲景这样横空出世的中医学巨匠，我认为具有一定偶然性。从中医学史上来看，张仲景学术起点之高，令大多数医者都望尘莫及。无独有偶，中国社会也有这种奇怪的现象，黑格尔曾说：“中国很早就已经进展到了它今日的情状！”[3] 张仲景的医学成就如此之高，是天生圣人之才，还是有其客观事实的医学基础呢？实在有必要探讨一番。

[1] 张大昌，钱超尘．辅行诀五藏用药法要传承集［M］．北京：学苑出版社，2008：69.
[2] 顾蔼吉．隶辨［M］．北京：中华书局，1986：18.
[3] 黑格尔．历史哲学［M］．上海：上海书店出版社，2006：110.

从历史唯物主义观点来看，“独木不能成林”，东汉末年的医学成就应当达到了相当纯熟的程度，这为张仲景著书立说提供了有力支撑和内在基础。从出土的一些医药文献来看，可以佐证这种说法。如四川成都老官山汉墓出土的医简《六十病方》就已经有了桂枝汤方的配伍雏形[1]。皇甫谧也说“仲景论广，《伊尹汤液》为数十卷，用之多验”。因此，也可以说，《伤寒论》和《金匮要略》中的许多经典名方并非张仲景所创，他最重要的贡献是“论广”，创造性地把方与证（病）对应起来，做到了简而易从，效而灵验！这在古代科学理论尚不完善的时期，甚至无实验证据可支持的基础上，《伤寒杂病论》中的方药组合却是那么完美、精当和科学，实属不易！

张仲景写就《伤寒杂病论》可能还与其家族的不幸及由此积累的医学经验有关。

东汉末年，刘表管辖的荆州地区社会局势较为稳定，曹操挥师南下前的主战场在华北、东北地区（以官渡之战为节点），这为张仲景的创作提供了良好的外部环境。假使张仲景身处战火之中，尚自顾不暇，何以潜心写作这一囊括外感和内伤辨治的宏伟著作呢？

除此之外，有一点鲜有人提及的就是家学渊源。春秋战国时期，中国古代科技、天文、音律、史学等道术传承的主要模式是从官学到家学的过渡时期。先秦诸子借此应运而生，才有了百家争鸣之象。如被誉为“史家之绝唱”的《史记》作者司马迁，世代为史官。《二泉映月》的作者“瞎子阿炳”华彦钧自幼就受其精通道教音乐的父亲的熏陶。从张仲景的医学成就来看，他绝不是半路出家的！张仲景“始受术于同郡张伯祖”，他与张伯祖是什么关系呢？不知道！但可以确信其医学成就与家学积累密不可分。经过了长时间医学成果的积淀，加上张仲景天资聪颖，以及历史赋予其崇高的使命感（从《伤寒杂病论》序言中我们可以看到张仲景具有崇高的历史责任感），内外合力，使他完成了中医学鱼龙变化的一跃，谱写了中医药学辉煌的篇章，这在中医界是无人能及的功绩。如果中医史上没有张仲景会如何呢？您可以想象假如史家没有司马迁。

三、张仲景用药的区域分布特点

仔细分析《伤寒论》和《金匮要略》药物，会发现张仲景常用的药物主要分布在我国西北地区和川、桂之地，有明显的“道地”特性，如麻黄、大黄、柴胡、当归、黄芪、半夏、甘草、人参、附子、川芎和桂枝等，明显有地域分布的特点。为什么会有这种情况呢？首先让我们看看东汉末年

[1] 和中浚，李继明，赵怀舟，等．老官山汉墓《六十病方》与马王堆《五十二病方》比较研究［J］．中医药文化，2015，4：22-33.

张仲景常用药分布与时局关系

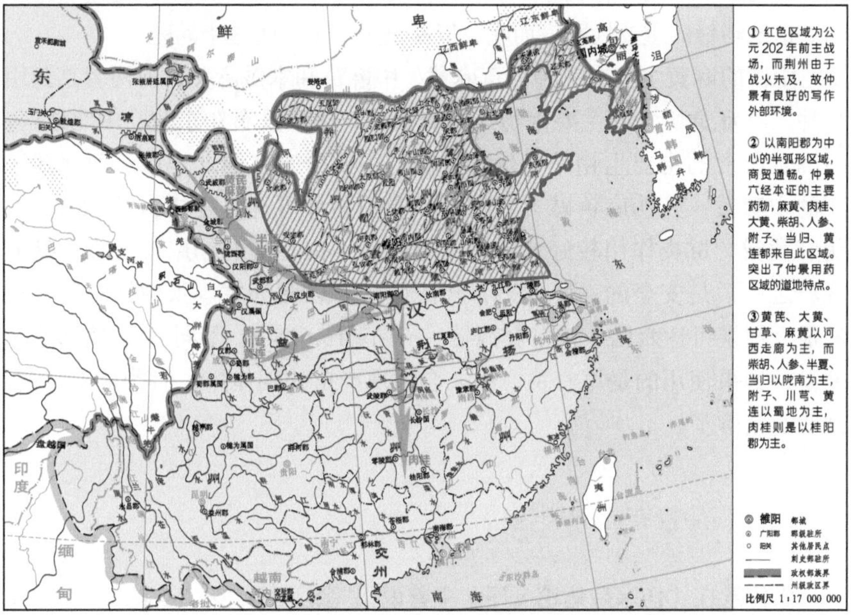
鲜
卑
东
凉
汉
交
州
南
海
印度
缅甸
① 红色区域为公元202年前主战场，而荆州由于战火未及，故仲景有良好的写作外部环境。
② 以南阳郡为中心的半弧形区域，商贸通畅。仲景六经本证的主要药物，麻黄、肉桂、大黄、柴胡、人参、附子、当归、黄连都来自此区域。突出了仲景用药区域的道地特点。
③ 黄芪、大黄、甘草、麻黄以河西走廊为主，而柴胡、人参、半夏、当归以陇南为主，附子、川芎、黄连以蜀地为主，肉桂则是以桂阳郡为主。
雒阳 都城
广阳郡 郡级驻所
阳关 其他居民点
刺史部驻所
政权部族界
州级政区界
比例尺 1∶17 000 000

图 1-2 东汉末年地图

（图中红色块为战区，绿线为较为安全的商贸通道）

的地图吧。（图 1-2）

自何进、何太后延董卓进京（洛阳）之后，东汉政权势如累卵，群雄割据，战火纷飞，民不聊生。在张仲景创作完成《伤寒杂病论》之前（公元 200—205 年），硝烟弥漫在图 1-2 中的红色区域，枭雄曹操与袁绍在此激战，终以袁绍败逃亡死而结束北方战争。张仲景偏安于一隅的南阳（图 1-2 中☆）属荆州牧刘表管辖，相对而言社会较为稳定，自南阳向西、向南的商贸通畅（图 1-2 中的绿线条）。尤其是南阳地区，背靠秦岭，有道“自蓝田向西进发”（刘邦就是通过这条道入关的）。这些区域的特色性药物源源不断地供给着南阳，形成了很鲜明的仲景方药特色。

当然，也可能与张仲景当时参考的医学典籍有关，如《伊尹汤液》就诞生于西北地区。

有一点还需要注意，张仲景所用药物主要以原生态为主，即生品为多，包括芍药、地黄、半夏、牡蛎等。南阳离大海还是较远的，如何确保牡蛎为新鲜生品呢？“天下熙熙，皆为利来；天下攘攘，皆为利往”，《史记·货殖列传》记载了安徽合肥“受南北潮，皮革、鲍、木输会也”，即合肥是鲍鱼的转输中心，那牡蛎也不成问题，合肥离南阳可就近了[1]。

[1] 吴中平，柯雪帆，张瑾.《伤寒论》中几个被忽略曲解的问题［J］. 中医杂志，2009，50（9）：857-858.

研究这一问题有什么意义呢？当然有！

道地药材的重要性不言而喻，以麻黄为例来说明这个问题。

中国的麻黄主要有三种，草麻黄、中麻黄和木贼麻黄，前两者是药用品种。草麻黄所含的主要生物碱为麻黄碱，主要分布在东北、华北地区。中麻黄所含的主要生物碱为伪麻黄碱，主要分布在西北地区。西北地区产的中麻黄，其伪麻黄碱含量甚高，有的品种可达总生物碱的 96.1%[1]。伪麻黄碱的抗炎作用较好，副作用小，其兴奋心脏的作用仅为麻黄碱的五分之一，是安全的，所以感冒药配伍中多以此为主。张仲景应用麻黄的最大剂量可达六两（按东汉剂量，一两 =15.625 g，下同[2]），按照这个剂量，如果使用的是草麻黄，病人会出现严重的副作用，但若是中麻黄，则要安全得多。

四、张仲景家族死因探析

张仲景在《伤寒杂病论·序》中曾说："余宗族素多，向余二百，建安纪年以来，犹未十稔，其死亡者，三分有二，伤寒十居其七。"依照这段话的意思来理解，张仲景家族中至少有 134 人在 10 年内死亡（死亡率超过 2/3，属于非正常死亡者居多）。横夭者大部分死于伤寒（约 94 人以上，占死者总数的七成以上），此处伤寒是指广义的外感病，当然也包括某些传染病。

许多人都曾探讨过张仲景族人的死因，张再良教授从流行性出血热的发病特点与六经传变和脏腑经络变化的相似度进行比较分析，并结合当时的社会环境，认为流行性出血热是《伤寒论》成书的疾病背景[3]。

我们认为，张仲景族人的死因不应该囿于一种疾病，从《伤寒论》来看，至少包括流感、痢疾、蛔虫、肝炎、严重腹泻等呼吸道和消化道常见疾病，并且这些疾病在人类的历史长河中反复上演。从其序言中也能判断将近 10 年的时间里不可能只发生一种传染病。我们分析了《伤寒论》398 条条文[4]，发现了其中的一些规律性现象，见表 1-1。

从表 1-1 可以看出，《伤寒论》条文中，超过三分之一的条文（139/398 × 100% ≈ 35%）出现了消化道症状。

[1] 马毅，晋玲，王振恒，等 . HPLC 测定不同产地麻黄中麻黄碱和伪麻黄碱的含量［J］. 西部中医药，2012，25（7）：14-16.
[2] 柯雪帆，赵章忠，张玉萍，等 .《伤寒论》和《金匮要略》中的药物剂量问题［J］. 上海中医药杂志，1983，12：36.
[3] 张再良 . 思考《伤寒论》成书的疾病背景［J］. 上海中医药杂志，2012，46（10）：20-23.
[4] 柯雪帆 . 伤寒论选读［M］. 上海：上海科学技术出版社，1996.

表 1-1 《伤寒论》中呕吐、下利类症状总结

篇名	呕吐类*	条文号	下利类#	条文号	呕吐下利类	条文号
太阳病篇上	6	3，4，12，17，19，29	/	/	/	/
太阳病篇中	11	33，74，76，89，96，97，103，111，115，120，122	7	32，34，81，91，101，105，110	4	40，98，104，123
太阳病篇下	4	146，149，161，173	5	129，139，150，159，163	6	140，152，157，158，165，172
阳明病篇	9	185，194，197，204，226，230，231，232，243	8	191，210，225，229，238，251，256，258	1	209
少阳病篇	1	266	/	/	/	/
太阴病篇	/	/	3	277，280，278	1	273
少阴病篇	1	324	13	284，287，288，295，297，306，307，308，310，314，315，318，321	10	282，283，292，296，300，309，316，317，319，325
厥阴病篇	9	326，339，359，376，377，378，379，380，381	28	331，332，334，344，345，346，348，353，354，356，357，358，360 -369，370，371，372，373，374，375	1	338
霍乱病篇	/	/	1	385	9	382，383，384，386，387，388，389，390，391
劳复病篇	1	396	/		/	/
小计	42		65		32	
呕吐、下利类症状总计：139						

* 条文正文包括呕、吐、哕、噫、唾等。
\# 条文正文包括利、泻、溏等。

自古及今，呼吸系统和消化系统疾病一直都是严重危害人类生命健康的两类疾病，因为这两大系统是人体与外界进行物质交换的通道。如2003年春，肆虐中华大地的SARS（严重急性呼吸综合征，俗称非典型肺炎）；2009年春在世界各地局部爆发的猪流感（甲型H1N1型流感）；2011年3月北京市卫生局公布甲流人数（1～2月）261人，死亡7人；2018年1～2月，香港流感死亡人数为265人；2020年上半年肆虐全球的新型冠状病毒肺炎，死者众多！实际上，《伤寒论》也是以这两类疾病为多，但是我们并没有感觉在《伤寒论》中呼吸系统疾病特别多，那是因为麻黄是呼吸系统疾病的要药和特效药，所以相关含麻黄的条文并不多见。同理，黄连是一般的急性胃肠炎、痢疾（细菌或者阿米巴感染）等的特效药，所以葛根芩连汤和白头翁汤的条文也不多。那么《伤寒论》中除了以黄连为代表的药物能够解决一些消化道疾病外，还有哪类消化道疾病深为张仲景头痛和苦恼的呢？我们分析表1-1可以得知下利类疾病约占全部条文的四分之一，并且张仲景还单列一病名——霍乱，这是一种很特殊的疾病，是黄连解决不了问题！我们认为这应该是一种病毒感染性腹泻。

病毒感染性腹泻主要是由轮状病毒、诺沃克（又名诺如）病毒、肠腺病毒引起。1973年以前，全世界每年有30亿～50亿人次发生此类腹泻病例，造成与此类腹泻有关的500万～1 000万人死亡[1]。死亡的原因就是严重脱水，无特效药物，只要保持病人不处于严重脱水状态，一般情况下可以自愈。病毒性腹泻现在依旧在中华大地上散发，南方和沿海地区尤为多发，但未闻此类疾病造成死亡，这得益于我国建立起的较完善的基本医疗保障体系。一般能保证输液就可以了。

今天，我们可以想象1 800年前这种惨象了。张仲景对这类疾病束手无策，病人上吐下泻，很快引起阳随阴脱（失液性休克）的症状。在张仲景的治疗方案中，我们可以发现其有补液的原始思想，如使用猪胆汁、羊胆汁和人尿等，这些都是东汉时期最好的补液剂了。

这里顺带提一下，东汉末年为什么“下利”类疾病甚多？因为社会的动乱，军阀混战，流寇遍野，盗贼盛行，动摇了社会的根基。“食不果腹，衣不蔽体”，食品卫生状况恶劣那都是次要的事情了。在《后汉书》和《三国志》里记载了神医华佗“断肠湔洗，缝腹膏摩”，但并无实例，形象而具体的是华佗治虫（治虫的医案，蛔虫尤多），弟子樊阿靠漆叶青黏散去三虫。这些都反映了东汉末年（甚至古代）消化道疾病是非常多见的，《伤寒论》也有所体现，是有时代烙印的。

[1] 杨绍基. 传染病学［M］. 北京：人民卫生出版社，2005：39.

五、张仲景是个什么样的人

张仲景是一位具有朴素唯物主义思想和无神论思想的医学家。“降志屈节，钦望巫祝”，在古代非常盛行的大环境下，这种精神弥足珍贵！后世诸多医家，鲜有能及者，如孙思邈《千金翼方》中收录的冠军丸（又叫武威丸）佩带在身上可刀枪不入[1]，就很滑稽和荒唐。

张仲景是一位非常聪明、极有天赋的人才！与张仲景同乡的东汉名士何颙对他颇为了解，曾说“君用思精而韵不高，后将为良医”。

张仲景是一位是非观念强、愤世嫉俗、责任心极强的人！这一点我们从《伤寒杂病论》序言及其家族不幸可以看出。1 800 年前的古人尚能“但竞逐荣势，企踵权豪，孜孜汲汲，惟名利是务”，相对于此，今天的我们确实需要反思。

张仲景是一位非常实在、敦厚朴实和追求真理、实事求是的人！《伤寒杂病论》著述风格朴实简练，毫无浮辞空论。通读《伤寒论》我们会发现，许多病证张仲景也是没有办法的，尤其是“死、不治”之类的病证，如意识严重丧失者，不会贸然给出一个方子。因为我们知道，深度昏迷的病人是没有吞咽动作的，经口服药不具有可操作性。通过这一点，也能帮助我们鉴别出哪些是杜撰的中医书籍[2]。

张仲景还是一位严谨、细致、极具耐心的人。让我们看看桂枝汤方吧。

桂枝三两去皮　芍药三两　甘草二两炙　生姜三两切　大枣十二枚擘

上五味，㕮咀三味，以水七升，微火煮取三升，去滓，适寒温，服一升。服已须臾，啜热稀粥一升余，以助药力。温覆令一时许，遍身漐漐微似有汗者益佳，不可令如水流漓，病必不除。若一服汗出病差，停后服，不必尽剂。若不汗，更服依前法。又不汗，后服小促其间。半日许，令三服尽。若病重者，一日一夜服，周时观之。服一剂尽，病证犹在者，更作服。若汗不出，乃服至二三剂，禁生冷、粘滑、肉面、五辛、酒酪、臭恶等物。

这么一首桂枝汤方从适应病证、组成、药物加工、煎煮、服法、疗效观察和禁忌等，都写得清清楚楚，极具可操作性。甚至只要认识汉字者，均可以煎出一碗浓郁的桂枝汤出来，并规范应用于临证中。这就是经方的魅力，这就是张仲景的魅力（相对的，这也造就了中医的准入门槛非常低）。相比而言，吴又可的达原散[3]：

槟榔二钱　厚朴一钱　草果仁五分　知母一钱　芍药一钱　黄芩一钱

[1] 孙思邈．千金翼方［M］．沈阳：辽宁科学技术出版社，1997：105.
[2] 吴中平．《伤寒论》中德育素材的挖掘［J］．中医教育，2018，37（1）：64-65.
[3] 吴又可．温疫论［M］．沈阳：辽宁科学技术出版社，1997：2.

甘草五分

上用水二钟，煎八分，午后温服。

这两个方子在细节上的差别是非常明显的，前一首方子在操作性、实用性等方面更胜一筹。要知道，《伤寒杂病论》可能是写在竹简上的，更是难能可贵！

真贤者在前，后人当思齐焉。我们向张仲景学习什么呢？细致入微，谨慎客观，实事求是，总之，做个靠谱的人！

六、张仲景名垂世界医学史

要了解张仲景在世界医学史中的地位，先必须了解一点西方医学史，推荐大家阅读余前春教授编著的《西方医学史》。西方医学的发展史，在文艺复兴之前，与中医学境况颇为相似[1]。

人类在认知客观世界时，对现象的第一感觉总是相似的、直观的，如曾经以为的“太阳绕着地球转”。东西方医学也然，在开始的认知阶段也有高度相似性，如伤寒与Cold这两个词对于病因的认识就很能说明问题。《希波克拉底文集》稍早于《黄帝内经》的年代（春秋时期），其价值是摒弃鬼神迷信内容，而从人自身情况解释疾病发生的原因和变化。古希腊时期，认为宇宙万物由水、土、气、火四种元素构成的，提出了“灵气”是维持生命的基本活动。血液、黏液、黄胆汁、黑胆汁四种体液的协调存在则人体无害，紊乱失衡则导致各种疾病。

盖伦与张仲景属于同时期的人，至少公元200年他们俩人均活在世上。盖伦是西方医学史上的巨匠，拥有高超的医术，渊博的学识，过人的智慧，丰富的著作和非凡的声誉，将希波克拉底的学术推向极致。其影响之大，像一座大山横亘在西方医学界前面，无法超越，致使西方医学沉睡了上千年，直至文艺复兴。

张仲景所著《伤寒杂病论》中，没有过多的理论阐发，而是实用的方证相对应用。尽管后世认为张仲景创立了六经理论、脏腑经络理论等，也仅仅是一种现象的概说和现象的反映。如太阳伤寒之后，出现腑实结聚的阳明病，如失治会出现阳亡的少阴病等，这都是临床现象。至于出现的六经病证之名，是由于时代的局限，当时还没有“生命的系统”的概念，这仅是一种代名词。

这也正是中医学的巨大价值所在——经验的积累！这种经验积累具有一定的体系，也很实用，尤其是将理、法、方、药综合运用起来，即构成

[1] 余前春．西方医学史［M］．北京：人民卫生出版社，2009：12-31.

中医的辨证论治，是中医的生命力所在，也是我们在学习中医过程中要重点把握的。

与盖伦的贡献（留下的传说和精神动力等）相比，张仲景留给世人珍贵的且现在仍在广泛使用的实实在在的医学！不少常见疾病的处理方药仍旧在临床上发挥作用，解决了不少的民间疾苦（在高度现代化的日本，汉方医药仍旧占据一席之地）。《伤寒杂病论》经过 1 800 余年的浮沉、洗礼，仲景学术愈发光芒四射，越来越受到人们的重视，让我们对仲景这位汉代的大医学家产生无限的景仰之情吧！放眼未来，可以预见，在 WHO 的大厦前将矗立一座张仲景的雕像。

东西方医学的分水岭在 14—16 世纪，文艺复兴运动之后。其实那个时候，中医学也有探知的欲望，如金元四大家时期。由于各种原因，“理学”的盛行走向了极致，很多东西靠“悟”，导致明清时期的“坐而论道”“禁中清谈”空前盛行，这也是中华文明、科技落后的重要原因之一。

第二章 / 伤寒论体系理论研究

一、《伤寒论》是一部什么书

毫无疑问，中医学四大经典之一的《伤寒论》是一部外感病专著。

中医学一般认为疾病主要分为外感和内伤两大类，“感”和“伤”本就意思相通，“内”和“外”揭示了病因之不同（至于不内外因，暂不讨论）。张仲景“勤求古训，博采众方”，“为《伤寒杂病论》合十六卷”，说明这部著作论述了两大类疾病：伤寒和杂病，伤寒为外感病，而杂病主要为内伤病。外感主要是指感受风、寒、暑、湿、燥、火等六淫之邪，即广义的伤寒，当然也包括当时当地流行的传染病。

在一些书中有看到《伤寒卒病论》（见《新唐书·又伤寒卒病论十卷》）[1] 书名，和张仲景所著《伤寒杂病论》书名如此相似仅一字之差，这是怎么回事呢？这两者之间有什么关联吗？这是因为“雜”和“雑”是异体字关系，一种可能是因“雜”的右半边被虫蛀或者裂开脱落，可能就形成了“卒”了；另一种可能情形是伤寒本身就是卒病，二者并称，突出伤寒之急。

如前所述，《伤寒论》中外感病以呼吸和消化系统疾病为多见，这些脏腑易受外邪侵袭致病，但要注意外感病与西医所说的感染性疾病并不完全等同，尽管二者都有“感”字，这里再讨论一下这两个概念。在大多数情况下，外感病与感染性疾病都属于病原微生物感染引起，最典型的就是流感、SARS 等疾病了。《伤寒论》的辨证论治方法与西医学处理方式有异曲同工之妙，属于殊途同归（详见后叙中篇经方药研究）。

某些情况下，中医认为属于外感病，但西医认为与感染并无明显关系的病证也有。最典型的就是荨麻疹（风疹块）、类风湿关节炎等，这些都是典型的外感病，治疗以发汗祛风，促邪外出为大法。

还有一种情况，西医认为与感染关系密切，但中医并不认为是外感病，甚至属于内伤病。如慢性萎缩性胃炎、胃溃疡兼 HP^+（幽门螺杆菌，20 世纪 80 年代才发现的），从中医角度来看，此病多属于胃脘痛、腹痛或痞证等范畴，中医在辨治这些疾病时，往往会加一些抑制 HP 的药物，中医也是与时俱进的。

伤寒之病，历代尤为重视，林亿说：“百病之急，无急于伤寒。”从实际

[1] 欧阳修. 新唐书［M］. 北京：中华书局，1975：1567.

生活和临床实践来看，把伤寒部分从大部头《伤寒杂病论》中分离出来显得十分必要。我们讲课时，常常突出由于战乱的影响，《伤寒杂病论》成书即告散落，实际情况可能是因形势的需要，必须拆分，《伤寒论》和《金匮要略》独立成册。从流传的情况来看，《脉经》卷七收录了较为完整的伤寒部分，卷八、卷九分别收录杂病和妇人病的内容。可以判断，张仲景编著《伤寒杂病论》之时，就已经独立规划了伤寒部分。《伤寒论》何时独立成册流行的呢？高文铸教授认为《小品方·自序》里的《张仲景辨伤寒并方·九卷》可能为今《伤寒论》的早期传本，而《张仲景杂方·八卷》为今《金匮要略》的早期传本[1]。到唐代孙思邈撰《千金要方》时，说“江南诸师秘仲景方不传”，说明《伤寒论》专著在世面上已不公开流行。但好东西一定是秘藏不住的，我们分析了《千金要方》中相关条文，从桂枝汤、麻黄汤、大青龙汤到白虎汤、承气汤、小柴胡汤及四逆汤和乌梅丸等六经本证方之条文有 82 条之多[2]，说明六经本证体系一直在流传，实用就是流行！晚年孙思邈寻获了较为完整独立成册的《伤寒论》，并收录进《千金翼方》卷九伤寒上、卷十伤寒下中（实为《金匮要略》的痓湿暍篇无方＋宋本《伤寒论》条文），该书并没有收录其他杂病和妇人病内容，也说明《伤寒论》的确是独立成册的。除了以上可以参考的版本外，《外台秘要》中也保留了相当多的仲景方药（有 213 条）[3]，并且王焘都是刻意经心照原文选录的，文献价值比较大。到宋代林亿时期，他寻获到《张仲景伤寒论》十卷为底本，并参考其他版本，校勘发行（1065 年左右）。宋本终于定型，经明代赵开美翻刻（1599 年），传之于当代。以上为《伤寒论》版本流行的大致情况。

说《伤寒论》是一部外感病专著，有人认为委屈、低估、矮化了这部著作。因为许多临床医生对《伤寒论》都很熟悉，并能灵活运用经方，发现《伤寒论》中的方剂并不仅限于外感病的治疗。其实，这是不矛盾的。单从《伤寒论》内容来看就是外感病的处理方式，从桂枝汤（中风）、麻黄汤、大青龙汤、小柴胡汤、白虎汤、调胃承气汤等都是为退热而设，都是退热剂（中医退热的内容丰富，后叙），外感病最迫切的症状就是高热，令人忧心。至于《伤寒论》方的灵活运用与“仲景的论广”及医者的造化、经验积累等因素有关，这正是中医的优势所在，极大地丰富了中医学说的内涵。

下面谈谈为什么《伤寒论》中的方子也可以治疗内伤杂病，我们认为有以下几点。

（1）先要理清楚外感与内伤杂病的关系。中医学认为，正气存内，邪不可干，邪之所凑，其气必虚。易感外邪之躯，其体内或多或少有些问题，

[1] 陈延之．小品方［M］．高文铸辑校．北京：中国中医药出版社，1995：4.
[2] 钟情，吴中平．《备急千金要方》、《千金翼方》与仲景学术相关性研究［D］．上海：上海中医药大学，2017：6-11.
[3] 登录 www. asm386. cn/literatures，简单注册即可查询。

反复感受外邪，也容易耗伤正气，引发内伤。

（2）《伤寒论》中的许多方子不仅治疗外感本证，也可以治疗外感后的兼证、变证，甚至是作为恢复期的用方。很多疾病的发生发展其病理变化相同，治疗原则也有许多相同之处，如阳明腑实证用大承气汤攻下，少阴腑实内结，水毒不去用大承气汤攻下，甚至痉病抽搐也用大承气汤攻下。很多经方是基础性方药，可根据病情灵活加减，即所谓的“以六经钤百病，为确定之总诀”[1]。

（3）同病异治、异病同治，反映了中医治病的灵活性，像桂枝汤至少有六大类应用，后叙。

（4）有些内伤病的方药还带有明显的外感痕迹，如炙甘草汤，该方主治“脉结代，心动悸”。虽然许多疾病也可以出现炙甘草汤的适应症状，如高血压、糖尿病和冠心病等，但对于这些病证用瓜蒌薤白白酒汤加减更合适，炙甘草汤可能并不太合适。提请注意，炙甘草汤方应用的前提是“伤寒”后，类似于今天的感冒后遗症、病毒性心肌炎、风湿性（类风湿）心肌炎等，属于感受外邪所导致的[2]。

讲到这里，我们总结一下《伤寒论》的成就吧：

（1）科学性：《伤寒论》是中国古代一门原始的、纯粹的自然科学。在宋代活字印刷术出现之前的书籍能够流传下来，除了四书五经等之外，多是有朴素科学内涵的，必然有较高的流传价值。因为写作、传抄、注释一本书都是很费事的，没价值或价值不高的东西自然会被历史淘汰。

（2）创新性：创立了六经辨证的理论体系，奠定了辨证论治的基础，将理、法、方、药集于一体。从现有出土简帛等文献来看（敦煌卷子本、武威居延汉简、里耶汉简、马王堆和老官山汉墓等），《伤寒杂病论》之前的中医学体系是幼稚和不成熟的。

（3）实用性：每个药方从组成、剂量、炮制、煎煮过程、服药时间和注意事项都很详细，细节感特强，实用性和可操作性极佳。如《伤寒论》中大枣一般都有一个“擘”字，别小看这道工序，很有价值，但现今很少有中医师叮嘱病人如此操作。

（4）榜样性：张仲景树立了做人（为医）、做事的伟大榜样，细致认真，实事求是，具有高度的职业责任心和历史使命感，是吾辈中医之师表。

（5）经典性：张仲景确立了某些疾病的诊治标准和规范，提供的许多方药组成精当和严谨，甚至现代实验都能证明其合理性。总而言之，有些病证，张仲景的论述非常可靠，完全可以参考，甚至被定立为标准。当然，还可以完善，可以有突破，前提是新的方案要更真实有效，否则就别再折

[1] 俞根初．重订通俗伤寒论［M］. 上海：上海卫生出版社，1956：35.
[2] 柯雪帆．伤寒论选读［M］. 上海：上海科学技术出版社，1996：106.

腾和浪费了。

我们以痢疾为例来佐证以上论述。痢疾在古代是个闻之色变的传染病，以下利便脓血、里急后重、高热惊厥等为主要凶险表现，无有效治疗的情况下死亡率较高，《伤寒论》的白头翁汤和葛根芩连汤是治疗该病的有效方剂。黄连是治疗痢疾的特效药，要求用药剂量要足够大，否则难以奏效。《伤寒论》里这两首方子中的黄连均为三两（约 46.88 g），以黄连素含量 4%，煎出率 50% 计算，分两次服，则单次进服含黄连素为 500 mg 左右〔不低于今天 0.1 g 黄连素片（5 片）〕，跟现在的临床处理剂量吻合。而在刘完素提供的治疗痢疾的芍药汤中黄连只有半两，芍药汤整方㕮咀后煎半两，以宋代度量衡折算下来黄连只有约 2.42 g，与张仲景所用黄连的剂量相差悬殊！且有人研究，黄连配伍大黄时，黄连素的含量会急剧下降，严重影响黄连素的溶出率[1]，所以芍药汤中黄连素的含量应该更低。

对于芍药汤中君药的问题，众多学者的认识有所不同，没有统一定论。许济群先生主编的《方剂学》中芍药汤不谈君臣佐使[2]，段富津[3]和张秋雨教授认为芍药为君[4]，而李翼教授主编的《方剂学》则认为黄连、黄芩为君[5]。很明显，治病是需要特效药的，黄连素是黄连中治疗痢疾的特效成分，这是受时代进步的影响。

“行血则便脓自愈，调气则后重自除”，我们一直很重视芍药汤对痢疾的治疗效果，认为“细菌性痢疾、阿米巴痢疾、急性肠炎等见有湿热下痢证候者，常可使用”。但是，相对于张仲景重用黄连治疗痢疾的方药而言，用刘完素的芍药汤治疗痢疾，定论为历史的倒退毫不为过。仝小林教授认为：“20 多年来经我们的考证及临床实践也再次证明，经方在传承中出现重大失误。”[6]

当然，芍药汤也可以治疗痢疾，甚至可能还有其他用途，我们这里仅就事论事。给实验研究者和药物开发者提个醒，中药复方研究本身就很复杂，相比之下，研究张仲景方药的路径就顺畅得多了。

二、伤寒体系与温病体系浅解

探讨仲景学术体系，绕不开的话题是后世创立的温病体系。许多人都探讨过“寒温体系”这个问题，并有相当丰富的专著出版。我们不可陷入这个争论的旋涡中，因为争论无休无止，徒浪费时间。从我个人的认识来

[1] 何桂霞，蒋孟良，冯映冰．芍药汤配伍的化学变化研究［J］．中国中药杂志，1998，23（7）：433.
[2] 许济群．方剂学［M］．上海：上海科学技术出版社，1985：67.
[3] 段富津．方剂学［M］．北京：中国中医药出版社，1999：211.
[4] 张秋雨．方剂学［M］．西安：第四军医大学出版社，2005：39.
[5] 李冀．方剂学［M］．北京：中国中医药出版社，2012：88.
[6] 仝小林，吴义春，穆兰澄，等．经方大剂量探索［J］．上海中医药杂志，2010，44（1）：18-21.

浅谈这个问题，角度有些不一样，仅供参考。

依我看，这个问题是比较简单的，许多人把它复杂化了。张仲景的方药并不适合所有的外感病，这是肯定的，张仲景也说了他的方药“不能尽愈诸病”。我们在读《伤寒论》和《金匮要略》中有方药的条文时，要明白它们也是有局限性的，很多也只是对症处理的。

中医伤寒的部分病证与现代医学的传染病应该有一定的关联，如狭义伤寒的表现（麻黄汤证）与流感基本相同。实际上《伤寒论》作为一部外感病专著，涉及相当多的传染病，以呼吸系统和消化系统为多，否则张仲景家族也不会死那么多的人。“伤寒雅士之辞，温病之名田舍间号耳”，即老百姓的直呼，许多著作中已经提到过这个同体别名了，实在没有必要把精力放在两者的绝对界限上。

给温病下个明确的定义非常困难，若以其症状下定义，发热重、恶寒轻或不恶寒，或者热病见有口渴等，都不能完全符合临床实际情况，那就从温热之邪这个病因着手考虑了。何谓温热之邪？就又绕到症状上了！温病意识和思想萌芽很早，这在药物的处理方式方面有所体现。温病的主体治疗思想是一种“对抗式”的治疗（现代医学的基本模式也是对抗性治疗），如高热一般不会用温热药物如桂枝、麻黄等，多采用清、凉、泻等寒凉之品。早在孙思邈时期就有这种迹象，“尝见太医疗伤寒，惟大青、知母等诸冷物投之[1]”。因为在传统的惯性思维中，体温这么高了，怎么还会用温热药呢？理所当然用寒凉药物了。不仅被孙思邈批评的太医如此，庞安时的温病思想就更加典型了，庞安时说“天行一二日，麻黄汤”（麻黄、石膏、升麻、甘草、芍药、杏仁、贝齿无亦可）[2]。这个麻黄汤与《伤寒论》的麻黄汤差异比较大，与《伤寒论》大青龙汤的配伍原理相当吻合。“天行一二日”，即传染病早期，首选麻黄汤，但不用《伤寒论》的原方麻黄汤，而是化裁添加了寒凉之品，完全是“热者寒之”之惯性思维，因为天行之病热势甚高。有一点可以明确，庞安时在写《伤寒总病论》时（1072年后），宋本《伤寒论》（1066年前）已在世间公开发行了好多年，而他的《伤寒总病论》前大半内容完全取材于《伤寒论》，他清楚知道麻黄汤的情况。我们推断庞安时当时心里很矛盾，热势高当然要用寒凉之品，但现实状况是含有麻黄等温性的方药却很有效，纠结之余，麻黄照用，那就把桂枝去掉吧，加石膏、升麻等。疗温毒的三黄石膏汤（石膏、黄连、黄柏、黄芩、香豉、栀子、麻黄）也是这种情况。

从这些例子中我们可以看得出，唐宋时期在热病治疗过程中，许多医者对寒凉方药都有某种期待，但单纯用寒凉方药却无法达到预期的效果。

[1] 孙思邈．千金翼方［M］．沈阳：辽宁科学技术出版社，1997：80.
[2] 庞安时．伤寒总病论［M］．北京：人民卫生出版社，1989：108.

张仲景不能尽愈的疾病或者其他医家变通采用温寒并用治疗失败之后，人们当然要思考新的方法和方药了，尤其到金元时期就较明显了。如寒凉派的刘完素提出“六气（风、热、湿、火、寒、燥）皆从火化[1]”。王安道提出“伤寒温病热病说”，指出这种说法分别是从病因、病名和病形而言的，并指出“由三者皆起于感寒[2]”。从王安道绕来绕去的论述来看，他倾向于“伤寒温暑异治”，指出真伤寒当随用张仲景之立法，麻黄、桂枝可使，而阴毒、寒疫（承庞安时）等“乃感天地恶毒异气”，“并不用大温大热之药”。总之，王安道在温病学术发展过程中的观点是客观公允的，承认张仲景之法在外感热病中的有效性，同时又指出不能拘泥于六经来通治温热病。张仲景都治不好的病，还用张仲景的方法方药来治疗，岂止是胶柱鼓瑟，那是缘木求鱼呀，得想想其他办法！

明清是温病学术的大发展时期，诞生了许多流派和学术观点，涌现了许多温病大家如吴又可、叶天士等。一般认为明清时期瘟疫流行严重，是促进温病学术思想发展形成的主要原因。据统计，明代 276 年间发生了传染病大流行 64 次，而清代 266 年间发生了 74 次[3]。温病学派发展的成熟有很强的时间性外，还有很明显的地域性，以南方尤其是东南沿海为著。

东部沿海由于通商口岸的开放，与世界交流日益频繁[4]，全世界范围内的人员大流动成为瘟疫流行的“星星之火”，中华大地上从来没有出现过的传染病开始渐渐登陆了[5]。如霍乱弧菌引起的烈性传染性霍乱病，自 1817 年以来，发生过 7 次世界性大流行[6]，之前我国境内根本就没有出现过这种传染病[7]，其他的如伤寒、钩端螺旋体、梅毒、猩红热等多是“舶来品”[8]。加上明清时期我国经济重心南移，长江流域人口稠密，水网发达（这点很重要！），消化道传染性疾病更加易于猖獗流行。在这两重因素的作用下，原本多流行于乱世的温疫，在“康乾盛世”下异常活跃。总之，明清时期的温病学家受到两面“夹击”，一面是张仲景方法处理不了的几千年都在流传的疾病，另一面是新舶来的疾病。温病学派的体系形成恰逢其时，时代在召唤，终于造就了多位温病学派的代表性人物，且都集中在东南沿海一带。

以上就是我们对伤寒体系和温病体系的基本态度，温病学派创立的辨治方法是伤寒六经辨证的一种补充和完善，以六经辨证为本，它们之间原本没有像后世那样搞得这么复杂，对立气氛甚浓。温病体系的重要价值在

[1] 刘完素．素问玄机原病式［M］．沈阳：辽宁科学技术出版社，1997：2–18.
[2] 王履．医经溯洄集［M］．北京：人民卫生出版社，1956：48.
[3] 邓拓．中国救荒史［M］．武汉：武汉大学出版社，2012.
[4] 吴中平，陈孝银，檀上敏秀，等．明清时期江南伤寒名家对日本汉方医古方派的影响［J］．上海中医药大学学报，2000，14（4）：16–19.
[5] 程杨，李海蓉，杨林生．中国明清时期疫病时空分布规律的研究［J］．地理研究，2009，28（4）：1059–1068.
[6] 贾文祥．医学微生物学［M］．北京：人民卫生出版社，2005：221.
[7] 柯雪帆．伤寒论选读［M］．上海：上海科学技术出版社，1996：191.
[8] 余新忠．20 世纪以来明清疾疫史研究述评［J］．中国史研究，2002，10：15–23.

于思想的创新和突破，但实际上能治愈或者改善多少温病，说不清楚。

温病学说形成后影响巨大，以至于许多医者在实际工作中有过激之嫌。现在温病理论体系太泛化了，严重冲击了原本在某些传染病中得心应手的伤寒六经体系，如许多医生弃用麻黄、桂枝、吴茱萸、柴胡等（即使用，剂量可能也很小），这不仅给中医传统理论造成不小的混乱，而且将这些有效药物弃用造成了许多疾病的发生传变或疗效欠佳，实在可惜！前面说过，温病理论提倡的是一种“对抗性”治疗理念，如果我们脑海里这种意识根深蒂固，会严重掣肘我们临证时的用药，往往使治疗误入歧途。如有些人在治疗“烦热”或者“面赤”时用一派的清热凉血药，会出现疗效欠佳甚至加重病情的现象。

明清时期的多数医生在热病中弃用麻黄，而后世不乏有先贤意识到麻黄在外感热病中的特殊作用而发出感慨，如何廉臣说：“惜世俗无普通医识，辄畏麻黄如虎，致良药见弃，良可慨焉！”[1]。提出可仿张子培创立的银翘麻黄汤（金银花一钱，连翘钱半，带节麻黄三分，苏薄荷六分，炒牛蒡一钱，广橘红八分，苦桔梗六分，生甘草五分），在银翘散方中加麻黄这样的举措明显带有汉唐宋之际热病中普用麻黄的痕迹。抗流感的纯中药新药连花清瘟胶囊中也加了麻黄，其组成包括连翘、金银花、炙麻黄、炒苦杏仁、石膏、板蓝根、绵马贯众、鱼腥草、广藿香、大黄、红景天、薄荷脑、甘草（请参见连花清瘟胶囊相关说明书）。说明麻黄的确是治疗温（瘟）病的要药，缺少不可的。

在当今时代，我们一方面要发扬中医药在温热病治疗中的独特优势，一方面我们又不能墨守成规，脱离现代自然科学。如前卫生部部长陈竺院士曾说,八角茴香煮猪肉是预防猪流感良方[2]。猪流感（甲流）属温病范畴（当然也可以认为属伤寒范畴），而中医认为茴香是一种性温之品，与温病学说理论存在着结构性矛盾，但研究证实茴香中的某种成分经修饰后对甲流有效。

三、经方研究的必要性

何谓经方？顾名思义，就是经典之方，而经典之方的划分范围却仁智各见。从现有文献来看，《伤寒论》和《金匮要略》载方谓之经方，是名副其实的。

现在经方研究火热得很，经过多年的回顾、反思与总结，现在发现经方确实比较靠谱、好用、有效。加强经典学术体系研究，尤其是东汉时期张仲景学术思想，这不是复古反潮流，而是现实的需要，我们应该有勇气面对之、接受之。在当代中医药的大发展时代，中医药经典的传承性应该

[1] 俞根初．三订通俗伤寒论［M］．北京：中医古籍出版社，2002，56：282，306-361.
[2] 参见人民网：http：//mnc. people. com. cn/GB/9245552. html（罗氏加速生产达菲 中国八角茴香价格水涨船高）

得到提倡，这是中医之根，“皮之不存，毛将安附焉”？

我们认为经方的研究才刚刚开始，还远没有到结束的时候。我们想强调的是汉代至唐代期间的中医文献可靠性较高，值得做深入研究。

经方及其理论研究是引领中医药学发展的重要基石，也是正本清源，回归中医学的实证之路。现在的中医学本科教育要求中西汇通，对照着西医《内科学》内容，我们会发现《伤寒论》和《金匮要略》与之非常接近，只是表述的语言不同而已。经方是朴素的、原始的、纯粹的自然科学，内容简单实在，理论单纯实用。后世尤其是宋代以后给经方附着了很多发挥，绝大多数都是意会性的内容，使得经方价值被大大稀释了。宋代三部方书《太平圣惠方》《圣济总录》《太平惠民和剂局方》总共有 37 000 多首方剂，似有圣济惠民之深仁，实为粗制滥造之嫌疑。宋代政府也自知此事，故编撰《太平惠民和剂局方》时进行了大量删减，最后仅录得 788 首实用方剂。宋代活字印刷术推广以后，经方的发挥愈加明显。新中国成立前的许多研究著作偏向于理论阐发，难免出现歧路，演化出许多条条框框、清规戒律来，这些发挥对今天的中医药事业也造成一定的影响和干扰。如 2005 年版的《中华人民共和国药典》[1]（简称《药典》）第一部就规定细辛不超过 3 g，吴茱萸不超过 4.5 g，半夏有毒等，这可能也是顺承了古人的发挥。在法制化的社会环境中，这样的规定可能避免了一些用药意外的发生，但这给临床使用带来无尽的烦恼，甚至官司。前面说过，仲景学术非常可靠，而后世对仲景学说的某些乱发挥倒成了参考标准。作为《药典》来说，这样的规定可能缺少一定严谨性、科学性和权威性。《药典》既然参考了古人的标准，为什么要厚此薄彼呢，根据在哪？

我们提倡经方及其理论研究，不是回归原味（纯理论、纯文献）地研究《伤寒杂病论》，而是要剥去中医是“经验医学”的外衣。中医具有双重科学属性，既有朴素的自然科学属性，也有深厚的社会科学属性，这是一棵根植于中华文化土壤上的奇花异草，是一颗出土于中华文化的瑰宝。经方的科学研究不能脱离中医经典，否则就是纯科学研究，极易陷入科研投入大、产出量小的窘境，很难有成果。例如我们中医界引以为豪的青蒿素就是科学研究与中医经典完美结合的例子，对于化学家而言，从青蒿中提取青蒿素可能只是需要花些时间的操作问题而已，但是提取出来以后用来做什么，这是需要花心思研究的事情，纯化学家很难想到把青蒿素用于疟疾的治疗。这里不得不说回归中医经典的重要性。屠呦呦教授的贡献之一在于用低沸点乙醚萃取了含双氧健的青蒿素并用于疟疾的治疗[2, 3]。

[1] 国家药典委员会．中华人民共和国药典（一部）[M]．北京：化学工业出版社，2005：78，118，159.

[2] 青蒿素抗疟协作组（Qinghaosu Antimalarial Coordinating Research Group）. Antimalarial studies on Qinghaosu [J]. Chin Med J（中华医学杂志），1979，92（12）：811-816.

[3] 屠呦呦，倪慕云，钟裕容，等．中药青蒿化学成分的研究 I [J]．药学学报，1981，16（5）：366-368.

1971年，她重新温习古籍，进一步思考了东晋著名医家葛洪（抱朴子）的《肘后备急方》中的这样一段记载："青蒿一握，以水二升渍，绞取汁，尽服之。"她由此想到，青蒿的有效成分可能需要在低温下提取，以前的提取温度太高，把有效成分破坏了。因此，她决定把提取的溶剂，从乙醇改成低沸点的乙醚。正是因为这一改变获得了奇效。而"青蒿截疟"《肘后备急方》里亦有记载[1]。中医经典的这种作用在药物开发中叫"先导"作用，大千世界，每年新发现的化合物有几千种之多，每一个化合物都找到它的最佳归属了吗？显然不是，这正是中医药学的巨大价值——先导作用。还有如天花粉引产，这绝不亚于青蒿素贡献的伟大发明，里面还蕴藏着许多重大的科学问题，只可惜早早被"束之高阁"了。另外一方面，做纯粹的中医经典文献研究也要根据社会科学固有的属性和规律研究经方及其理论的共性和特点，挖掘有价值的内容，依靠科学实验或者临床实践作进一步阐述，千万不能肆意发挥，陷入"玄学"的状态。正是这种肆意发挥而脱离社会属性、缺少科学实验或临床实践支撑的研究，造成明清时期《伤寒论》的研究著作成堆，但实际真正有价值的著作却不多。

开发实用技术和产品是当今经方研究可以努力的方向。一是当前国内生产经方产品在工艺、质控方面都还是比较粗糙的。我们曾通过HPLC（高效液相色谱法）测试过日本产的麻黄细辛附子汤颗粒剂，每包的麻黄生物碱含量都是10 mg左右，质量稳定，质控方面做到无可挑剔，这样的产品服之让人放心。二是我国对经方药的深层次研究开发还做得不够。而日本关于小柴胡汤的研究在20世纪90年代就已深入到细胞凋亡层面，证明小柴胡汤在肝炎、肝硬化和肝癌发展的各个环节均有一定抑制作用[2]。

方药研发人员也要强化对中医药经典原著的学习和研究，单纯了解中医基础理论是远远不够的。中医基础理论、中医诊断学等对研发人员而言仅属于基础通识类课程，更需要的是在浩瀚的中医典籍中寻找闪光点和灵感。"青蒿一握，以水二升渍，绞取汁，尽服之"，《肘后备急方》这段原文，包含丰富的提取工艺和化学知识，这是通识类中医课程无法涉及的。"先入为主"的思想往往会成为科研路上的绊脚石，如"热利禁用固涩""滑石清热通淋"，想一想，似乎是这么个理，但若仅限于此的话，很遗憾您将与蒙脱土类的药物开发失之交臂！还有如甘草，在方药中普遍使用，被后人称为"国老""和药"，这就模糊了甘草在方药中的具体药理作用。实际上张仲景使用甘草是非常有规律的，不是随便处方的（后叙）。诸如此类现象，在中医研究中不胜枚举。

[1] 尚志钧校辑．补辑肘后方［M］．合肥：安徽科学技术出版社，1983：77.
[2] 吴中平，柯雪帆．小柴胡汤毒副作用探讨［J］．中医杂志，1997，38（7）：442.

附　中药免煎颗粒剂要大力推广

过去很长一段时间内，中医药“简、便、廉、验”的优势是令人称颂的。但随着我国社会的高速发展，“廉”性已逐渐丧失，这种危机感会越来越明显，医疗市场负担越来越重。如何化解这种困局，让中医药更好地服务人民大众？中药免煎颗粒剂应该是个突破口，尤其经方中的药物，疗效确切，研究透彻，标准统一，质控可靠。近些年来，出现影响比较大的明确毒副作用的中药很少见于经方之中，如木通、何首乌等 。

据现有的临床反馈来看中药免煎颗粒剂的效果也不错。在本书中的病案中亦有使用免煎颗粒剂，病人也获得较好的疗效。

中药免煎颗粒剂的推广益处多多，甚至可以作为我国的一大产业发展，或许这能促进我国中医药事业走向更高端、更成熟的水平。

（1）中药标准化已基本完成。经过 70 年的发展，常用中药的标准化建立包括植物品种、有效成分含量、指纹图谱、重金属和农药残留等已非常成熟，这些研究成果完全可以监控中药免煎颗粒剂生产的全过程，增加中药质控的可靠性。在这种规范化和标准化下生产的中药安全、方便、稳定，科研的重复率高，更容易与国际接轨。中药这么多年的研究成果现在不应用于生产实际中，更待何时？

（2）药尽其用，对环境非常友好，也更好地保护了资源。前面说过，仲景方药多以我国西部为道地产出，而西部环境脆弱有目共睹。传统工艺熬成的一锅汤不确定因素太多了，有的中药代加工点竟然用高压锅煎煮含挥发油的中药，会严重影响药效，造成浪费。病人自己煎熬有时候也不一定达到理想的效果。我曾做过一个比较，50 g 吴茱萸（每剂）饮片，病人自己煎煮，每次一小时，共煎两次，得 400 ml 药液，经 HPLC 检测（图 2-1），吴茱萸碱含量只有 0.001 9%，次碱为 0.001 5%，这都是吴茱萸的有效成分。而按照 1 ∶ 10 的免煎颗粒剂两种成分含量分别为 1.2% 和 1.55%。如果用免煎颗粒剂代替 50 g 吴茱萸，只需要 0.5 g 就足够了，成本不到 5 角钱，而 50 g 吴茱萸饮片当时至少 35 元以上。中药饮片成本之高，可以想象。

此外，对许多中药材来说，保存也是个大问题，如当归、生姜等，非常容易生虫，品相变差。不良药商前些年就用硫黄熏来延长其保存时间及维持品相。如果制成免煎颗粒剂，这些问题都迎刃而解了。

工业化煎煮的工艺先进、科学、稳定，尽可能把有效成分提取干净，但自家煎煮无法达到这种水平。并且，从工业化生产的角度来看，有效成分可能并不是仅从唯一部位来提取，如桂皮油就可以从树皮、树枝、树叶中提取。从图 2-1 中可以看出，极少量的免煎颗粒剂就可代替大量的中药

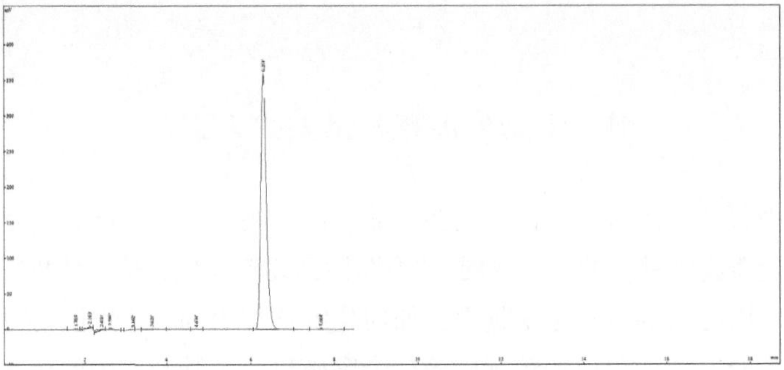

A　吴茱萸碱标准品

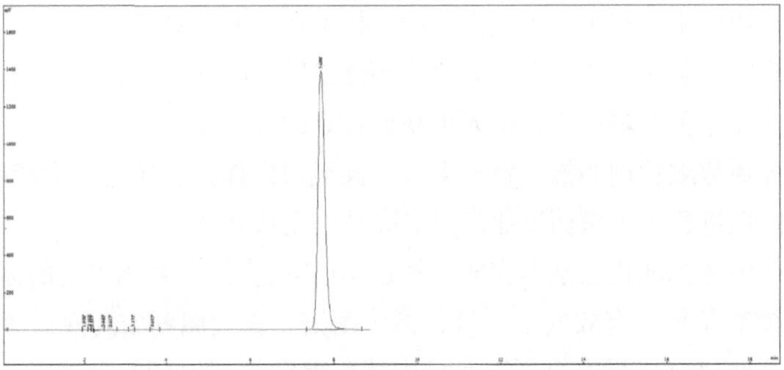

B　吴茱萸次碱标准品

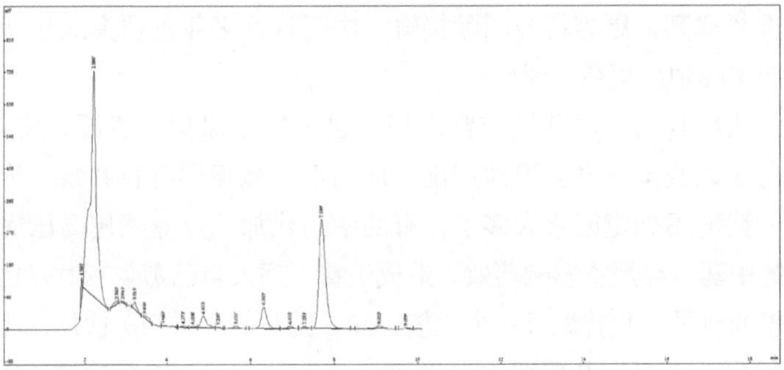

C　1:10 颗粒剂

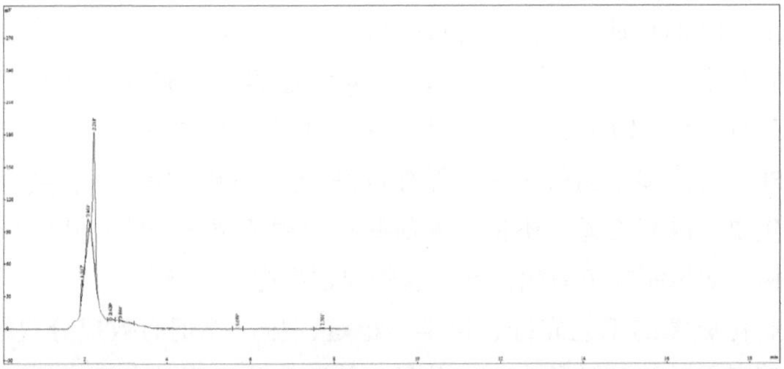

D　病人自煎的汤剂

图 2-1　吴茱萸有效成分含量比较

材原料药（包括饮片），从而保护了宝贵的资源，对环境的保护也不言而喻。而且，也大大节省物流成本和仓储空间，依吴茱萸算，颗粒剂所占存储空间只是原料药（饮片）的百分之一不到。

（3）推广中药免煎颗粒剂有利于我国经济均衡发展，降低东西部和城乡区域差异，推动社会总体进步。经方药原植物的道地产区多在西部，通过农户种植，就地采收、加工，按工业化标准制成成品，可增加农民收入和提高农村就业，促进农村经济发展，从而有助于消除区域差异。

（4）曾经免煎颗粒剂一般都是用中药材水提取后，在较高温度下吹粉制作而成，导致那些含有挥发油类或者以挥发油为有效成分的中药在制作过程中损失大量挥发油。在今天，这些都不是问题了，通过制成β-环糊精（β-CD，β-cyclodextrin crystalline）包合物加入颗粒中混匀就能解决问题。当然，不是所有的药物都可制成免煎颗粒剂，如白虎汤和桃花汤。现在，我们先把可以制成免煎颗粒剂使用的经方推广开来，不适合者或者确实制成免煎颗粒剂后疗效不好者可依旧古法煎煮。同时我们也要分析研究其原因，不断改进方法，这样才能驱动学科进步，或许会有重要的科学发现。

（5）有很多人担心使用颗粒剂组合调配的效果不如一锅汤煎煮，他们认为后者更易使药性和合，并认为可能通过煎煮过程会产生新的化合物而提高药效。诚然，一起煎煮的确会促进有些成分的溶解或者影响其稳定性，但敬请放心并不会产生新的化合物。几十年来许多人都曾研究过多种中药在一起煎煮会不会产生新的化合物。很遗憾，这么多年都没有找到。这也是可以想象得到的，在100℃、pH几乎中性的环境下，煎煮一两个小时，两个有机物能随便发生化学反应的话，那世界将要大乱！

中篇

经方研究

在这部分内容中，主线条是六经辨证，穿插、引用《金匮要略》的脏腑经络辨证的内容。所引用的方药均为我们研究过或者临床使用过的，没有研究过的内容此次不作讲解。

这部分内容中对引用方药涉及的主要原文，作讲解和分析，但不作专门的校释。

第三章 / 六经病概论

六经病包括三阳经病（太阳病、阳明病、少阳病）和三阴经病（太阴病、少阴病、厥阴病）。阳经病证一般有发热症状，阴经病证一般无发热症状。古人讲的有无发热，是症状已经比较典型和通过直观感觉获得的情况（如触摸额头等），与现代意义上的精确体温测量不完全相同。如果是用体温计测量的话，部分阴经病证可能也有发热。

阳经病证的特点是正盛邪实，由表到里，由寒化热，皆有发热，脉来有力，正气能够抗邪。治法以祛邪为主，适当扶正，以防传变入三阴。小柴胡汤方是典型的代表，柴胡、黄芩为祛邪之品（剂量总和也较大），参、枣、草补虚为扶正之品，小半夏汤（生姜、半夏）为对症处理之品。

阴经病证的特点是正虚邪实，病邪或寒或热，或寒热夹杂，正虚无力抗邪，皆有无热恶寒，脉来无力，治法以扶正为主，适当祛邪。理中汤是典型的代表，参、术、草补虚为扶正之品（剂量总和也较大），干姜温中散寒为祛邪之品。

一般认为六经病，主要是指外感病发生过程中的不同阶段。如何把握六经病呢？张仲景对每经病证都有严格的定义，是具有定义特征的证候群，这也是对《素问·热论》的发展。虽说六经病是不同的外感病发展阶段，但并不是说外感病发生发展过程都是循着这六经顺次传变的，也可以有越经传，如伤寒麻黄汤证可以变化到少阴四逆汤证等。外感病的发生一般较急，感邪性质和病人体质以及救护措施等都影响其传变速度和范围，所以《伤寒论》中每经病证的内容并不仅限于本经病证，体现着非常丰富的动态变化过程，如“太阳病篇”还可以看到小柴胡汤证、承气汤证和四逆汤证等。

张仲景对阳经病证的论述比较清晰和明确，比较好把握，三阳经本证的主题是围绕着发热问题的理论阐发和对症处理，三者之间的传变规律有迹可循，有章可遵。从桂枝汤、麻黄汤、大青龙汤、白虎汤、白虎加人参汤、小承气汤、大承气汤、调胃承气汤、小柴胡汤、大柴胡汤、柴胡加芒硝汤等在各经病中的内容来看，均可退热，属退热剂（所以说中医的退热方法非常丰富）。三阳经病证在辨治上呈递进性和有层次感，典型特征就是“三纲”。三纲学说首先提出者当推孙思邈，“夫寻方之大意，不过三种：一则桂枝，二则麻黄，三则青龙。此之三方，凡疗伤寒不出之也[1]”，有一定

[1] 孙思邈．千金翼方［M］．沈阳：辽宁科学技术出版社，1997：81.

的价值。单从太阳病本证内容来看，的确存在着这种现象：桂枝汤是解表的起点方，病重一点（如伤寒），改用麻黄汤，再重一点出现高热惊厥（烦躁）当用大青龙汤。后世喻昌的“风则伤卫，寒则伤营，风寒兼受则营卫两伤[1]”的三纲鼎立学说曲解了孙思邈的本意且过于绝对化。三纲学说体系简单、实用，在临证时非常具有可操作性，类似于今天的行业内等级标准。《伤寒论》六经本证辨证多有这种结构性现象，见表 3-1。

表 3-1　六经本证的三纲分级概要

篇　名	一级方证	二级方证	三级方证	备注
太阳病篇	桂枝汤	麻黄汤	大青龙汤	
阳明病篇	小承气汤	大承气汤	调胃承气汤	
少阳病篇	小柴胡汤	大柴胡汤	柴胡加芒硝汤	
太阴病篇	桂枝汤	桂枝加芍药汤	小建中汤	四逆辈
少阴病篇	四逆汤	四逆汤加人参	通脉四逆加猪胆汤	
厥阴病篇	白头翁汤	干姜芩连人参汤	乌梅丸	

三纲分级体系非常实用，以六经本证为纲，根据病情程度需要可以精确选择方药。同时，与六经本证体系有关的兼证或者无关的变证也就容易把握了。接下来的经方药研究内容也以三纲分级来讲解，突出辨证的层次感，有利于掌握方药的临证加减。

另外，需要提及的是，阳经病证的方剂多有一共性，即保持胃肠道通畅的作用。如桂枝汤中的芍药自不必述，有“小大黄”之称；麻黄汤中的杏仁，有润肠通便的作用；白虎汤如果按照《伤寒论》的煎煮和服药方法，也有一定的通便作用（后叙）等。这点非常重要，在外感病发生发展过程中，腑实结聚一旦形成，热灼真阴，伤津耗气，病邪的传变就非常迅速。现代医学也强调发热性疾病中会出现胃肠功能改变[2]，肠道来源的内毒素会使病情呈现“火上浇油”之势，如高热昏迷的病人。这时现代医学一般得用比较“高级”的抗生素了。古代中医没有抗生素怎么办？中医用了一种“四两拨千斤”的方法——通便。当然，中医讲的“通便”，不仅仅就是泻下大便，它还有其他作用（后叙）。

阴经病证的内容也很丰富和实用，但阴经病证的病邪性质及邪正关系比较复杂，故其三纲分级特性有值得商榷的地方，可能不止一条主线。太阴病的内容主要涉及脾胃功能的变化。阳经病证的发热一般会引起消化道

[1] 喻昌．尚论篇［M］．长沙：湖南科学技术出版社，2013：101.
[2] 金惠铭，王建枝．病理生理学［M］．北京：人民卫生出版社，2006：98.

症状的表现，像桂枝汤证的“鼻鸣干呕”、葛根汤证的“下利”等，所以在《伤寒论》中太阴病涉及的条文非常少，这并不是说外感病中太阴病少见（发热的病人反而多见消化道症状），因为这些内容都散在其他各经病证中了。少阴病的内容多为阳气虚衰的“但欲寐”表现，即使是大承气汤证亦然（属本虚标实），总体治法以扶阳气为主，急则治标。外感病到此阶段在古代条件下基本就属于回天无力了，张仲景多言“死”或“不治”，也基本不出方药。厥阴病为千古疑案，主要内容包括厥逆、下利等（参考宋本《伤寒论》），而这些内容本身就交织在“少阴病篇”中。王庆国教授主编的《伤寒论选读》[1]厥阴本证主要有乌梅丸、当归四逆汤和白头翁汤类等，考虑到厥阴主要包括足厥阴肝经和手厥阴心包经，主要症状应该包括厥逆、热入心包、神昏、下利等，因此这样的安排自有其合理性。

关于六经病辨证的分级现象许多人都作过探讨，说明值得关注。如山西刘绍武先生的三部六病[2]和上海中医药大学张再良教授的六病九分法[3]都是从不同角度来研究这个问题，有实用性。

[1] 王庆国.伤寒论选读［M］.北京：中国中医药出版社，2016：212-218.
[2] 刘绍武.伤寒临床三部六病精义［M］.北京：人民军医出版社，2007.
[3] 张再良.伤寒新解与六经九分应用法［M］.北京：中国中医药出版社，2012.

第四章 太阳病篇

一、太阳病概说

太阳病是六经病的起始阶段，包括中风、伤寒、温病、痉病、湿病等，从八纲辨证来看，属于表证。太阳病具有“脉浮，头项强痛而恶寒”的早期特征，尔后也有发热症状，为外邪侵袭体表，影响太阳经气血津液运行所致。表证范围要广得多，太阳病属于表证，反之不一定对，因为太阳病一般会有发热症状，而表证则不一定。很多皮肤黏膜病也属于表证范畴，但不一定属于太阳病。

在宋本《伤寒论》中，“太阳病篇”的内容非常之多，有 178 条文，含加减方共 74 首，有太阳病本证，也有兼证、变证和类似证。为什么“太阳病篇”内容如此之多？风为百病之长，感冒为百病之源，六淫挟风最易侵袭太阳之外，而太阳病可以发生多种途径的传变，也可以形成内伤病。可千万别小瞧了感冒，如果我们能有效改善病人的症状，控制感冒病情，尤其是小孩子，那也是非常不错的了。当然，不能把太阳病的辨治完全等同对感冒的处理。感冒从六经辨证的角度来看，早期可用太阳病的方药来辨治。反反复复的上呼吸道感染可能会给机体带来比较严重的后果，尤其是先天不足之人。《内科学》也讲上呼吸道感染可并发急性鼻窦炎、中耳炎、气管-支气管炎。部分病人也可继发风湿热、肾小球肾炎、心肌炎等[1]。因此，积极有效地治疗太阳病证可以阻止他病的发生，同时对患有宿疾者如慢性肾炎、肾病综合征或者 IgA 肾病的小儿新感外邪（如上呼吸道感染）采取积极有效的治疗、干预手段，可以防止病情进一步恶化或有自愈的可能。

除兼证外，太阳病变证内容也甚多，蓄血、火逆、痰饮、亡阳、结胸、痞证等，这些病或多或少与太阳病误治、失治有关联，放置于“太阳病篇”是合理的。

太阳病内容之多，还有一个原因就是太阳病为六经病最早阶段，一旦病邪突破太阳之藩篱，则后续变化迅速且重，所以“御敌”于外，尽可能在太阳病阶段结束战斗。张仲景提供了丰富的辨证内容可以为我们借鉴和参考，这也是“治未病”的基本思想。

[1] 叶任高，陆再英．内科学［M］．北京：人民卫生出版社，2006：12.

太阳病本证的治疗原则是"汗而发之"，即通过发汗的方法来祛邪外出，桂枝是发汗解表的基础药物。如果病重，加麻黄；如果病进一步加重，出现烦躁惊厥，再加麻黄，并伍以石膏。桂枝汤→麻黄汤→大青龙汤，其发汗之力越来越强，呈现典型的"三纲"特点。

太阳病服药后出汗，古人认为邪随汗出。这只是表面现象，这里面一定发生了较为复杂的药理学过程，如抗炎、解热镇痛等。由于本书的临床运用部分涉及皮肤黏膜病的治疗，无可避免地要与西医学产生交集，为了更好地使读者受益，请允许我们适当地介绍一点西医学知识。先谈一谈西医学如何治疗感冒的吧！因为西医学的急性上呼吸道感染（如伤风、流感）与中医学的太阳病论述有相似之处，所以治疗上也有殊途同归之感，有异曲同工之妙。西药中的感冒药常用的主要有四大类功效，其配伍组合见图 4-1，如图 4-1 列举的四大类功效，如果有一种药物兼具有两种功效，那就是完美之品，西药有，中药更多。像阿司匹林、布洛芬就具有抗炎、解热、镇痛等作用，而对乙酰氨基酚主要是解热、镇痛作用，抗炎作用弱[1]。掌握了图 4-1 的配伍规律，我们在剖析桂枝汤、麻黄汤时就非常容易理解了。

建议临床医生要多了解一些基本的药理学知识，否则就不能很好地理解在本书中，我们为什么会常用复方盐酸伪麻黄碱缓释胶囊（新康泰克胶囊，即图 4-1 中③）来代替 H_1 受体阻断剂如西替利嗪、氯雷他定和卢帕他定等，以及用它来治疗类风湿关节炎之类的病证。

"太阳中风自汗用桂枝，伤寒无汗用麻黄"，说明太阳中风证有汗出，桂枝汤可用；太阳伤寒无汗出，麻黄汤可用（严格地说，这句话也不太严谨）。但反推过来，是不能成立的，是教条的，对临床辨证无益。桂枝汤适应的病证并不强求一定有汗出，麻黄汤适应的病证并不强求一定无汗出。我们在临床带教过程中，经常有同学提这类的问题，故要在此申明一下。

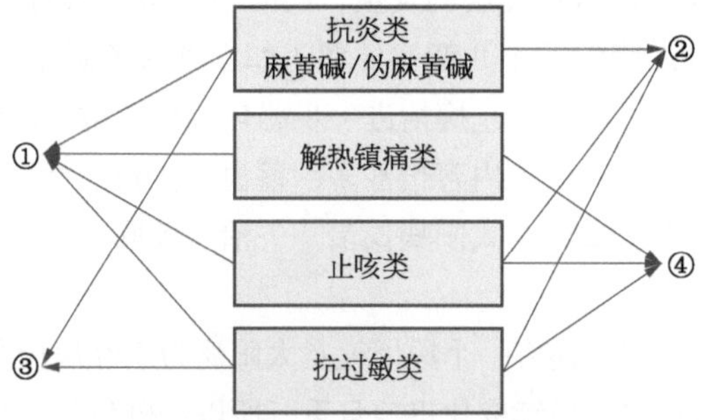

图 4-1　感冒药常用的四类成分及配伍[2]

①、②、③、④代表不同品牌的感冒药的配方组成

[1] 杨宝峰. 药理学［M］. 北京：人民卫生出版社，2004：188-190.
[2] 吴中平. 桂枝汤类和麻黄汤类实质性区别［J］. 时珍国医国药，2016，27（1）：181-182.

二、桂枝汤

代表性原文及分析

太阳中风，阳浮而阴弱，阳浮者，热自发，阴弱者，汗自出，啬啬恶寒，淅淅恶风，翕翕发热，鼻鸣干呕者，桂枝汤主之。（12）

桂枝三两去皮　芍药三两　甘草二两炙　生姜三两切　大枣十二枚擘

上五味，㕮咀三味，以水七升，微火煮取三升，去滓，适寒温，服一升。服已须臾，歠热稀粥一升余，以助药力。温覆令一时许，遍身漐漐微似有汗者益佳，不可令如水流漓，病必不除。若一服汗出病差，停后服，不必尽剂。若不汗，更服依前法。又不汗，后服小促其间。半日许，令三服尽。若病重者，一日一夜服，周时观之。服一剂尽，病证犹在者，更作服。若汗不出，乃服至二三剂，禁生冷、粘滑、肉面、五辛、酒酪、臭恶等物。

这是太阳中风桂枝汤方证的代表性原文，也是太阳中风证的处理方案。主症包括五大类：

（1）恶风、恶寒和发热。

（2）头身骨节酸楚疼痛。

这两类症状都是比较轻的，尤其是热象方面，不超过中热。

（3）消化道症状（干呕、恶心、呕吐、下利等）。

（4）汗出（微微汗出，皮肤潮润，或者基本无汗）。

（5）脉浮缓（相对脉浮紧而言，总体上脉象还是偏数、偏弱的）。

除以上症状外，尚可见头痛、鼻鸣、轻微咳嗽和轻微咽喉疼痛等。

读者可能不太好理解太阳中风证怎么会有咽喉疼痛的症状，实际上《伤寒论》里就有专门的论述。作为常识，我们也是有感受的，上呼吸道感染多伴有咽喉疼痛症状。但《伤寒论》为什么把咽痛放置在“少阴病篇”中？在古人看来，咽喉部属于少阴经循行部位，故置此处，毕竟张仲景是人不是神，有时代的局限性。当然，也可能是王叔和放置在“少阴病篇”中的。对于太阳中风证而言，此咽痛并不太严重。

凡具有以上症状特征的就可以定义为太阳病的中风证，用桂枝汤治之。后人尤其是成无己引用了《黄帝内经》的理论来解释中风证荣弱卫强的病机[1]，易于理解这些症状特征。从营卫变化来分析外感病的病机，成为后世中医的模板。

[1] 成无己. 注解伤寒论［M］. 上海：商务印书馆，1955：62.

方中桂枝解肌祛风（属抗炎、解热镇痛药，请参考图 4-1），由于本证发热和身体骨节疼痛均较轻，故桂枝非常合适，单味药物具有多重功效；芍药养阴敛汗，缓急止痛，缓解胃部不适；生姜促发汗，和胃降逆；大枣补血养阴，改善药液口感；甘草解毒，润肺止咳，利咽，若发热张仲景必用甘草以缓和病势。方中要注意各药物的加工，如㕮咀切碎，目的是使药物中的有效成分尽量煎出。

服用桂枝汤及其类方常见有腹泻的副作用，一般二三日后产生耐受则不再发生，如果较为严重者，需要减少芍药的用量或饭后服用。

对于第 12 条原文，需要作进一步补充讲解，目的是为提高临床疗效。

1. 仲景说的桂枝当为肉桂

这个问题不是我们首次提出来的，早就有人研究过了，肉桂、桂枝、桂心均为同体异名尔[1],《新修本草》也说“肉桂,亦名桂枝”[2]。但不知道为什么现状依旧，一成不变，桂枝还是桂枝。

桂枝的有效成分为挥发性桂皮油[3]（桂皮醛为主要药效成分），主要位于桂皮中[4]。如果是干燥的嫩枝去皮，那有效成分就基本没有了，见图 4-2C。所以清代吴谦认为“桂枝气味辛甘，全在于皮，若去皮，是枯木矣。如何有解肌发汗之功？宜删此两字，后仿此”[5]，贸然把“去皮”两字统统删掉！

“桂枝去皮”，是去桂枝的什么皮呢？图 4-2A 是原生桂皮，上面有一层虚软甲错的白色糙皮（也叫栓皮），图 4-2B 是我们从广西采购的去了糙皮的桂皮，当地人都知道桂皮打粉前先去掉外层的糙皮。

图 4-2D 是西汉马王堆辛追夫人墓中出土的桂皮，做工细致，足以佐证仲景所用的桂枝当为肉桂。可见，张仲景要求桂枝去皮相当可靠，而清代吴谦删之则过于草率了。

古人说肉桂（菌桂、牡桂、桂）均有久服轻身不老或神仙不老之作用[2]，说明此药具有一定的保健作用。肉桂、桂皮油和桂皮醛是近年来国内外研究的热点，在阿尔茨海默病和帕金森病中都有一定的预防作用[6, 7]。

在欧洲，推荐正常人日用桂皮粉 2～4 g，或者桂皮油 50～200 mg，可

[1] 柴瑞霁. 仲景方用桂枝为今之肉桂考［J］. 江西中医药，1989，(2)：42-43.

[2] 苏敬. 新修本草［M］. 上海：上海科学技术出版社，1959：95-97.

[3] 侯家玉. 中药药理学［M］. 北京：中国中医药出版社，2005：30.

[4] 郑汉臣. 药用植物学与生药学［M］. 北京：人民卫生出版社，2004：278.

[5] 吴谦. 医宗金鉴［M］. 上海：上海古籍出版社，1991：780-835.

[6] Frydman-Marom A, Levin A, Farfara D, et al. Orally administrated cinnamon extract reduces beta-amyloid oligomerization and corrects cognitive impairment in Alzheimer's disease animal models［J］. *Plos One*, 2011, 6(1): e16564.

[7] Musthafa M. Essa, Reshmi K. Vijayan, Gloria Castellano-Gonzalez, et al. Neuroprotective Effect of Natural Products Against Alzheimer's Disease［J］. *Neurochem Res*, 2012, 37(9): 1829-1842.

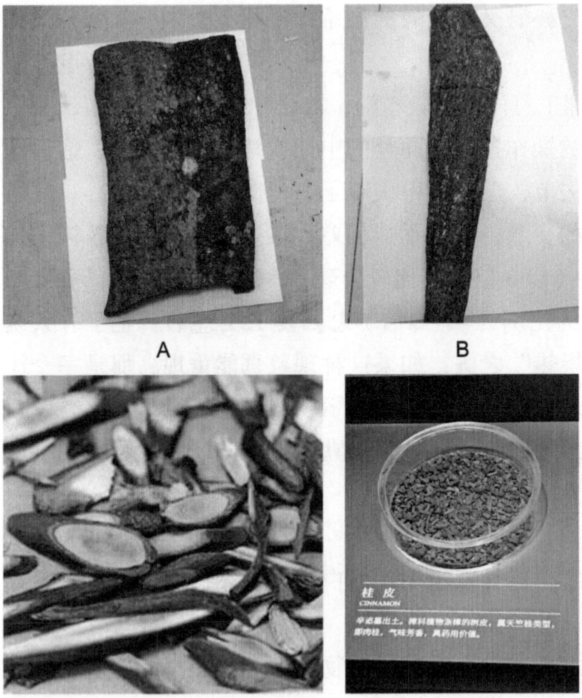

A　B　C　D

图 4-2　桂皮、桂枝

A　带糙皮的桂皮；
B　去糙皮的桂皮；
C　目前临床使用的桂枝；
D　马王堆西汉墓中出土的桂皮

以用于开胃、抗菌驱虫等[1]，纽约大学精神卫生中心也曾有这样的推荐。这是一个值得研究和开发的药物，就像黄连和黄连素一样，在经方中常用的药物都有较大的研究价值。

东汉时期，桂枝即为肉桂，那么《伤寒论》中的桂枝加桂汤中的桂枝五两，折算下来当有 78 g 之多，除以三服，每服仍有 26 g，远较现代剂量（2～5 g）大。实际上，这么大剂量也不足虑，我们烧菜的时候多放几块桂皮（几十克左右）也没有什么大不了的。我们以欧洲推荐的桂皮油标准来折算一下张仲景这样使用的剂量，是否也是合理的呢？肉桂的挥发油提取率为 0.31%[2]，设日服用剂量为 100 mg，需要肉桂 32 g 左右。以上数据为实验室提取技术所得，如果自己煎煮，有 50% 的煎出率就不错了，则需要肉桂 48 g 左右，这与张仲景桂枝的常用剂量三两（47 g）是相当吻合的。

后世认为肉桂太过于辛热，甚至有“大辛大热，入口即毙”的耸人听闻（其实麻黄汤证的高热不就用了桂枝嘛！），这是古代文人的夸张之辞，以讹传讹久矣！严重制约了临床上的肉桂使用量，造成了后世许多处方的药物剂量偏小，药物味数越开越多。这样的大处方中有多少真正起效的？

[1] Ikhlas A. Khan, Ehab A. abour. Leung’s Encyclopedia of Common Natural Ingredients: Used in Food, Drugs, and Cosmetics (3rd edition)［M］. *Wiley*, 2010: 199.

[2] 龚正，龚亮，胡丽玲，等. 桂枝和肉桂挥发油成分比较研究［J］. 辽宁中医杂志，2014，41（10）：2199-2201.

多少药物是浪费的？复方科研又是如何的艰难，实际上大多不如张仲景方药使用之精确和可靠。

张仲景时期药物的加工总体上比较粗糙，故张仲景要求“㕮咀”，一般的百姓可能不具备这样的操作条件，而今的中药饮片采集、加工、炮制均比较规范，像麻黄不用去节，已经切得很碎了，桂皮切得也很细碎。故用量上可以比张仲景使用的少些，但也不能相差太多。以西方人推荐桂皮粉 4 g 为标准，折算成饮片（以 3 倍计算比较合理，一般我们以抵当汤和抵当丸换算成饮片与丸散剂的比例为 4～6 倍）总归要 12 g 左右。至于有人说肉桂用多了有“上火、燥热”之嫌，如果这种现象真能重现，那是一个比较有意思的科学问题了，值得研究，不过服药的个体差异不算在内。

以下所涉及的桂枝，除非特别之处，均默认为肉桂，因为我现在临证基本不再用细小的嫩枝了。

2. 芍药当为赤芍药

宋本《伤寒论》中的芍药甘草汤用的是白芍，这是孤案，明显是后人之作。

宋代有赤芍、白芍之分，均为毛茛科植物芍药的干燥根，但炮制过程不同。赤芍多为野生产品，秋季采挖后，除去茎秆、芦头、须根等，刮去粗皮，晾晒干，切片。而白芍为人工栽培品，采挖后，操作同上，沸水浸或略煮至受热均匀，晒干、切片[1]。芍药为什么要加工炮制成白芍药呢？估计与芍药有一定泻下作用导致腹痛腹泻有关[2]，生地黄也有这样的现象，故也有炮制成熟地黄的。炮制过程中会导致不少有效成分的流失，据统计同一产地的芍药,炮制后的芍药苷含量只有炮制前的 62% 左右[3]。单从药效成分看，芍药的炮制过程有“多此一举”之感，熟地黄亦然。

一般处方中常赤芍和白芍一起使用（开相同剂量），一方面是考虑药效偏重不同，另一方面还可有效避免假劣之害，赤芍比白芍的价格要高。

3. 药物要碎化，大枣要掰开

前面说的“㕮咀”，有助于提高药物有效成分的溶出率。

大枣要擘开，《伤寒论》里都是这样要求的，而我们在实际工作中，很多人没有注意到这个小细节，没有叮嘱病人。大枣本身也不是可有可无的，大枣可以明显改善药液的口感，像吴茱萸这味药物比较苦，一般都配大枣来改善口感；大枣本身也有治疗作用，滋阴、养血、补虚；大枣的含糖量较高，可以提高汤液的渗透压，促进一些有机物的溶解。但大枣的皮很有韧性，不易破裂，需要掰开。图 4–3A 是熬粥时大枣不掰开的情况，粥熬

[1] 凌一揆．中药学［M］. 上海：上海科学技术出版社，1989：47，234.

[2] 侯家玉．中药药理学［M］. 北京：中国中医药出版社，2005：228.

[3] 李明元，范成杰，万丽，等．相同基源的赤芍和白芍中芍药苷含量的比较［J］. 现代生物医学进展，2008，8（6）：1142–1143.

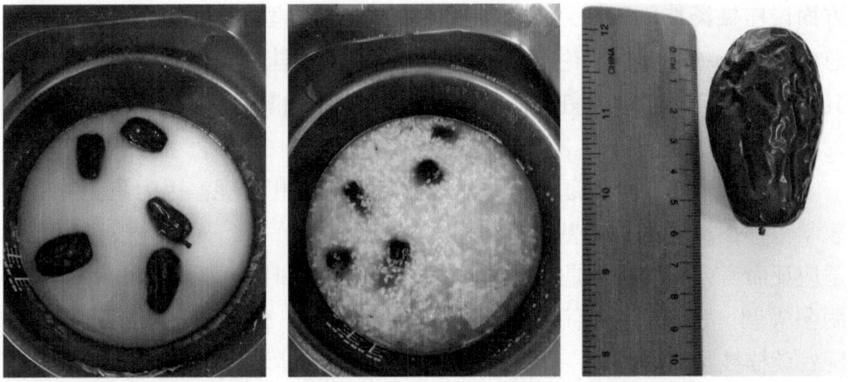

A　　　　　　　　B　　　　　　　　C

图 4-3　大枣

A　大枣不掰开熬粥；B　大枣掰开熬粥；C　肥枣

好了，枣还是囫囵状态，其内容物没有充分溶出来。4-3B 是掰开大枣熬粥的情况，粥的颜色、味道完全不同，香甜可口。

《伤寒论》中的十枣汤需要“肥枣十枚”（图 4-3C），适合悬饮之证，有峻下逐水之功。患悬饮的病人本身体质虚弱，恐不耐攻伐，“肥枣十枚”补益气血，这是甘草不能代替的。

4. 桂枝汤宜小火煎煮且时间较长

依张仲景描述，七升水（1 400 ml）减到三升（600 ml），微火煮取，至少得两个小时以上。我们做过麻黄汤实验，以有无上沫产生为火候调整状态，得两个半小时。建议中药煎煮时间尽量长些，二次煎煮各要一小时，且药液要混匀。前面说过，在这样的煎煮状态下，不会产生新的化合物。

桂枝汤得用微火煎煮，不能用大火，否则桂皮油会很快随水蒸气蒸馏出去。所有含有挥发性的药物（包括当归、生姜、细辛等）均宜小火煎。用高压锅煎煮含挥发油的中药肯定是不合适的。

张仲景煎煮药物很少有先下后下的繁琐要求，除非剂量特别大的药物，如葛根、茯苓、茵陈蒿等。大火烧开，小火慢烧一个小时对病人而言，具有很好的操作性，也很有科学性。

桂枝汤类的应用

桂枝汤在《伤寒论》中首见于太阳中风证的治疗，其病机为“风寒袭表，卫阳浮盛，卫外不固，营阴外泄”。柯韵伯说：“此为仲景群方之魁，乃滋阴和阳，调和营卫，解肌发汗之总方也。”[1] 柯氏之说似相互矛盾，一

[1] 柯琴．伤寒来苏集［M］．上海：上海科学技术出版社，1986：207.

方面说桂枝汤技压群方，用处多多，另一方面又框定桂枝汤为解肌发汗之总方。分析一下《伤寒论》和《金匮要略》中的桂枝汤及其加减方，发现其治疗的病证非常多，妊娠恶阻、奔豚、虚劳失精等，可见桂枝汤并非仅为解表而设。

这里就牵涉一个问题，这些病证的病机是否相同呢？因为我们的中医教学里提倡这样的一个基本规律：方同则证（候）同。对于桂枝汤的所有适应证而言，答案显然是不可能都相同。当然，如果硬要说都是营卫不和，阴阳失调，那所有的疾病都可以说是阴阳失调，桂枝汤是否能通治百病呢？就桂枝汤而言，以一个病机来统论多种病证，矛盾百出，实用性不强，并不可取，是时候改变中医学的某些认识了！

综合分析《伤寒论》和《金匮要略》相关内容，以及根据我们的临证经验，桂枝汤至少在六大类疾病中有着广泛的应用，《方剂学》认为桂枝汤仅为解表剂太委屈它的作用和应用了。

1. 太阳病，如普通感冒

上呼吸道感染有多种类型表现，其中普通感冒是最常见的一种类型。从六经辨证来看，多属于太阳中风证，具有前述的五类症状。需要再强调一下，太阳中风证使用桂枝汤时并不苛求有汗出，甚至可以无汗。如《伤寒论》42、44、45条。

太阳病，外证未解，脉浮弱者，当以汗解，宜桂枝汤。（42）

太阳病，外证未解，不可下也，下之为逆，欲解外者，宜桂枝汤。（44）

太阳病，先发汗不解，而反下之，脉浮者不愈。浮为在外，而反下之，故令不愈。今脉浮，故在外，当须解外则愈，宜桂枝汤。（45）

柯韵伯说："如所云头痛、发热、恶寒、恶风、鼻鸣、干呕等病，但见一症即是，不必悉具，惟以脉弱、自汗为主耳。"柯氏强调脉弱自汗为主，但也可"一证便是，不必悉具"，乃真知灼见！"一证便是"也是中医学一种重要的辨证方法，强调临证时紧紧抓住极少数的症状（一个或者两个）就果断投以方药。张仲景在101条小柴胡汤证首先提倡这种方法，有一定的辨证价值，建议《中医诊断学》纳入这种辨证方法。

后世中医学把普通感冒的辨治搞得异常复杂，辨证分型五花八门，还不如温病大家吴鞠通来得直接，"太阴（指上焦肺）风温、温热、瘟疫、冬温，初起恶风寒者，桂枝汤主之"[1]，而银翘散可能适用于上呼吸道感染的其他类型。

[1] 吴瑭. 温病条辨［M］. 北京：中国书店，1994：26.

如果病人出现咳喘较重，方中需要加厚朴、杏仁等，方中的甘草本身就有很好的润肺止咳功效，陶弘景指出甘草有止咳的作用，而《神农本草经》没有说到这点[1]。

太阳中风桂枝汤证中可出现咽喉疼痛（见前述），方中甘草有利咽作用，临证时也可以用桂枝汤加上桔梗或者半夏来对症处理太阳中风证之咽痛。

喘家，作桂枝汤，加厚朴、杏子佳。（18）

少阴病，二三日，咽痛者，可与甘草汤。不差，与桔梗汤。（311）

甘草汤方

甘草二两

上一味，以水三升，煮取一升半，去滓，温服七合，日二服。

桔梗汤方

桔梗一两　甘草二两

上二味，以水三升，煮取一升，去滓，温分再服。

少阴病，咽中痛，半夏散及汤主之。（313）

半夏洗　桂枝去皮　甘草炙

上三味，等分。各别捣筛已，合治之，白饮和服方寸匕，日三服。若不能散服者，以水一升，煎七沸，内散两方寸匕，更煮三沸，下火令小冷，少少咽之。半夏有毒，不当散服。

如果出现明显的“项背强几几”，可以加用葛根。桂枝加葛根汤也可以治疗其他原因导致的项背疼痛不适者。

太阳病，项背强几几，反汗出恶风者，桂枝加葛根汤主之。

葛根四两去节　芍药二两　生姜三两切　甘草二两炙　大枣十二枚擘　桂枝二两去皮

上七味，以水一斗，先煮葛根，减二升，去上沫，内诸药，煮取三升，去滓。温服一升，覆取微似汗，不须歠粥，余如桂枝法将息及禁忌。

桂枝汤本身可以发汗，也可以止汗，但太阳中风证汗出异常增多，可以加炮附子温阳固摄。该条文还告诉我们，如果病人汗出多采用益气固表等治法而效不佳，可以考虑加附子，尤其是心功能不全的病人。

[1] 陶弘景．名医别录［M］．尚志钧，辑校．北京：人民卫生出版社，1988：38.

太阳病，发汗，遂漏不止，其人恶风，小便难，四肢微急，难以屈伸者，桂枝加附子汤主之。

桂枝三两去皮　芍药三两　甘草三两炙　生姜三两切　大枣十二枚擘　附子一枚炮，去皮，破八片

上六味，以水七升，煮取三升，去滓，温服一升。本云：桂枝汤今加附子，将息如前法。

2. 部分身体骨节疼痛类疾病

桂枝汤具有解肌祛风作用，解肌可以理解为解热镇痛作用，所以桂枝汤就像西药中的感冒药一样，可以治疗多种类型的疼痛，如全身骨节酸楚疼痛、肩周炎、椎间盘突出的坐骨神经痛、风湿性关节炎、类风湿关节炎、家族遗传性头痛、痛经等，也可以治疗非尿毒症类的不宁腿综合征。桂枝汤是一个解热镇痛的基础方，临床可以根据病情随症加减。

病人表现身体骨节酸楚疼痛，但不甚重，可能理化指标也没有任何异常，但就是有点“此痛绵绵无绝期”之感，像一种亚健康的状态，那么可以服用桂枝新加汤。此方加重芍药和生姜的剂量各一两，止痛效果突出。

发汗后，身疼痛，脉沉迟者，桂枝加芍药生姜各一两，人参三两新加汤主之。（62）

桂枝三两去皮　芍药四两　甘草二两炙　人参三两　大枣十二枚擘　生姜四两

上六味，以水一斗二升，煮取三升，去滓，温服一升。本云：桂枝汤今加芍药、生姜、人参。

吐利止，而身痛不休者，当消息和解其外，宜桂枝汤小和之。（387）

如果疼痛比较重，行走不便，甚至坐立困难，卧起不安，腿脚无处安伸，可以加当归、细辛、吴茱萸等，方可用当归四逆汤或者当归四逆加吴茱萸生姜汤。注意药物剂量宜大，最好加酒煎药（酒是非常好的溶剂，高度白酒也可），必要时依据《伤寒论》剂量，煎一次，多分几次喝。

手足厥寒，脉细欲绝者，当归四逆汤主之。（351）

当归三两　桂枝三两去皮　芍药三两　细辛三两　甘草二两炙　通草二两　大枣二十五枚擘，一法十二枚

上七味，以水八升，煮取三升，去滓，温服一升，日三服。

若其人内有久寒者，宜当归四逆加吴茱萸生姜汤。（352）

当归三两　芍药三两　甘草二两炙　通草二两　桂枝三两去皮　细辛三两　生姜半斤切　吴茱萸二升　大枣二十五枚擘

上九味，以水六升，清酒六升和，煮取五升，去滓。温分五服（一方，水、酒各四升）。

案例1 家族遗传性头痛

初诊（2016 年 4 月 13 日）

现病史：小女孩，15 岁。神经血管性头痛已有月余，头痛时如刀劈，不能上学，服相关止痛药效果不佳，家人代诊求开方。

我曾有用当归四逆汤加减治愈头痛的经验，故处以温经止痛、养血散寒的当归四逆加吴茱萸生姜汤。

辨证：血虚寒凝，气血不通。

治法：温经养血，散寒止痛。

方药：当归四逆加茱萸生姜汤。

病人父亲拿着这张处方去药店抓药，店员甚恐，图 4-4 处方中“细辛”前的这个“辽”字就是店员写的。煎好药后，病人父亲不敢直接给女儿喝，考虑他自己也有头痛的毛病（家族性的），于是决定他自己先喝一次汤药试试效果。2 个小时后，病人父亲的头痛症状消失，他方放心给孩子喝，孩子喝药后头痛也好了。

按：我用此方所治疗过的头痛病人，均有较好的疗效。

特别提醒：细辛剂量要足。

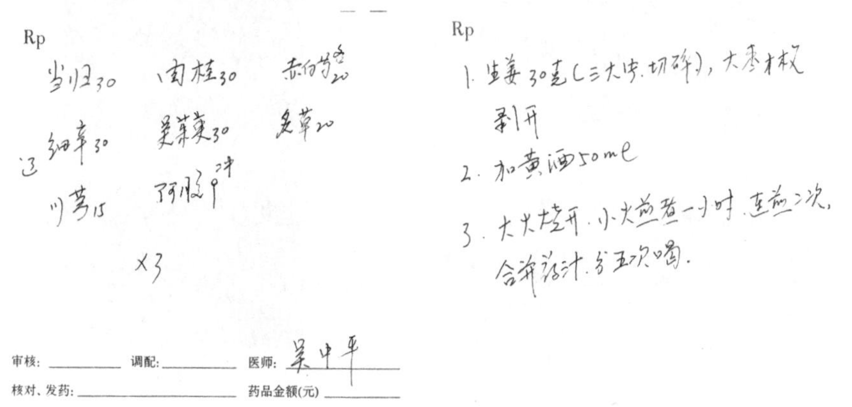
Rp
当归30 肉桂30 赤白芍各20
辽 细辛30 吴茱萸30 炙草20
川芎15 阿胶冲
×3

Rp
1. 生姜30克（三大块.切碎），大枣廿枚
剥开
2. 加黄酒50ml
3. 大火烧开.小火煎煮一小时.连煎二次，
合并药汁.分五次喝.

审核：＿＿ 调配：＿＿ 医师：吴中平
核对、发药：＿＿ 药品金额(元)＿＿

图 4-4 家族遗传性头痛处方

案例2 腰椎间盘突出症

初诊（2017 年 12 月 20 日）

现病史：周某，男，40 岁。腰痛发作，异常痛苦，不能移步，需要卧息，苔白腻（图 4-5A）。CT 检查示：L4/5、L5/S1 椎间盘突出。

辨证：寒湿凝着腰府，气血瘀滞。

治法：散寒除湿，温经止痛。

方药：拟以“肾着”甘姜苓术汤合当归四逆汤意，因为有腹泻去了芍药（图 4-5C）。

随访：3 剂后疼痛明显改善，可下地行走，苔正常（图 4-5D）。

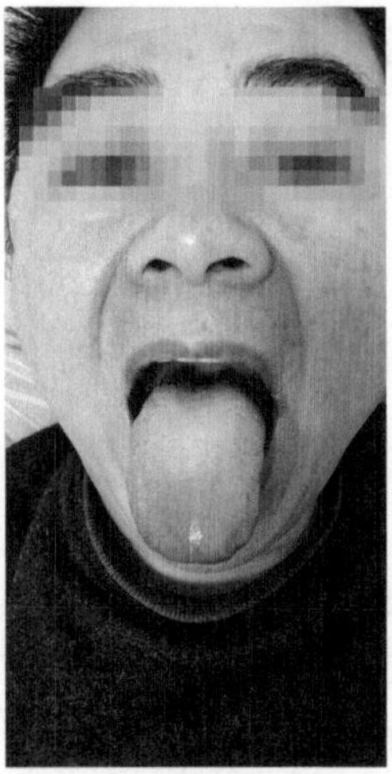

A

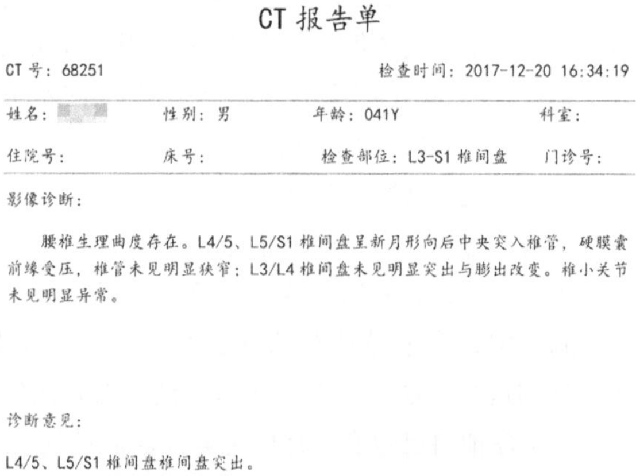

CT 报告单

CT 号：68251　　检查时间：2017-12-20 16:34:19

姓名：　　性别：男　　年龄：041Y　　科室：

住院号：　　床号：　　检查部位：L3-S1 椎间盘　　门诊号：

影像诊断：

腰椎生理曲度存在。L4/5、L5/S1 椎间盘呈新月形向后中央突入椎管，硬膜囊前缘受压，椎管未见明显狭窄；L3/L4 椎间盘未见明显突出与膨出改变。椎小关节未见明显异常。

诊断意见：

L4/5、L5/S1 椎间盘椎间盘突出。

B

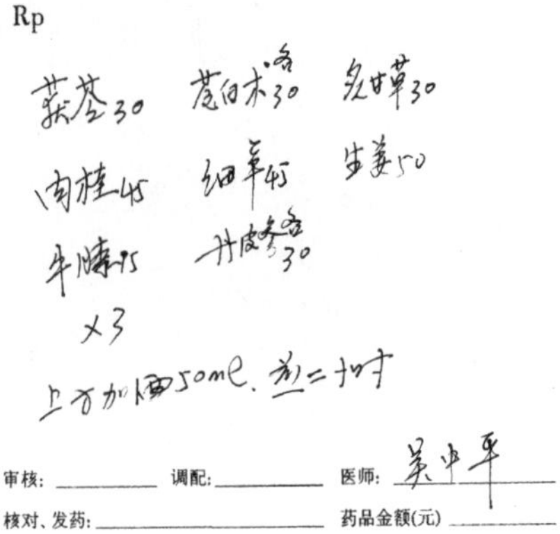

C

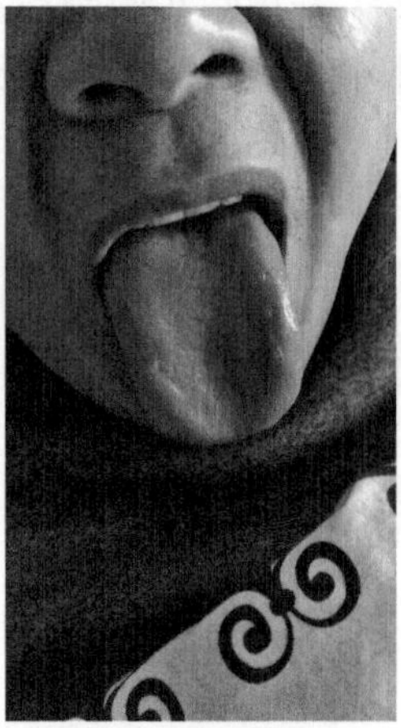

D

图 4-5　腰椎间盘突出症治验

A　治疗前舌苔；B　腰椎 CT 报告；C　处方；D　治疗后舌苔

案例3　不宁腿综合征

初诊（2019 年 8 月 9 日）

现病史：顾某，女，56 岁。患不宁腿症状有一两年了，腿酸胀疼痛，需要不停走动、揉搓后方才缓解入睡，双下肢有湿疹。脉弦细，舌正苔薄。

辨证：血虚寒凝，寒湿瘀滞，气血不行。

治法：温经寒散祛湿，养血通络止痛。

方药：当归四逆加吴茱萸生姜汤加减，方如下。

当归 15 g，肉桂 15 g，赤芍 10 g，白芍 10 g，炙甘草 10 g，细辛 30 g，吴茱萸 30 g，姜半夏 20 g，川芎 10 g，牡丹皮 15 g，丹参 15 g，茯苓 50 g，白术 50 g，麦冬 10 g，姜 5 片，大枣 6 枚剥开，黄酒 100 ml。大火烧开，小火煎煮 1 小时，14 剂。

复诊（2019 年 8 月 23 日）

病人自述症状明显改善，2 周内未再有不宁腿现象发生，上方加蒲公英 30 g，炙甘草改为 30 g。另加复方盐酸伪麻黄碱缓释胶囊 8 粒（1 粒，qd）来改善湿疹瘙痒情况。

随访：不宁腿未再发作过。此后，再以上方稍作调整，主要是调理湿疹，以五苓散收功。

按：病人反映以前也曾寻求过中医诊治，方子也类似，为什么无效呢？我们认为主要是以前的药物剂量太小，肉桂 3 g，细辛 3 g，吴茱萸 6 g，又没有用酒煎，起效当然慢。用仲景方药得注意药物剂量，不能与原方剂量相差太大。

不宁腿综合征顾名思义就是腿要不停地摆动，方可改善腿部不适如疼痛、痉挛、蚁行感等，但神经系统体征阴性，不适症状多发生于夜间睡眠时，注意力转移则不适感可能会消失，也叫不安腿综合征。病人常为此病感到苦恼，严重时则明显影响生活、工作，甚至有自杀倾向。我们治疗过的不宁腿主要有两大类，一类为普通型不宁腿，无重大器质性疾病，多见于女性更年期，患有腰椎间盘突出者也可出现该症状，男女均可见。另一类为伴有严重器质性疾病，如肝硬化和尿毒症并发的不宁腿，男女均可见。这两种类型的治疗方法稍有不同，前者以当归四逆加吴茱萸生姜汤为主，后者以少阴病论治。此病中医治疗效果好，且不易复发。

3. 情志疾病

我们研究发现，桂枝是治疗情志疾患的要药，对于抑郁性情志病（属阴性）桂枝用量较大，狂躁性情志病（属阳性）桂枝用量较小[1]。对产后抑郁、遗精梦交、更年期烦躁失眠、焦虑、紧张脱发、受惊后的心理应激反应、癫狂等，桂枝都有一定的作用，建议阅读《张仲景运用桂枝治疗情志疾患规律探析》这篇文献，对于临床治疗相关心理疾病确有裨益。在使用桂枝治疗一些情志疾病时我们不要完全被所谓的病机和四气理论所束缚，言桂枝“大辛大热，入口即毙”更是误导后世。

刘渡舟教授曾治疗一个患梅核气的病人，“嗓子眼堵，吐之不出，咽之不下，如物梗于喉间，介介然而不能下者，就是用一些什么紫苏、厚

[1] 朱文清，吴中平．张仲景运用桂枝治疗情志疾患规律探析［J］. 中医杂志，2014，55（10）：1729-1731.

朴、半夏、茯苓啊，吃了不行，不管用，后来加上桂枝，苓桂术甘，吃了它就下去了，为什么？桂枝能下气，还能开结气”[1]。刘老说是开结气，与我们说的桂枝是情志疾病的要药如出一辙，甚至我们认为《金匮要略》中治疗热奔豚的奔豚汤也有桂枝。可能因为一般人认为此为热奔豚，所以此方在传承过程中被有意去掉了辛热的桂枝，犹吴谦删除桂枝的“去皮”二字，再传几百上千年，可能就是另外一个版本了。《外台秘要方》中的多个奔豚汤皆有桂枝，见图 4-6[2]。

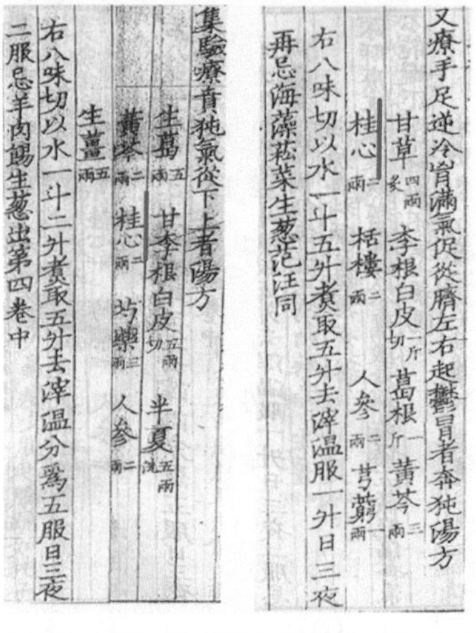
又療手足逆冷胷滿氣促從臍左右起欝冒者奔豘湯方
甘草四兩炙 李根白皮一斤切 葛根一斤 黄芩三兩
桂心二兩 栝樓二兩 人參二兩 芎藭一兩
右八味切以水一斗五升煮取五升去滓溫服一升日三夜
再忌海藻菘菜生葱范汪同
集驗療賁豘氣從下上者湯方
生葛五兩 甘李根白皮五兩切 半夏五兩洗
黄芩二兩 桂心二兩 芍藥三兩 人參二兩
生薑五兩
右八味切以水一斗二升煮取五升去滓溫分爲五服日三夜
二服忌羊肉餳生葱出第四卷中

图 4-6 《外台秘要方》中的奔豚汤

奔豚气上冲胸，腹痛，往来寒热，奔豚汤主之。

奔豚汤方

甘草　芎䓖　当归各二两　半夏四两　黄芩二两　生葛五两　芍药二两　生姜四两　甘李根白皮一升

上九味，以水二斗，煮取五升，温服一升，日三夜一服。

桂枝汤类方可以治疗失精梦交、产后抑郁和焦虑导致的脱发。尤其是治疗产后抑郁，用桂枝汤适当加减，药不难喝，安全且不影响哺乳。

桂枝加龙骨牡蛎汤可治疗脱发，张仲景明确说“发落”（这也是“一证便是”的辨证方法），尤其是精神紧张导致的脱发，效果明显；若是脂溢性脱发可以加丹参和清热解毒之品。如果是学生，因功课紧张引起脱发，可以配合甘麦大枣汤平时呷服，也有较好的改善作用。

男子因焦虑房事不和谐，举起困难，桂枝加龙骨牡蛎汤主之，必要时配合西地那非（万艾可）使用，一段时间后可以停用西地那非。

夫失精家，少腹弦急，阴头寒，目眩一作目眶痛，发落，脉极虚芤迟，为清谷亡血，失精。脉得诸芤动微紧，男子失精，女子梦交，桂枝加龙骨牡蛎汤主之。

桂枝　芍药　生姜各三两　甘草二两　大枣十二枚　龙骨　牡蛎各三两

上七味，以水七升，煮取三升，分温三服。

[1] 刘渡舟. 伤寒论讲稿［M］. 北京：人民卫生出版社，2008：131.
[2] 曹洪欣. 海外回归中医古籍善本集粹（9～11）外台秘要方［M］. 北京：中医古籍出版社，2005：941.

虚劳里急，悸，衄，腹中痛，梦失精，四肢酸疼，手足烦热，咽干口燥，小建中汤主之。

桂枝三两去皮　甘草三两炙　大枣十二枚　芍药六两　生姜二两　胶饴一升

上六味，以水七升，煮取三升，去滓，内胶饴，更上微火消解，温服一升，日三服。呕家不可用建中汤，以甜故也。

男子失精，腰膝冷痛，天雄散方。

天雄三两炮　白术八两　桂枝六两　龙骨三两

上四味，杵为散，酒服半钱匕，日三服，不知，稍增之。

胆小易惊恐受吓，或狐疑犹豫，或焦虑导致心绪不宁，眠差，甚至彻夜不眠者，女性多见，可依照《伤寒论》火逆变证治之（火法是古代常用的一种治法，《脉经·卷第七》有收录“病可火证第十七”）。桂枝甘草龙骨牡蛎汤、桂枝救逆汤和桂枝加桂汤从病因来说，病人明显受到火逆、烧针等惊吓，导致心阳受损（此亡阳不同于后世的亡阳证）。读者如果目睹过现在部分养生馆的“火疗”项目，自然会明白张仲景讲的确无虚言（图 4-7）。当然，不可否认，对一些病证来说火疗的确有一定效果。

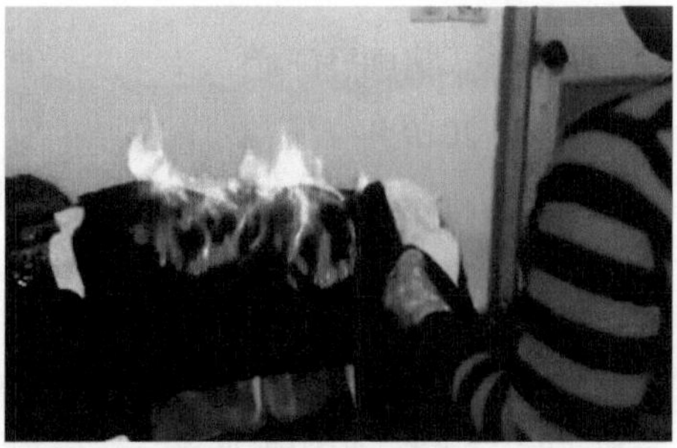

图 4-7　火疗

伤寒脉浮，医以火迫劫之，亡阳必惊狂，卧起不安者，桂枝去芍药加蜀漆牡蛎龙骨救逆汤主之。（112）

桂枝三两去皮　甘草二两炙　生姜三两切　大枣十二枚擘　牡蛎五两熬，蜀漆三两洗，去腥　龙骨四两

上七味，以水一斗二升，先煮蜀漆，减二升，内诸药，煮取三升，去滓，温服一升。本云：桂枝汤今去芍药加蜀漆、牡蛎、龙骨。

烧针令其汗，针处被寒，核起而赤者，必发奔豚。气从少腹上冲心者，灸其核上各一壮，与桂枝加桂汤，更加桂二两也。（117）

桂枝五两去皮　芍药三两　生姜三两切　甘草二两炙　大枣十二枚擘

上五味，以水七升，煮取三升，去滓，温服一升。本云：桂枝汤今加桂满五两。所以加桂者，以能泄奔豚气也。

火逆下之，因烧针烦躁者，桂枝甘草龙骨牡蛎汤主之。（118）

桂枝一两去皮　甘草二两炙　牡蛎二两熬　龙骨二两

上四味，以水五升，煮取二升半，去滓，温服八合，日三服。

发汗后，其人脐下悸者，欲作奔豚，茯苓桂枝甘草大枣汤主之。（65）

茯苓半斤　桂枝四两去皮　甘草二两炙　大枣十五枚擘

上四味，以甘澜水一斗，先煮茯苓，减二升，内诸药，煮取三升，去滓，温服一升，日三服。

作甘澜水法：取水二斗，置大盆内，以杓扬之，水上有珠子五六千颗相逐，取用之。

《伤寒论》65条提到甘澜水的制作，此甘澜水的制作过程就是鼓励病人多运动或者给病人关怀的心理暗示作用，在我们的研究文章里有详细的分析。古人云甘澜水可“去水寒之性”，难道是因为水温升高了的缘故吗？可靠性不高。

案例　焦虑恐吓症

初诊（2019年7月12日）

现病史：一老妪，73岁。21年前因空调琐事与邻居不和，受威胁后发病，全身颤抖，精神高度紧张，曾在精神卫生中心就诊过，诊断为焦虑恐吓症，西医、中医的治疗方法都用过，均未见效。快走时无颤抖，安静时可以织毛衣，睡觉时亦无颤抖。遇事易紧张，紧张则颤抖加剧。脉弦滑，舌苔厚腻，口苦。有胆囊炎史。

这种病应该“从惊发得之”。事实证明，若从肝论治，“滋补肝肾，平肝熄风”治之效不显。当补益心气，温通心阳，非桂枝不可。

辨证：惊恐得之，心阳受损。

治法：温通心阳，平冲定惊。

方药：桂枝加桂汤加减（图4-8A、B）。

处方中肉桂30 g，药房已经警示我签字，但我认为还不够，另嘱病人自取家中桂皮两大片（30 g左右）入药。服过7剂后，症状明显好转，可以左手托饭碗吃饭了，续以原方再调理善后。

随访：截至2019年11月22日，经过4个月桂枝汤类方加减的治疗，该病人的颤抖症状已明显减轻（病人及其家人也认同）。30 g肉桂，另加30 g自备桂皮，以及吴茱萸50 g（以免煎颗粒剂0.5 g胶囊代之），病人一直在服用，并未出现火热上炎的现象，目前仍在继续治疗中。

师曰：病有奔豚，有吐脓，有惊怖，有火邪，此四部病，皆从惊发得之。师曰：奔豚病，从少腹起，上冲咽喉，发作欲死，复还止，皆从惊恐得之。

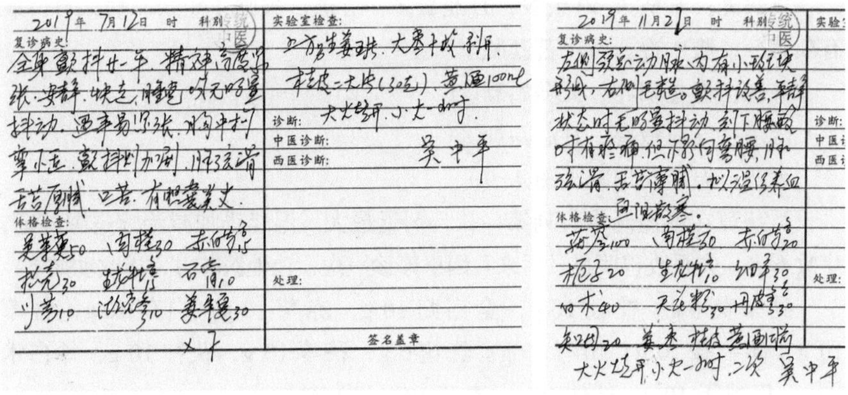

A　　B

图 4-8　焦虑恐吓症处方

4. 妇科疾病

桂枝汤类方也可用于治疗多种妇科病患，如当归四逆汤等对痛经就非常有效果，短时间内止痛效果明显，但一段时间后容易复发。救急时可以服具有解热镇痛的西药，或者服含解热镇痛成分的感冒药亦可，均有一定的缓解疼痛作用，如服阿司匹林肠溶片 2 片，约 2 个小时后就可大大缓解了。

严格来说，桂枝茯苓丸也属于桂枝汤系列，但这个方子里不能加甘草，原因在于甘草对癥瘕、饮邪结留于胸腹等治疗不利，因为甘草可造成水钠潴留，使有形之邪结不易消散。苓桂配伍本身就有温阳利水之用，对患有癥瘕、饮邪结留于胸腹这类病人非常适合。

妇人宿有癥病，经断未及三月，而得漏下不止，胎动在脐上者，为癥痼害。妊娠六月动者，前三月经水利时，胎也。下血者，后断三月衃也。所以血不止者，其癥不去故也，当下其癥，桂枝茯苓丸主之。

桂枝茯苓丸方

桂枝　茯苓　牡丹去心　芍药　桃仁去皮尖，熬各等分

上五味，末之，炼蜜和丸，如兔屎大，每日食前服一丸。不知，加至三丸。

温经汤也属于桂枝汤类方，其主治病证从《金匮要略》的条文来看，类似于更年期综合征，病人表现为烦热、眠差、心绪不宁等。当然，本方也可以治疗月经不调、痛经、不孕等。使用温经汤治疗更年期综合征需要注意吴茱萸、肉桂的用量，断不可认为烦热而除去它们，况且中医也有甘温除热之说，仲景方药可靠性高。

案例　**更年期综合征**

初诊（2018 年 9 月 9 日）

现病史：某病人40余岁，月经量多，心烦、失眠1年余。病人自诉兼有项背冷，腹中冷。舌正苔薄腻。

辨证：血虚阳亢，天癸始衰。

治法：养血散寒，甘温除烦。

方药：温经汤加减（图4–9）。

吴茱萸在温经汤中位列第一，且剂量最大。温经汤加减治疗失眠病证，疗效不错，失眠改善明显。后来我因事停诊一次，让他医转方，遂改动如下：

吴茱萸6 g，桂枝10 g，全当归10 g，赤芍10 g，白芍10 g，甘草10 g，怀牛膝10 g，川芎10 g，红花6 g，茯苓10 g，茯神10 g，炒白术10 g，巴戟天10 g，杜仲10 g，秦艽10 g。21剂。

结果病人只吃了3剂就作罢，原因是此方虽不如图4–9中的方药苦，但对失眠无益。后又转回原方，制成膏方善后。

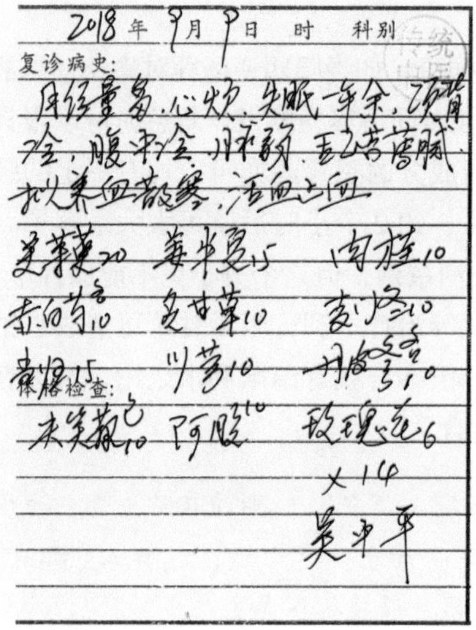
2018 年 9 月 7 日 时 科别
复诊病史：
月经量多，心烦，失眠一年余，项背冷，腹中冷，脉弦，舌正苔薄腻
拟养血散寒，活血止血
吴茱萸20 姜半夏15 肉桂10
赤白芍各10 炙甘草10 麦冬10
当归15 川芎10 丹皮 生姜各10
体格检查：
太子参10 阿胶10 玫瑰花6
×14

图4–9　更年期综合征处方

另有一名病人情况与上面案例类似，病人原来服用的处方如下：

生地15 g，熟地15 g，牡丹皮15 g，地骨皮15 g，紫河车1 g，煅龙骨30 g，煅牡蛎30 g，黄精30 g，淫羊藿15 g，木香6 g，茯苓15 g，浮小麦15 g，知母15 g，陈皮15 g，甘草6 g。7剂，共服3月余。

这个方子看起来完美无缺，滋肾填精，除烦安神，但就是无效，后改为温经汤，效果明显。

更年期妇女，天癸将绝，滋肾填精违背生理规律，不如对症处理，减轻一些症状，其他问题或许便迎刃而解了。对此，温经汤特别有效。

问曰：妇人年五十所，病下利（血）数十日不止，暮即发热，少腹里急，腹满，手掌烦热，唇口干燥，何也？师曰：此病属带下。何以故？曾经半产，瘀血在少腹不去。何以知之？其证唇口干燥，故知之。当以温经汤主之。

温经汤方

吴茱萸三两　当归　川芎 芍药　人参　桂枝　阿胶　牡丹皮去心　生姜　甘草各二两　半夏半升　麦门冬一升去心

上十二味，以水一斗，煮取三升，分温三服。亦主妇人少腹寒，久不受胎；兼取崩中去血，或月水来过多，及至期不来。

5. 太阴脾胃病

桂枝汤相传为商代伊尹发明的，伊尹也是一位高级大厨师，从食疗的角度而言，传说倒也是有几分真实性。桂枝加芍药汤、小建中汤也都是由桂枝汤演化而来的，均为太阴病主治之方。

这部分内容将在“太阴病篇”中作详细介绍。

6. 皮肤病

桂枝汤及其类方是治疗皮肤黏膜病的要方，在本书下篇中将会呈现具体的应用。

甘草的主要成分为甘草酸苷，是皮肤病最常用的药物之一复方甘草酸苷片的配伍成分，白芍总苷胶囊（帕夫林）的主要成分为芍药苷，也是治疗皮肤病的要药。桂皮油有抗炎、抗过敏作用，对多种致炎物质所致的急性炎症具有抑制作用，可明显降低血管通透性，抑制 IgE 所致肥大细胞脱颗粒作用，减少过敏介质释放[1]。从这些药品的应用和研究结果我们可以推断如果甘草、桂枝等中药中的有效成分含量足够高的话，那桂枝汤必然是皮肤病的良方，值得重视。

张仲景也论述了桂枝麻黄各半汤用于治疗身痒、面赤等症状。从中医角度来理解，许多皮肤病表现为疹、斑、水疱、风团、糜烂、瘙痒等，这些均属于表邪外袭。发汗解表、祛风止痒是中医的常用治法。尽管古代中医没有明确说明具有“抗炎、抗过敏”这类功效，但其实方药都包含了这些作用，与西医学的治疗手段实属殊途同归。

太阳病，得之八九日，如疟状，发热恶寒，热多寒少，其人不呕，清便欲自可，一日二三度发。脉微缓者，为欲愈也；脉微而恶寒者，此阴阳俱虚，不可更发汗、更下、更吐也；面色反有热色者，未欲解也，以其不能得小汗出，身必痒，宜桂枝麻黄各半汤。（23）

西医学关于皮肤病的诊断、治疗等都是日新月异的，进步神速。西医学研究发现的很多新理念、新方法和药物成分也许早已出现在中医典籍中

[1] 侯家玉．中药药理学［M］. 北京：中国中医药出版社，2005：30.

的方药里，往往只有被西医学者研究出来的时候，我们才恍然大悟，“哦，原来中医药也有这些东西”，但悔之亦晚！中医药里面有许多原创性成果没有被即时发掘出来，而让西医研究人员“捷足先登”，为推动医学的进步率先做出贡献，中医同仁在为医学史上取得又一可喜成果而感到高兴的同时未免也会因错失机会而感到沮丧和失望。如 TNF-α 是许多皮肤病发生发展的关键细胞因子和炎症因子，而麻黄及其生物碱有天然的抗 TNF-α 作用，许多中医同仁都不自觉地应用麻黄治疗多种皮肤病，道理就在这里，但中医同仁仅仅限于应用，没有以科学实证形成科学观点并使其成为中西医学共识。这里我们不是羡慕西医学的领先优势，只是感慨如果中医同仁能充分发挥中医药的先导作用，或许可以更早地推动现代医学的进步，早日为人类造福。

这种现象还有很多，如传统生物化学观点认为蛋白质、多糖必须水解成单个氨基酸和单糖才能被吸收和利用，这让人心生疑惑，显然这种观点在中医药领域是不能成立的，是矛盾的，同时也是有巨大研究价值的。以蛋白质和多糖为主要成分的中药如水蛭和枸杞子，假如换用多种氨基酸和单糖混合能不能代替水蛭和枸杞子这两味中药呢？当然不可以，因为大分子的一级结构是死的，立体结构才能展现活性和灵性！对于以上这类问题，稍微深入探究一下便能得到很多启发，其实中医药中本就孕育了一系列重大的科学问题，如有机高分子的水解、吸收和代谢。现代医学已明确小分子的蛋白质和多糖是可以直接在体内被吸收和利用的[1-3]。可惜，中医药又失之交臂了。

用桂枝汤治疗皮肤病要超越传统中医认识范畴，不能简单地用“对抗性治疗”来处理皮肤病或者选择弃用桂枝汤，“寒者热之，热者寒之”，许多皮肤病皮损表现为红色，千万不要以为红色就是有“热”，就得用寒凉药（如前文提到的温经汤“烦热”情况也类似，故医者往往轻易去掉大热的吴茱萸、桂枝等！）。我看过或审阅过不少的文章，应用桂枝或者桂枝汤治疗皮肤病总是要七拐八弯牵扯到病人“体质偏虚偏寒”之类的。究其原因，可能是因为桂枝汤总体属于温性的，根据“寒者热之，热者寒之”的理论，反推之，只好拐到病人“体质偏虚偏寒”上面了，这当中铺垫了一堆的说理反而给人一种画蛇添足或者狗尾续貂或者佛头着粪之感。当然，我们不是说中医理论不重要，我们强调的是中医临证发展和现代研究成果要充分应用到皮肤病的治疗中来，丰富之、完善之。

以桂枝为例，大凡皮脂腺有问题的皮肤病，如痤疮、皮脂腺炎、酒渣

[1] 姚泰．生理学［M］．北京：人民卫生出版社，2005：306.
[2] 戚小蔓，杨辉．口服重组水蛭素抗凝、抗血栓作用的实验研究［J］．中国药业，2005，14（6）：30-31.
[3] 王宇，张健，姜进举，等．天然活性多糖口服吸收研究进展［J］．生命的化学，2019，39（3）：605-610.

鼻等，桂枝都是良药。不仅桂枝有促进皮脂腺排泄的作用，而且还有抗菌、抗过敏的作用。如果一个西医医生了解桂枝的这些作用，那治疗这些皮肤病桂枝是不二之选。对于学习中医的同志来说，出现这些热性皮肤病的表现而用桂枝或者桂枝汤来治疗，取桂枝或桂枝汤辛温发散、祛邪外出之作用，从中医角度也是能说得通的。如对抗性治疗的思维根深蒂固，往往让我们心生疑惑，但我们总不能归结于桂枝或者桂枝汤有“清热解毒”作用吧，那将严重冲击传统中医理论，使中医理论陷入一片混乱状态。怎么办呢？辛苦了学习中医的同志们了，一方面我们要牢牢掌握传统中医理论体系，另一方面我们要更新知识贮备，掌握可靠的现代中医药知识和临床应用，提高我们的临证水平。那就死记硬背，增加实战技能，除此之外，没有捷径。

案例 **面部痤疮**

初诊（2019 年 8 月 9 日）

现病史：唐某，男。面部痤疮数年，反复发作，浅表脓疱、丘疹、结节和机化后形成了瘢痕（图 4-10A、B）。诊治数月，多采用“热者寒之”的对抗性治疗策略，内服异维 A 酸（泰尔丝，效果突出但副作用大）和外用软膏，再加中药清热解毒、宣肺散结，但效果不明显。脉弦滑，舌淡苔薄腻。

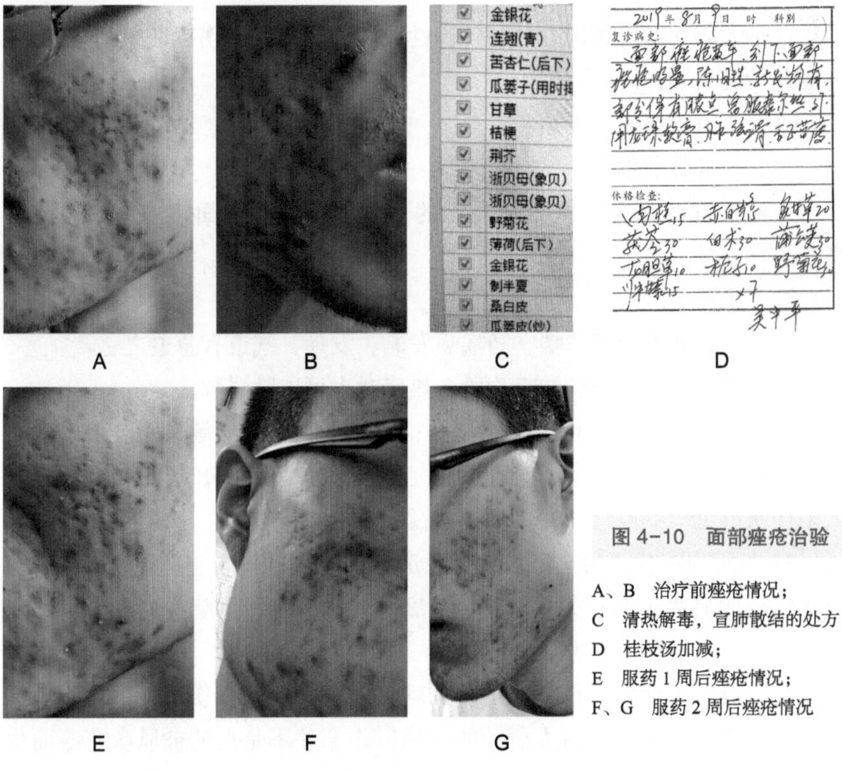

图 4-10　面部痤疮治验

A、B　治疗前痤疮情况；
C　清热解毒，宣肺散结的处方；
D　桂枝汤加减；
E　服药 1 周后痤疮情况；
F、G　服药 2 周后痤疮情况

辨证：脾虚湿盛，热毒郁表。

治法：调脾利湿，发表解毒。

方药：桂枝汤加减（图 4-10D）。

随访：7 剂纯中药治疗后面部痤疮明显改善，再以原方 7 剂加服桂皮油 100 mg/ 次，疗效更明显（图 4-10E、F、G）。

以上六类桂枝汤及其类方的应用，是经深入研究仲景学术后提炼出来的，桂枝汤不愧为“群方之魁”，桂枝与芍药的配伍远远早于《伤寒杂病论》中的记载，这是中医的经典配伍之一，用处多多，但张仲景将它的应用发挥到了极致。仲景之方，名为经方，实至名归，当之无愧！

三、麻黄汤

代表性原文及分析

太阳病，头痛，发热，身疼，腰痛，骨节疼痛，恶风，无汗而喘者，麻黄汤主之。（35）

麻黄三两去节　桂枝二两去皮　甘草一两炙　杏仁七十个去皮尖

上四味，以水九升，先煮麻黄，减二升，去上沫，内诸药，煮取二升半，去滓，温服八合。覆取微似汗，不须歠粥，余如桂枝法将息。

这是太阳伤寒麻黄汤方证的代表性原文，也是太阳伤寒证的处理方案。主症包括五大类：

（1）恶风、恶寒和发热。

（2）头身骨节疼痛。

这两类症状都是比较重和典型的，尤其是热象方面，均为高热或极高热。

（3）无汗出。

（4）喘，此不同于哮喘，乃喉咙发齁、发痒，气道有急迫之感。

（5）脉浮紧多处于病初起阶段，热盛时也可以脉浮数。

除以上症状外，尚可见鼻塞流涕、咳嗽和咽喉肿痛等，但单纯的太阳伤寒证绝无消化道症状，如干呕、恶心、呕吐、下利等，但第 3 条明确说太阳伤寒可见“呕逆”，如何解释？后叙。

35 条所列症状，为典型的上呼吸道感染症状，头痛、身疼、腰痛、骨节疼痛说明黏膜组织有大量坏死，怎么可能没有咽喉肿痛呢？在宋本《伤寒论》里咽痛出现在“少阴病篇”。

凡具有以上症状（伤寒八证）的就可以定义为太阳伤寒证，用麻黄汤治之。需要注意的是，古人所谓的中风、伤寒并不是真的被风吹寒凛而生病，而是机体外感病邪后出现病理反应的轻重，是人的一种本能感受，轻者名中风，重者名伤寒（英文同“cold”，也说明这种现象是人类的共同感受），许多情况下实际上是由不同的病原微生物感染所致。

要想弄清麻黄汤治疗太阳伤寒证的机制，必须先了解方中麻黄和桂枝两味药物的作用。我的导师柯雪帆教授生前曾问过我，为什么麻黄汤中有发汗能力强的麻黄，还要配伍发汗能力弱的桂枝？当时我的解释是桂枝可以调和麻黄的副作用，如收缩血管、升高血压等。老先生一脸的茫然，明显对此解释不满意。因为老先生一生追求实证和中医的可靠性，他对现代医学知识亦非常熟悉。回首此情此景，今觉十分惭愧。可以告慰柯老的是，我一直在追求中、探索着，已发表了相关研究文章[1]，供同道参考指正。

桂枝与麻黄配伍应用，麻黄的发汗能力很强，相对而言此时的桂枝体现不出发汗作用，那为什么还要这样配伍呢？中医认为是相须相使的配伍关系，我们认为若结合一点现代医学知识，就比较容易理解了。图 4-11B 呈现的方剂配伍关系虽不算完美，但基本能说明问题了。麻黄、桂枝均可发汗解表，但麻黄发汗能力强，有强力的抗炎退热作用，属于抗炎症细胞因子。以 TNF-α 为代表的细胞因子风暴多在严重感染早期形成，对机体造成严重的损害，麻黄是平息细胞因子风暴的天然良药[2]，不可多得。麻黄发汗力强，可以理解为其抗炎退热能力强。但麻黄有个缺陷，它没有治疗头痛、腰痛、身疼、骨节疼痛的能力（其挥发油方面的作用甚弱），而桂枝的长处是有很强的解热镇痛作用（大凡外在身体骨节疼痛张仲景都用桂枝或桂枝汤，如白虎加桂枝汤、柴胡桂枝汤等）。所以麻黄合桂枝是绝配！它们的关系犹似夫妻关系。按汉家传统，妻子温和、宽厚、多能，能处理家庭一般性事务，桂枝就是这样的，一般的外感病桂枝均可担当；当家庭发生重大变故，强敌来侵时，刚峻坚毅的丈夫必须出面，担当御敌重任，麻黄就如丈夫的角色一般。

方中的杏仁止咳，甘草也有止咳作用且利咽，热病多用甘草，麻黄除发汗解表，还有平喘作用。当然，图 4-11 中的中药与西药成分不能完全一一对应，如甘草既能止咳，又能抗过敏，这也是中药的优势，多靶点，多作用。

我们建议读者多花些时间把图 4-11 看懂，尤其是要了解麻黄的多重作用（只知道发汗作用太粗浅了），否则就不能领会在本书下篇的许多皮肤病案例中所使用图 4-11A 中③的配方复方盐酸伪麻黄碱缓释胶囊的妙处！

通过图 4-11A 和 B 的比较，我们能解决许多令中医困惑的问题，并提高临床用药的可靠性。

[1] 吴中平 . 桂枝汤类和麻黄汤类实质性区别［J］. 时珍国医国药，2016，27（1）：181-182.

[2] Zhongping Wu, Jin Ye, Tong Zhang, et al. Pseudoephedrine/ephedrine shows potent anti-inflammatory activity against TNF-α-mediated acute liver failure induced by lipopolysaccharide/ D-galactosamine［J］. *European journal of pharmacology*, 2014, 724: 112-121.

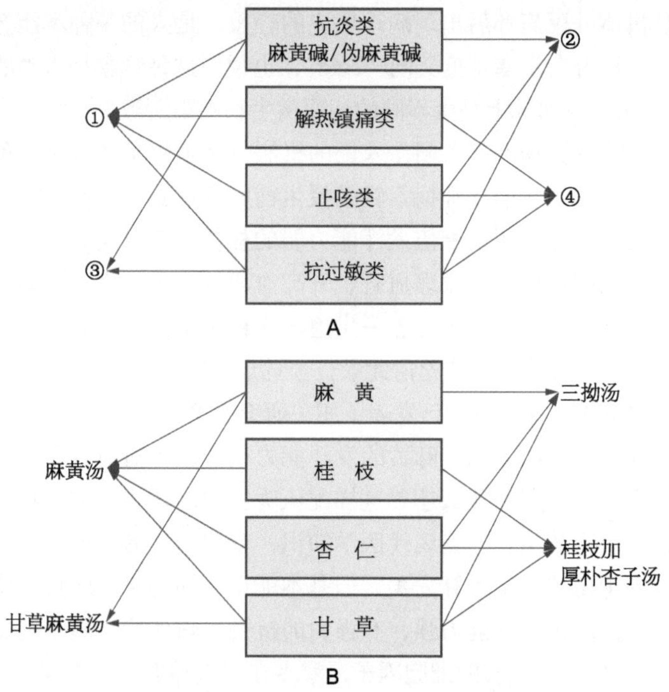

图 4-11 西药中的感冒药配伍和中医方剂配伍的对应关系

如三拗汤证与麻黄汤证到底怎么区分？通过图 4-11 我们发现三拗汤没有解热镇痛类的桂枝，所以三拗汤并不强调明显的身体骨节疼痛。查一下原文，果然是这样的[1]：治感冒风邪，鼻塞声重，语音不出，或伤风伤冷，头痛目眩，四肢拘倦，咳嗽多痰，胸满短气。

麻黄汤“命”不好，四味药物，后世方剂学正好以“君臣佐使”来套用之。麻黄为君，桂枝为臣，杏仁为佐，甘草为使[2]，各药被这样人为地安排了在该方中的角色作用，我们认为这是需要重新审视的。从图 4-11 中可以看出，麻黄汤可以去桂枝、杏仁，但就不能去甘草，怎么能说甘草为使药呢？“君臣佐使”这种说法本身并没有问题，也很符合传统文化。以药物在方剂中的作用来划分其地位在实际临床中需要多留个心眼，不能贸然加减之，还是以甘草为例来说明这个问题。

张仲景不是个随便的人，其使用甘草都有严格的指征，有具体的药理学作用，如甘草益气、健中、解毒、利咽、润肺止咳，病急多用甘草，发热必用甘草等。以上列举的甘草的功效多与《神农本草经》吻合，跟现代中药药理学更是“无缝对接”。甘草益处多多，使用普遍，故甘草素有缓和

[1] 太平惠民和剂局．太平惠民和剂局方［M］．北京：人民卫生出版社，1985：79.
[2] 许济群．方剂学［M］．上海：上海科学技术出版社，1985：17.

药性、调和百药之效，而有“国老”之号（李时珍引甄权语）[1]。此言一出，极易误导人们，随意在方子末尾加点甘草以和诸药，这是不可取的。像真武汤和猪苓汤治疗心衰和肾功能不全就不可加甘草，因为甘草可以造成较为严重的水钠潴留[2]。我们要学习张仲景的严谨精神！

对于第35条原文，需要作进一步补充讲解，因为后世对麻黄汤证曲解甚重。

1. 太阳伤寒麻黄汤证有无烦躁

太阳伤寒，症状都比较严重，尤其是热象较高，加之身体骨节疼痛，难道病人还兴高采烈不成？我们可以想见35条必有烦躁之症，这里是以心烦为主，是病人的自我感觉，但不同于大青龙汤证的烦躁。在《伤寒论》中烦躁有多种表现，心烦、卧起不安、高热惊厥和不宁腿等都以烦躁名之。

桂林古本《伤寒论·伤寒例》中明确麻黄汤证有烦躁症[3]：伤寒传经在太阳，脉浮而急数，发热，无汗，烦躁，宜麻黄汤。

麻黄汤证的烦躁与大青龙汤证的烦躁是有区别的，待后叙。

2. 麻黄品种、去节、先煎去沫问题

中国的麻黄主要有三个品种，即草麻黄、中麻黄和木贼麻黄[4]，前两种为主要药用品种，有人总结出一个规律：沿长城从东向西，草麻黄渐渐转向中麻黄分布。草麻黄的主要药效成分为麻黄碱，拟交感作用强，副作用大[5]。中麻黄以伪麻黄碱含量为高，作用温和，其兴奋心脏作用只有麻黄碱的20%[6, 7]。口服180 mg的伪麻黄碱胶囊，心率平均增加8%左右，以平时心率70次/分来算，只增加5～6次，一般人无明显感觉异常，血压无明显升高，甚至有下降趋势（完全超出我们的想象）。我们在本书的上篇中已介绍过，张仲景所使用的麻黄应该是西北来源的中麻黄，属于作用较为平和的优质麻黄，仲景方使用的最大剂量可以达到六两（约94 g）。

这些实验和临床数据给我们提供了很好的技术保障，临床上可以放心大胆地使用中麻黄。但问题是，我们怎么知道所使用的是不是中麻黄呢？有无替代品呢？后叙。

[1] 李时珍. 本草纲目［M］. 北京：人民卫生出版社，1979：691.

[2] 侯家玉. 中药药理学［M］. 北京：中国中医药出版社，2005：220.

[3] 张机. 桂林古本伤寒杂病论［M］. 北京：中国中医药出版社，2014：25.

[4] 郑汉臣. 药用植物学与生药学［M］. 北京：人民卫生出版社，2004：232.

[5] Dickerson, J., Perrier, D., Mayersohn, M., et al. Dose tolerance and pharmacokinetic studies of L (+) pseudoephedrine capsules in man［J］. *European Journal of Clinical Pharmacology*, 1978, 14: 253–259.

[6] Chen KK, Schemidt CF. The action of ephedrine, the active principle of the Chinese drug *ma huang*［J］. *J. Pharmacol Exp Ther* 1924, 24: 339–357.

[7] C. BYE, D. DEWSBURY & A. W. PECK. Effects on the human central nervous system of two isomers of Ephedrine and triprolidine, and their interaction［J］. *Br. J. Clin. Pharmac*, 1974, 1: 71–78.

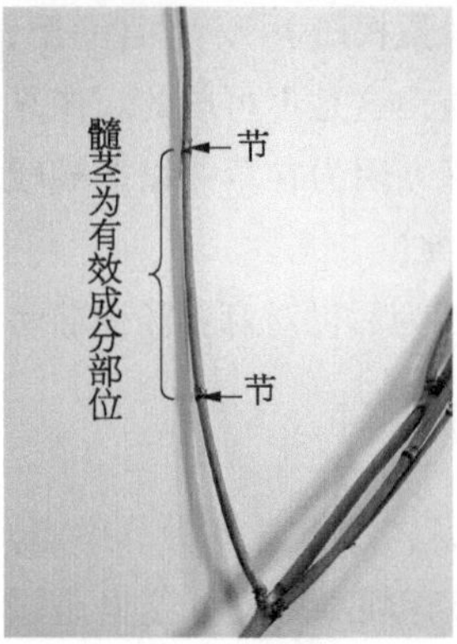

图 4-12　中麻黄

《伤寒论》中的麻黄要先去节，为什么？见图 4-12。

麻黄的主要有效成分位于节间的髓茎部分（可参见郑汉臣主编的《药用植物学与生药学》），去节就是要暴露其髓腔部分，让有效成分更多地溶出。现代的麻黄不需要去节，因为已经被切得很细碎了。

麻黄要先煎去沫，这个沫的产生状态比较特殊，火候太大，沫不能形成，火候太小也不能形成上沫，必须恰当适中。为什么要去沫呢？跟麻黄配伍的药物多含有浓郁的挥发油成分，如桂枝、生姜、细辛、川芎等，这些油比较容易挥发出去，如果有沫存在的情况下，就增大了挥发面积，损失了挥发油，从而影响疗效。

3. 关于麻黄的研究

早在 1924 年，出生于今上海青浦的陈克恢教授就发表了关于麻黄碱药理学研究的第一篇论文（见上述 Chen KK 文献）。麻黄生物碱的提取最早是在 19 世纪末由日本人完成的，但他们提取出来后，不知道干什么用，据说起初是用于扩张瞳孔，但效果不好，后续研究就束之高阁了。陈克恢教授的舅舅是一名中医，他自幼生活在舅舅家，对中医药的效果耳濡目染，也知晓麻黄的作用，所以从其具有拟交感作用的角度来研究，获得了成功。在这篇论文里，还提到《本草纲目》和《神农本草经》，使西方人第一次了解到东方传统医药的魅力和可靠性。这件事充分说明中医药的“先导”作用的潜能，日本人的半途而废就是前车之鉴。

麻黄是上帝赐予人类的珍贵礼物！据华东理工大学的老师说，他们在新疆帮当地建麻黄碱厂的时候，就注意到动物在生病的时候有主动吃麻黄草的现象。动物们都注意到的东西，应该有其神奇之处。麻黄生物碱的研究已有 100 多年了，但早期的研究局限于肾上腺素样的拟交感作用，甚至在西方，至今还是认为麻黄生物碱在感冒药中的作用只不过是鼻的减充血剂（nasal decongestant）[1],这太“委屈”它们了。实际上它们是天然的抗炎药物，尤其是平息细胞因子风暴如 TNF-α 所造成的损害，并且没有什么副作用，代谢后通过小便排出体外，这就很有意义了。TNF-α 是许多疾病发生发展的重要环节，如流感、类风湿关节、急慢性肾小球肾炎、急性肝衰竭和许多皮肤病等，现代医学并没有太多关注应用麻黄治疗这些疾病的独特作用，反倒是张仲景在这些类似疾病中常用麻黄，如麻黄汤和大青龙汤、桂枝芍药知母汤、大小青龙汤和越婢汤、麻黄醇酒汤和麻黄连翘赤小豆汤、

[1] Rang H. P., Dale M. M., Ritter J. M., et al. Pharmacology［M］. *7th ed. Churchill Livingstone*. 2007: 182.

桂枝麻黄各半汤等。我们课题组一直在研究麻黄，首先从麻黄防治黄疸开始。此前我们检索到在西方文献报道中，有 14 篇文章都提到麻黄及其生物碱与急性肝损伤和肝衰竭有关，而在《伤寒论》等其他中医古籍里常用麻黄治疗黄疸。孰是孰非，这是个有意思的科学问题。经我们研究报道，麻黄及其生物碱没有肝损伤作用，相反对 D-半乳糖胺和脂多糖诱导的大鼠急性肝衰竭有极好的保护作用 [1]。此后，再也没有出现肝损伤与麻黄有关的报道了。我们认为麻黄及其生物碱的研究和广泛应用才刚刚开始，需要引起重视。此物价格低廉，且我国的麻黄产量很大。

我们呼吁重视麻黄及其生物碱的研究，是因为这个药物研究的时间太长了，熟视无睹了，但其独特的抗炎作用却远未被发掘出来。2020 年上半年肆虐全球的新型冠状病毒肺炎，中国提供的中医药“三方三药”，为我国“抗疫”立下了功劳。这些方药除血必净是注射剂外，其他的如清肺排毒汤、连花清瘟胶囊、金花清感、化湿败毒汤、宣肺败毒汤五方均含有麻黄，显示其独特价值。

谈到麻黄及其生物碱，让人自然而然地联想到毒品和成瘾性问题，许多病人也经常咨询我们这类问题，这实际上有莫大的误会。麻黄碱类拥有一幅“天生丽质”的骨架——苯丙氨基，它是多种毒品的前体，如冰毒、摇头丸和瘦肉精等。苯丙氨基可以进一步被人工合成毒品，但成本较高，故犯罪分子常利用麻黄碱类的结构来改造生成苯丙氨基，进而使其成为毒品，危害人民大众。但要说明的是，麻黄碱类本身不是毒品，这就像匕首、枪炮虽都是凶器，但是其原材料钢材本身并非凶器一样，难道钢材有罪吗？另外，使用麻黄碱类也不会成瘾，因为它们与我们体内的儿茶酚胺类物质的分泌有关。需要注意的是对于运动员麻黄碱类是禁止使用的。

临床中我们可以放心大胆地使用中麻黄，但普通医生不能确保中麻黄的品种，建议用复方盐酸伪麻黄碱缓释胶囊来代替麻黄，我们的临床经验显示疗效方面二者之间没有什么差异。我国目前没有单纯的盐酸伪麻黄碱药品出售（英国、加拿大均有，但限购，美国需要凭身份证购买），但我们可以使用国产的复方盐酸伪麻黄碱缓释胶囊（图 4-1 中③的配伍）。它含有 90 mg 的盐酸伪麻黄碱和 4 mg 的氯苯那敏，其药效可以维持 12 小时，我们在临床中多使用该款产品，当然也有其他的品牌。

有人说儿童不适合用复方盐酸伪麻黄碱缓释胶囊，其实不然。对于儿童用药而言，有个原则，成分越简单越好，安全性越高。此药里面的成分简单，且都是我们人类使用过很长一段时间了，相当安全。剂量虽然较大，但它是个缓释剂。以 12 小时计算，每小时的药物使用量为 7.5 mg。而其他

[1] 韩燕，祝峻峰，吴中平．麻黄对半乳糖胺/脂多糖诱导的大鼠急性肝衰竭的保护作用［J］. 中华肝脏病杂志，2016，24（2）：127-129.

的儿童感冒药服用伪麻黄碱标准是 3 mg/kg 体重，10 kg 的儿童，一次可以服 30 mg，其半衰期很短，按药效维持 4 小时计算，每小时的药物使用量也为 7.5 mg 左右。我们建议此款产品的儿童应用标准参考表 4-2，治疗儿童的过敏性紫癜我们经常要用到该产品。

表 4-2　复方盐酸伪麻黄碱缓释胶囊儿童用量参考

年龄（岁）	用量（粒）*
0～1	1/5
1～2	1/4
2～3	1/3
3～5	1/2
5～10	1/2～1
＞10	1

* 每次服用剂量，1 日 2～3 次。

麻黄及其生物碱是良药，用处广泛，但需要注意的是有些疾病不适合应用。如病人有异位心律或者房室传导阻滞应尽量避免，使用后会加重心律异常，张仲景也警示过我们："无少阴证者"方可使用。

伤寒脉浮缓，身不疼但重，乍有轻时，无少阴证者，大青龙汤发之。(39)

4. 太阳伤寒麻黄汤证没有消化道症状

前面讲过，伤寒麻黄汤八证中断不会有消化系统症状，如干呕、恶心、呕吐、下利等，为什么如此言之凿凿？热象这么高的病人，怎么会没有食欲减退、恶心干呕呢？况且《伤寒论》第 3 条就有"呕逆"。

太阳病，或已发热，或未发热，必恶寒，体痛，呕逆，脉阴阳俱紧者，名为伤寒。(3)

诚然，太阳伤寒早期的确容易出现消化系统症状，但在很早阶段（刚得病时），八证明显，消化道症状尚不明显。如果有明显的消化道症状时，张仲景一定要加芍药的。我们仔细分析一下《伤寒论》和《金匮要略》的内容便能知道，含有麻黄和桂枝配伍治疗较重的外感病证兼有消化道症状时，都是加了芍药的。如葛根汤证（下利）、葛根加半夏汤证（呕）、小青龙汤证（干呕，利）、麻黄升麻汤证（泄利不止）、桂枝芍药知母汤证（温温欲吐）等。

太阳与阳明合病者，必自下利，葛根汤主之。(32)

葛根四两　麻黄三两去节　桂枝二两去皮　生姜三两切　甘草二两炙　芍药

二两　大枣十二枚擘

上七味，以水一斗，先煮麻黄、葛根，减二升，去白沫，内诸药，煮取三升，去滓，温服一升。覆取微似汗，余如桂枝法将息及禁忌。诸汤皆仿此。

太阳与阳明合病，不下利但呕者，葛根加半夏汤主之。(33)

葛根四两　麻黄三两去节　甘草二两炙　芍药二两　桂枝二两去皮　生姜二两切　半夏半升洗　大枣十二枚擘

上八味，以水一斗，先煮麻黄、葛根，减二升，去白沫。内诸药，煮取三升，去滓，温服一升。覆取微似汗。

伤寒表不解，心下有水气，干呕发热而咳，或渴，或利，或噎，或小便不利、少腹满，或喘者，小青龙汤主之。(40)

麻黄去节　芍药　细辛　干姜　甘草炙　桂枝去皮各三两　五味子半升洗　半夏半升洗

上八味，以水一斗，先煮麻黄，减二升，去上沫，内诸药，煮取三升，去滓，温服一升。

伤寒六七日，大下后，寸脉沉而迟，手足厥逆，下部脉不至，喉咽不利，唾脓血，泄利不止者，为难治，麻黄升麻汤主之。(357)

麻黄二两半去节　升麻一两一分　当归一两一分　知母十八铢　黄芩十八铢　葳蕤十八铢一作菖蒲　芍药六铢　天门冬六铢去心　桂枝六铢去皮　茯苓六铢　甘草六铢炙　石膏六铢碎，绵裹　白术六铢　干姜六铢

上十四味，以水一斗，先煎麻黄一两沸，去上沫，内诸药，煮取三升，去滓，分温三服。相去如炊三斗米顷令尽，汗出愈。

诸肢节疼痛，身体魁羸，脚肿如脱，头眩短气，温温欲吐，桂枝芍药知母汤主之。

桂枝四两　芍药三两　甘草二两　麻黄二两　生姜五两　白术五两　知母四两　防风四两　附子二枚炮

上九味，以水七升，煮取二升，温服七合，日三服。

根据这些规律，《伤寒论》第3条当处以葛根加半夏汤为佳。

张仲景的条文不是随便安排的，条文之间有某些内在联系，有病证的鉴别比较，也有病证的发生发展规律及演变和诊治。按原条文顺序读《伤寒论》是有价值的，许多人意识到了这点。规划教材《伤寒论选读》[1]和

[1] 柯雪帆. 伤寒论选读 [M]. 上海：上海科学技术出版社，1996.

《伤寒论研读》[1] 就是以这种形式编排的，其缺点是知识点零散，需用心思去读，而其他版的《伤寒论》教材打乱顺序重新编排，方证归类，优点是好学，容易记忆，但易失真。再说，知识这么随便就可以掌握的，那也就不是什么真知了。在宋本《伤寒论》中，葛根汤、葛根加半夏汤和麻黄汤基本是排在一起，这是非常有意义的，我们就以麻黄汤治疗流感为例来说明之。流感病人除出现上呼吸道症状及畏光、流泪、胸骨下烧灼感外，部分病人出现食欲不振、腹泻等胃肠道症状 [2]，即一般人所谓的胃肠型感冒。葛根汤、葛根加半夏汤证、麻黄汤证正是反映了这一病证现象，张仲景观察得何等细致呀！这种现象还是比较常见的，也容易被误诊，甚至导致病人死亡的发生。《温州日报》2010 年 9 月 20 日曾报道过一例因流感腹泻被误诊为肠炎而导致 7 个月大的女婴夭亡的司法诉讼 [3]。

案例　流感

吴姓小女童，某日上午 11 时注射甲流减毒活疫苗，10 分钟后开始有些头痛，下午 4 时开始发热，微咳，晚上 8 时左右身体疼痛明显，没有服药。第二日有发热、咳嗽仍坚持去上学，上午 9 时测体温 39℃，身体痛，咽痛，咳嗽，流涕，为典型的太阳伤寒证。遂被送至医院就诊，上午 11 时 30 分服用布洛芬，热退。下午 2 时开始水样泻，20 分钟后又水样泻，冲服一碗葛粉，泻止。下午 5 时服酚麻美敏（泰诺）8 ml，诸症悉除。这是一个典型的葛根汤证和麻黄汤证演变过程，也是一个流感的发病过程，非常符合张仲景的描述，血象见图 4-13。

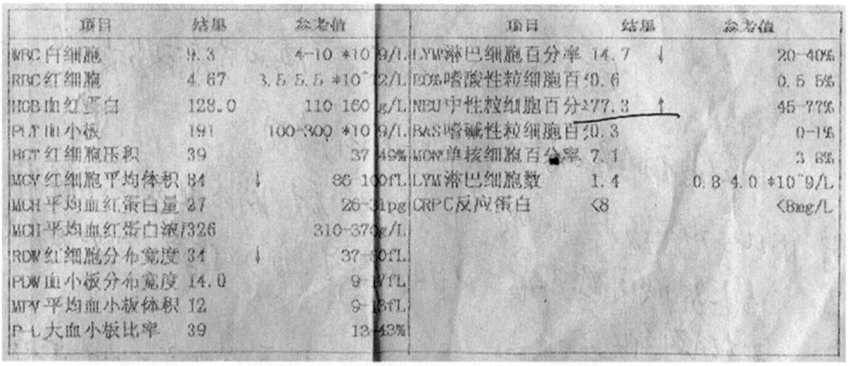

项目	结果		参考值
WBC 白细胞	9.3		4-10 *10^9/L
RBC 红细胞	4.67		3.5-5.5 *10^12/L
HGB 血红蛋白	128.0		110-160 g/L
PLT 血小板	191		100-300 *10^9/L
HCT 红细胞压积	39		37-49%
MCV 红细胞平均体积	84	↓	86-100fL
MCH 平均血红蛋白量	27		26-31pg
MCH 平均血红蛋白浓度	326		310-370g/L
RDW 红细胞分布宽度	34	↓	37-50fL
PDW 血小板分布宽度	14.0		9-17fL
MPV 平均血小板体积	12		9-13fL
P-L 大血小板比率	39		13-43%
LYM 淋巴细胞百分率	14.7	↓	20-40%
EOS 嗜酸性粒细胞百分率	0.6		0.5-5%
NEU 中性粒细胞百分率	77.3	↑	45-77%
BAS 嗜碱性粒细胞百分率	0.3		0-1%
MON 单核细胞百分率	7.1		3-8%
LYM 淋巴细胞数	1.4		0.8-4.0 *10^9/L
CRP C 反应蛋白	<8		<8mg/L

图 4-13　甲流活疫苗注射后的血常规

[1] 李宇航．伤寒论研读［M］．北京：中国中医药出版社，2016.

[2] 杨绍基．传染病学［M］．北京：人民卫生出版社，2005：52.

[3] http：//www.wzrb.com.cn/article37227show.html（诊断错误父母中年丧女 7 月女婴夭折牵出纠结官司）

5. 桂枝汤为麻黄汤的底方

讲了这么多桂枝汤和麻黄汤的内容，它们之间的关系到底如何？“有汗用桂枝，无汗用麻黄”，可操作性并不强，而实际临床中不完全是这么回事。有人认为用桂枝汤、麻黄汤治疗上呼吸道感染太委屈它们了。可千万别小瞧了这个病，能有效控制这个病情，呼吸科急诊病人可减少二分之一以上，尤其是儿童。

麻黄汤证出现消化道症状的时候要加芍药，麻黄汤加芍药不就是桂枝汤加麻黄嘛！桂枝汤证在什么情况要加麻黄呢？表邪重的时候，即伤寒证。可以这样说：桂枝（汤）是解表的基础方药，这也是柯韵柏、吴鞠通重点强调的地方。在合病、并病和兼证的时候，解表时首先应该想到的是用桂枝（汤）。如白虎加桂枝汤、五苓散、柴胡桂枝汤、厚朴七物汤等。

比麻黄汤证再重的病证就是大青龙汤证，即麻黄汤加石膏。桂枝汤→麻黄汤→大青龙汤，它们的辨证具有递进性，这也是孙思邈提出的“三纲鼎立”的太阳病本证基本架构，阳明病、少阳病和三阴病本证也有这种情况（见表 4-1）。

介于桂枝汤证与麻黄汤证之间的属于表郁轻证。

太阳病，得之八九日，如疟状，发热恶寒，热多寒少，其人不呕，清便欲自可，一日二三度发。脉微缓者，为欲愈也；脉微而恶寒者，此阴阳俱虚，不可更发汗、更下、更吐也；面色反有热色者，未欲解也，以其不能得小汗出，身必痒，宜桂枝麻黄各半汤。（23）

桂枝一两十六铢去皮　芍药　生姜切　甘草炙　麻黄去节各一两　大枣四枚擘　杏仁二十四枚汤浸，去皮尖及两仁者

上七味，以水五升，先煮麻黄一二沸，去上沫，内诸药，煮取一升八合，去滓，温服六合。本云，桂枝汤三合，麻黄汤三合，并为六合，顿服。将息如上法。

服桂枝汤，大汗出，脉洪大者，与桂枝汤如前法。若形似疟，一日再发者，汗出必解，宜桂枝二麻黄一汤。（25）

桂枝一两十七铢去皮　芍药一两六铢　麻黄十六铢去节　生姜一两六铢切　杏仁十六个去皮尖　甘草一两二铢炙　大枣五枚擘

上七味，以水五升，先煮麻黄一二沸，去上沫，内诸药，煮取二升，去滓，温服一升，日再服。本云，桂枝汤二分，麻黄汤一分，合为二升，分再服。今合为一方，将息如上法。

太阳病，发热恶寒，热多寒少。脉微弱者，此无阳也，不可发汗。宜桂枝二越婢一汤。（27）

桂枝去皮　芍药　麻黄　甘草各十八铢　大枣四枚擘　生姜一两二铢切

石膏二十四铢碎，绵裹

上七味，以水五升，煮麻黄一二沸，去上沫，内诸药，煮取二升，去滓，温服一升。本云，当裁为越婢汤、桂枝汤合之，饮一升。今合为一方，桂枝汤二分，越婢汤一分。

6. 葛根汤是最完美的太阳病解表剂

葛根汤具有桂枝汤的优点，也有麻黄汤的长处，是《伤寒论》太阳病本证中最完美的方剂，甚至可以扩大应用到其他外感病证中，如《金匮要略》中的刚痉病。本书下篇中过敏性紫癜的治疗均以此方加减，不管是普通型、腹型、关节型，还是肾型，均具有较好的疗效，解决了实际问题。葛根汤治疗刚痉从原文上来看，尚不能断定是何种痉，但“胸满，口噤，卧不着席，脚挛急，必龂齿”这是典型的脑膜刺激征，很可能是急性细菌性脑膜炎。2010 年德国人也报道了伪麻黄碱在治疗脑炎中的机制[1]。因此，用葛根汤治疗太阳病，如流感可以用这是确定的。而急性细菌性脑膜炎和病毒性脑膜炎早期也可表现为上呼吸道感染症状，有时候在我们诊断尚不太明确的时候，服用葛根汤乃为万全之策，不知不觉中帮助病人躲过一劫，尤其是儿童用药，要安全、可靠、有效。据《东方网》2014 年 5 月 8 日报道[2]，一“女童参加夏令营患感冒死亡，高烧 41℃组织者未及时送医”。从报道来看，病人刚开始的表现如感冒，通过喝姜汤、敷冰袋、捂被子不能解决问题，病情急剧恶化送医院，诊断为病毒性脑膜炎重症，最后不幸夭折，说明此类疾病依旧还在散发为患。如果早点使用葛根汤或者其他含麻黄的制剂，可能不会发生如此严重后果。

太阳病，无汗而小便反少，气上冲胸，口噤不得语，欲作刚痉，葛根汤主之。

葛根四两　麻黄三两去节　桂枝二两去皮　芍药二两　甘草二两炙　生姜三两切　大枣十二枚擘

上七味，㕮咀，以水七升，先煮麻黄、葛根，减二升，去沫，内诸药，煮取三升，去滓，温服一升，覆取微似汗，不需啜粥，余如桂枝汤法将息及禁忌。

麻黄或麻黄碱类的应用在太阳病治疗中有时限性，机不可失，时不再来，一定要早使用。伤寒传变迅速，早期阶段犹火焰不盛，麻黄可以即时扑灭，等熊熊大火燃烧起来的时候，已经进入阳明或者少阳病阶段，麻黄就无能为力了。阳明或者少阳病的处理非常麻烦，稍有不慎，就会转为少

[1] L. Fiebich, F. J. Caballero, J. A. Collado, et al. Anti-inflammatory activity of pseudoephedrine [J]. *Brain, Behavior and Immunity*, 2010; 24: S1–S71.

[2] http://sh.eastday.com/m/20140508/u1a8074683.html（女童参加夏令营患感冒死亡，高烧 41℃组织者未及时送医）

阴病心肾阳气虚衰，如多器官衰竭。

使用麻黄时还要注意，汗出热退后，建议每八小时再服一次，尤其是高热的病人，建议连续再服 24～48 小时，即使没有明显的发热症状，也要防止死灰复燃，这与临床上使用磷酸奥司他韦胶囊（达菲）的情况非常类似。

麻黄汤类的应用

麻黄汤在《伤寒论》中用于治疗太阳伤寒证，其病机为“风寒外束，卫阳被郁，营阴凝滞，肺气失宣”，麻黄汤具有“发汗解表，宣肺平喘”的作用。前面说过，解表的起点方药为桂枝和桂枝汤，既然用了麻黄，就说明病情较重，当用峻汗之剂。

综合《伤寒论》和《金匮要略》相关内容以及我们的临证经验，我们认为麻黄汤及其类方有着广泛的应用，解表功能突出。

1. 太阳病重症，尤其是流感

太阳病重症，如太阳病伤寒证或者湿家用麻黄汤加减治疗自不必多说。对于儿童感冒发热，我们建议一开始就服用含麻黄或者伪麻黄碱的制剂较好，可靠、安全、有效，尤其是缓释剂更好。

对于儿童感冒发热，我们不推荐用含对乙酰氨基酚的退热药或者金刚烷胺类的抗病毒复制药。前者有一定的肝毒性，是我们实验中常用的造成肝损伤模型的化学试剂；后者抑制病毒复制，有一定的副作用。图 4-14A 是一名 12 岁的小女孩服用某品牌的中西搭配的感冒药引发狼疮性肾病化验单，图 4-14B 是一名 8 岁小女孩服用某品牌的氨酚烷胺引发口周炎和药疹

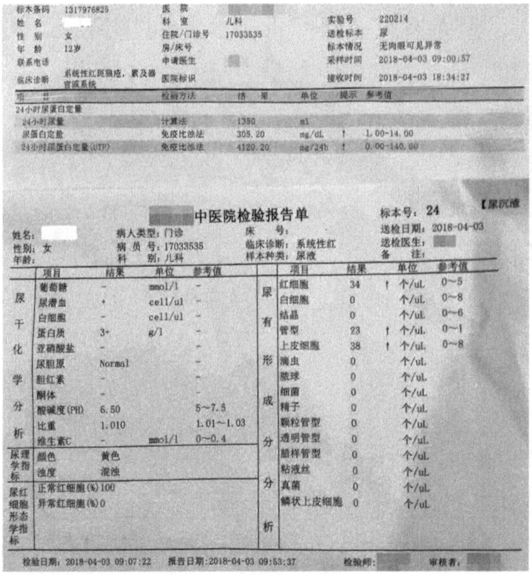

标本条码 1317976825　医　院　
姓　名　科　室 儿科　实验号 220214
性　别 女　住院/门诊号 17033535　送检标本 尿
年　龄 12岁　房/床号　标本情况 无肉眼可见异常
联系电话　申请医生　采样时间 2018-04-03 09:00:57
临床诊断 系统性红斑狼疮，累及器官或系统　医院标识　接收时间 2018-04-03 18:34:27

项　目	检测方法	结　果	单位	提示	参考值
24小时尿蛋白定量					
24小时尿量	计算法	1350	ml		
尿蛋白定量	免疫比浊法	305.20	mg/dL	↑	1.00-14.00
24小时尿蛋白定量(UTP)	免疫比浊法	4120.20	mg/24h	↑	0.00-140.00

【尿沉渣

中医院检验报告单　标本号：24

姓名：　病人类型：门诊　床　号：　送检日期：2018-04-03
性别：女　病员号：17033535　临床诊断：系统性红　送检医生：
年龄：　科　别：儿科　样本种类：尿液　备　注：

	项目	结果	单位	参考值
尿干化学分析	葡萄糖	-	mmol/l	-
	尿潜血	+	cell/ul	-
	白细胞	-	cell/ul	-
	蛋白质	3+	g/l	-
	亚硝酸盐	-		-
	尿胆原	Normal		-
	胆红素	-		-
	酮体	-		-
	酸碱度(PH)	6.50		5～7.5
	比重	1.010		1.01～1.03
	维生素C	-	mmol/l	0～0.4
尿理学指标	颜色	黄色		
	浊度	混浊		
尿红细胞形态学指标	正常红细胞(%)	100		
	异常红细胞(%)	0		

	项目	结果		单位	参考值
尿有形成分分析	红细胞	34	↑	个/uL	0～5
	白细胞	0		个/uL	0～8
	结晶	0		个/uL	0～6
	管型	23	↑	个/uL	0～1
	上皮细胞	38	↑	个/uL	0～8
	滴虫	0		个/uL	
	脓球	0		个/uL	
	细菌	0		个/uL	
	精子	0		个/uL	
	颗粒管型	0		个/uL	
	透明管型	0		个/uL	
	脂样管型	0		个/uL	
	粘液丝	0		个/uL	
	真菌	0		个/uL	
	鳞状上皮细胞	0		个/uL	

检验日期：2018-04-03 09:07:22　报告日期：2018-04-03 09:53:37　检验师：　审核者：

A

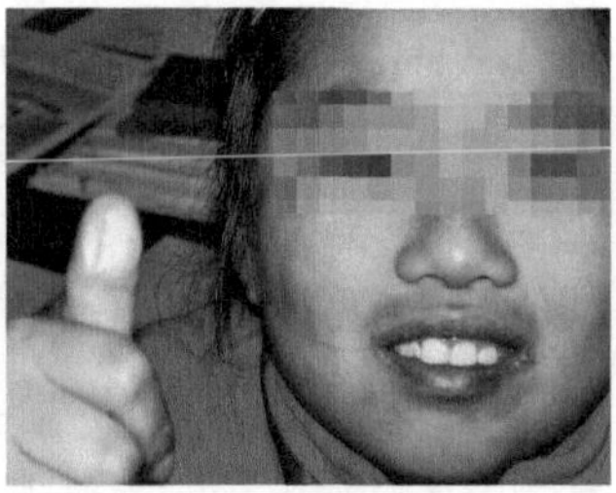

B

图 4-14　部分感冒药的副作用

皮损的情况。这都是发生在我身边的故事，而用复方盐酸伪麻黄碱缓释胶囊（新康泰克）的儿童我从来没有碰到过有此类并发症出现。

案例1 感冒发热

一男婴儿，拍百日照回来即发热，38.3℃，家人这可着急呀。怎么办？在其母亲乳头上涂 1/5 剂量的复方盐酸伪麻黄碱缓释胶囊，小孩喝母奶 2 小时后热度即退。

小孩感冒发热，含麻黄及其生物碱的制剂都是较好的药物，比较可靠。前面举例说过，若发病初期出现类似刚痉的脑膜炎症状或者胃肠型上呼吸道感染症状而诊断又尚不甚明确时，我们早点使用此类药物可以在不知不觉中帮病人躲过一劫。另外，有些患慢性肾脏疾病的小孩，如慢性肾小球肾炎、肾病综合征、局灶性肾小球肾炎等，令家长担惊受怕的就是小孩又发生感冒了。这类病人一旦感冒，我们的处理方案是不论有无发热，即用含伪麻黄碱的制剂，如酚麻美敏、氨酚伪麻美芬片（日片）/ 氨麻美敏片Ⅱ（夜片）和复方盐酸伪麻黄碱缓释胶囊（后者用的频次最多），平时则服用健脾益肾之品。我曾医治过一个患肾病综合征的小男孩（3 岁），就是采用这种方案，坚持服用 2 年多，肾脏功能完全恢复正常。具体方案是：一旦有感冒症状，即服复方盐酸伪麻黄碱缓释胶囊，平时服用参苓白术散加阿胶，做成丸剂（3～5 g/ 次，1 日 2 次，阿胶用猪脚代替）。

案例2 局灶性肾小球肾炎

初诊（2008 年 10 月 5 日）

现病史：赵姓小女孩，9 岁。患局灶性肾小球肾炎，有蛋白尿、血尿，一有感冒发热，父母即刻崩溃，因为肉眼血尿严重，激素冲击疗法 3 次，结果也不甚理想。纳可，便正常。舌淡苔薄腻，脉数。（图 4-15）

辨证：虚劳不足，风气易袭。

治法：益肾健脾，疏风祛邪。

方药：平时服用薯蓣丸（5 g/ 次，1 日 2 次，阿胶用猪脚代替），一感冒就用复方盐酸伪麻黄碱缓释胶囊。

坚持这种方案服用 1 年后，血尿、蛋白尿完全消失，现在已经上大学了。

虚劳诸不足，风气百疾，薯蓣丸主之。

薯蓣丸方

薯蓣三十分　当归　桂枝　曲　干地黄　豆黄卷各十分　甘草二十八分　人参七分　芎䓖　芍药　白术　麦门冬　杏仁各六分　柴胡　桔梗　茯苓各五分　阿胶七分　干姜三分　白蔹二分　防风六分　大枣百枚为膏

上二十一味，末之，炼蜜和丸如弹子大，空腹酒服一丸，一百丸为剂。

[redacted]小儿肾脏病研究中心
肾活检病理检查报告

送检医院 [redacted] 科别 内 收到日期 08-04-03 病理号 1572

姓名 [redacted] 性别 女 年龄 9岁9月 住院号 368427 病区 15 床号 1534

LM: 组织为肾皮质，固定、切片、染色满意。

镜下共可见11个肾小球，其中1个小球基本硬化，球周伴纤维组织增生及少量炎性细胞浸润；3个肾小球体积增大；细胞数50~100/G。肾小球系膜细胞局灶节段性增生，增生节段3~5个/系膜区；系膜基质弥漫性增多，系膜区扩大。4个小球可见毛细血管襻节段性坏死、球囊粘连及细胞纤维性新月体形成。偶见肾小球内皮细胞肿胀、毛细血管腔部分受压狭窄。肾小球基底膜节段性增厚，未见钉突、双轨样改变。

肾小管上皮细胞灶性颗粒样变性，小管基膜弥漫性皱缩，个别管腔可见蛋白管型。肾间质见多灶性纤维组织增生伴少量炎性细胞浸润；部分小动脉内膜增厚。

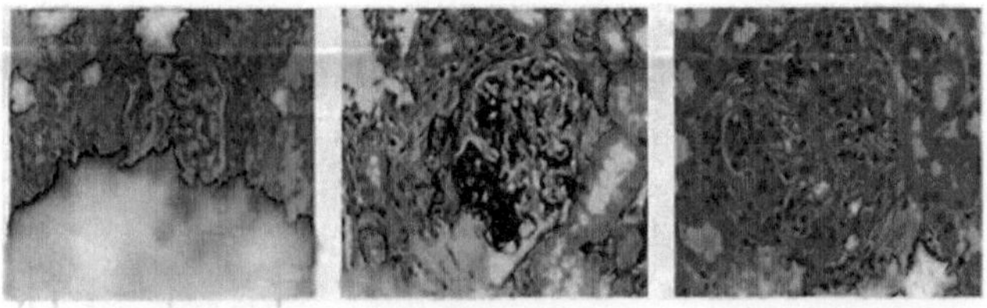

PAS　　　PASM　　　HE

IF: 2个肾小球。**IgG:** (-)；**IgA:** (-)；**IgM:** (-)；**C1q:** (-)；**C3:** (-)；**fibrogen:** (-)。

诊断： 局灶性肾炎

A

尿红细胞形态　　[redacted]检验报告单　　样本号：0019

姓　名：[redacted]　　病人类型：住院　　床号：1833　　标本类型：
性　别：　　病人编号：0379281　　病区：内科十八病区　　备　注：
年　龄：　　科　室：内科十八病区　　诊断：

代号	检验项目	结果	参考值	代号	检验项目	结果	参考值
COLO	颜色	黄		RBC	红细胞计数	389.1 ↑	0--25 /uL
TMD	透明度	清		WBC	白细胞计数	10.9	0--25 /uL
BLD	尿隐血	+++	-	EC	上皮细胞	2.3	0--8.84 /uL
BIL	尿胆红素	-	-	BACT	细菌	3599.6	0--8000 /uL
URO	尿胆原	+-	+-	CAST	管型	0.00	0--2.5 /uL
KET	尿酮体	-	-	P.CA	病理管型标记	阴性	
PRO	尿蛋白	++	-	SRC	小圆上皮细胞标i	阴性	
NIT	尿亚硝酸盐	-	-	X'TA	结晶标记	阴性	
GLU	尿葡萄糖	-	-	YLC	类酵母细胞标记	阴性	
p.H	pH值	7	4.5-8	COND	电导率	16.7	5--38 mS/cm
S.G	尿比重	1.015	1.003-1.03	TOTA	颗粒总数(个/uL)	5473 ↑	
LEU	尿白细胞	-	-	OSM	渗透压	668.0 ↑	mOSM/kg
VTC	维生素C	-	-	RBCF	尿红细胞形态	多形型	

B

图4-15　局灶性肾小球肾炎理化检查

A　病理检查；B　第三次激素冲击疗法后的尿常规

有人说，“你一个中医，用什么康泰克西药呀！”这太狭隘了。我们国家没有伪麻黄碱之品可售，中麻黄又很难买到。我们取西药有效成分并遵循中医之法将其用于临床，何错之有？况且又有谁规定了伪麻黄碱是西药，而不是中药？

麻黄真有如此神奇之用吗？许多人犹豫不定，将信将疑，可以理解。因为我们中医学在教学、教材中出现了一些问题和偏差。其实，张仲景的很多方药在治疗一些常见病就是可作为标准和规范，包括感冒和流感。后世温病理论的泛化应用，取代六经体系辨治，采用对抗性治疗策略，在我们看来，至少在感冒和流感领域是失败的（其他上呼吸道感染疾病暂且不论）。因为在应用麻黄几千年的国度里，后世竟然多弃用了，造成了今天感冒药这一巨大市场里中医药的分量微不足道，而感冒药市场巨头的酚麻美敏、氨酚伪麻美芬片（日片）/ 氨麻美敏片Ⅱ（夜片）和复方盐酸伪麻黄碱缓释胶囊都用了我们麻黄中的主要成分——伪麻黄碱（表 4-3），这到底是谁的错？

表 4-3　常用西药的感冒药配伍及用途

药　品　名	主要成分、含量	主要用途
复方盐酸伪麻黄碱缓释胶囊	盐酸伪麻黄碱 90 mg，氯苯那敏 4 mg	普通感冒、流行性感冒
酚麻美敏	对乙酰氨基酚 325 mg，盐酸伪麻黄碱 30 mg、氢溴酸右美沙芬 15 mg，氯苯那敏 2 mg	普通感冒、流行性感冒
氨麻美敏片Ⅱ（夜片）	对乙酰氨基酚 500 mg，氢溴酸右美沙芬 15 mg，盐酸伪麻黄碱 30 mg，氯苯那敏 2 mg	普通感冒、流行性感冒

翻翻我们的教科书，在感冒和流感的章节里，主要证型不提使用麻黄或者麻黄汤了，这种现象太不正常了（表 4-4）。

种种迹象表明，单纯采用对抗性策略治疗流感如银翘散（热者寒之），实际效果并不理想，所以许多以银翘散为主方的中成药均加入西药酚氨咖敏，而酚氨咖敏本身就是一个疗效不错的感冒药，试问银翘散到底起什么作用呢？

麻黄治疗流感的作用的确不容小觑[1]，有人报道 31 例银翘散加减用于 H1N1 甲流的治验[2]，唯一列举的一个案例是加用生麻黄并退了高热（39.1℃）。现在人们也在反思，麻黄在治疗流感中的地位是不能被简单的

[1] C. Wang, B. Cao, Q.-Q. Liu, et al. Oseltamivir Compared With the Chinese Traditional Therapy Maxingshigan-Yinqiaosan in the Treatment of H1N1 Influenza［J］. Annals of Internal Medicine 155 (2011). 10.7326/0003-4819-155-4-201108160-00005.

[2] 邹旭，张鹏，张忠德，等．银翘散加减治疗甲型 H1N1 流感 31 例体会［J］. 中国中药杂志，2009，34（220）：2953-2954.

表 4-4 《中医内科学》中感冒的诊治

书名 证型	中医内科学方剂[1]	书名 证型	中医内科学方剂[2]
风寒证	荆防败毒散	风寒证	荆防败毒散、葱豉汤
风热证	银翘散、葱豉桔梗汤	风热证	银翘散
暑湿证	新加香薷饮	暑湿证	新加香薷饮
至于气虚感冒的参苏饮、阴虚感冒的加减葳蕤汤等，包括流感的防治，均不用麻黄		气虚感冒	参苏饮
		阳虚感冒	麻黄细辛附子汤
		血虚感冒	葱白七味饮
		阴虚感冒	加减葳蕤汤

想法所替代的，如纯中药制剂的新药连花清瘟胶囊就有麻黄（草麻黄），它不含任何西药成分，而麻黄的作用是至关重要的。

惨痛的现实告诉我们：在普通感冒、流感等领域，谁放弃了麻黄，谁就被庞大的市场无情地抛弃。尤其在我国原创性药物缺乏的当下，这些经典古方的确需要好好发掘和提高，做好质控，更好地造福大众。

太阳伤寒，如果有咽喉肿痛怎么办？

太阳伤寒八证中的身体骨节疼痛很严重，咽喉肿痛也常可见，张仲景描述为“咽中伤，生疮，不能语言，声不出”，这是一个典型的扁桃体肿大，且有化脓性渗出（至少Ⅱ°），苦酒汤治之。

少阴病，咽中伤，生疮，不能语言，声不出者，苦酒汤主之。（312）

半夏洗，破如枣核十四枚　鸡子一枚去黄，内上苦酒，着鸡子壳中

上二味，内半夏着苦酒中，以鸡子壳置刀环中，安火上，令三沸，去滓，少少含咽之，不差，更作三剂。

苦酒汤包含有丰富的生化原理：生半夏消肿利咽，有抑制腺体分泌之效；鸡蛋清中的溶菌酶约占鸡蛋的1%左右，是广谱的抗菌药；溶菌酶的最适温度约为70℃（“令三沸”即稍加热的意思）、最适pH为4（苦酒即醋）；频频含咽。如果张仲景时期工艺成熟，那一定会做成今天的溶菌酶含片剂型了（图 4-16）。

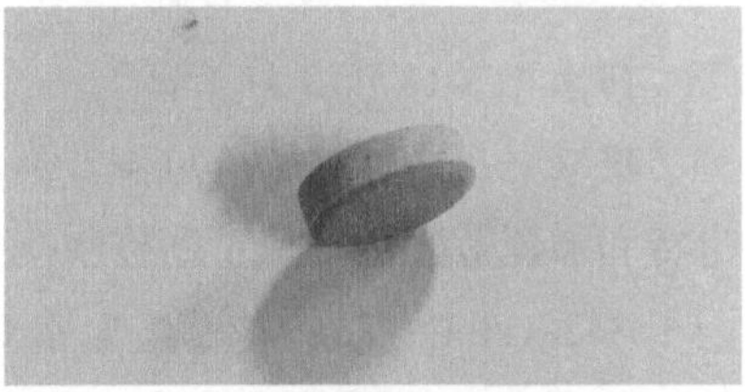

图 4-16　苦酒汤的现代制剂溶菌酶含片

[1] 张伯臾. 中医内科学［M］. 上海：上海科学技术出版社，1989：38-42.
[2] 陈湘君. 中医内科学［M］. 上海：上海科学技术出版社，2001：15-22.

2. 皮肤病

麻黄是中医治疗皮肤病的常用药物，有止痒和抑制渗出作用，是天然抑制 TNF-α 分泌的良药。而盐酸伪麻黄碱缓释胶囊作用持久，既有抑制渗出的作用，又有抗组胺的作用，我们在治疗多种皮肤病时常用之来代替西替利嗪、氯雷他定等。具体分析请参见“桂枝汤类的应用”条和本书的下篇相关案例。

3. 类风湿关节炎（RA）

RA 病人血中的 TNF-α 是重要的致病因子，中和掉 TNF-α 则病情可明显得到控制，注射用重组人Ⅱ型肿瘤坏死因子受体-抗体融合蛋白（益赛普）就是具有此作用的生物制剂。在《伤寒论》和《金匮要略》中大凡骨节疼痛特别严重的，仲景也是常用麻黄的，如桂枝芍药知母汤和乌头汤等。而实验研究表明麻黄是抑制 TNF-α 的天然良药，我们推测试用复方盐酸伪麻黄碱缓释胶囊治疗 RA，应该也能取得一定的疗效。

诸肢节疼痛，身体魁羸，脚肿如脱，头眩短气，温温欲吐，桂枝芍药知母汤主之。

桂枝芍药知母汤方

桂枝四两　芍药三两　甘草二两　麻黄二两　生姜五两　白术五两　知母四两　防风四两　附子二枚炮

上九味，以水七升，煮取二升，温服七合，日三服。

病历节不可屈伸，疼痛，乌头汤主之。

乌头汤方：治脚气疼痛，不可屈伸。

麻黄　芍药　黄芪各三两　甘草三两炙　川乌五枚吹咀，以蜜二升，煎取一升，即出乌头

上五味，吹咀四味，以水三升，煮取一升，去滓，内蜜煎中，更煎之，服七合。不知，尽服之。

案例　类风湿关节炎

初诊（2013 年 3 月 1 日）

现病史：周姓老妪，70 岁。类风湿关节炎发作 1 年余，甲氨蝶呤、来氟米特和醋氯芬酸肠溶片不能控制病情，关节疼痛不可忍，几欲轻生。类风湿因子 342 IU/ml↑，抗链球菌溶血素 O 21.43 IU/ml，血沉 33 mm/h↑（图 4-17A、B）。非常符合“病历节疼痛不可屈伸”状。舌偏红，苔薄腻，脉弦细。

辨证：血虚寒凝，寒湿痹阻。

治法：养血散寒发表，温经祛湿止痛。

方药：桂枝附子汤、乌头汤和当归四逆加吴茱萸生姜汤合方。

予桂枝附子汤加细辛 30 g、吴茱萸 50 g，复方盐酸伪麻黄碱缓释胶囊

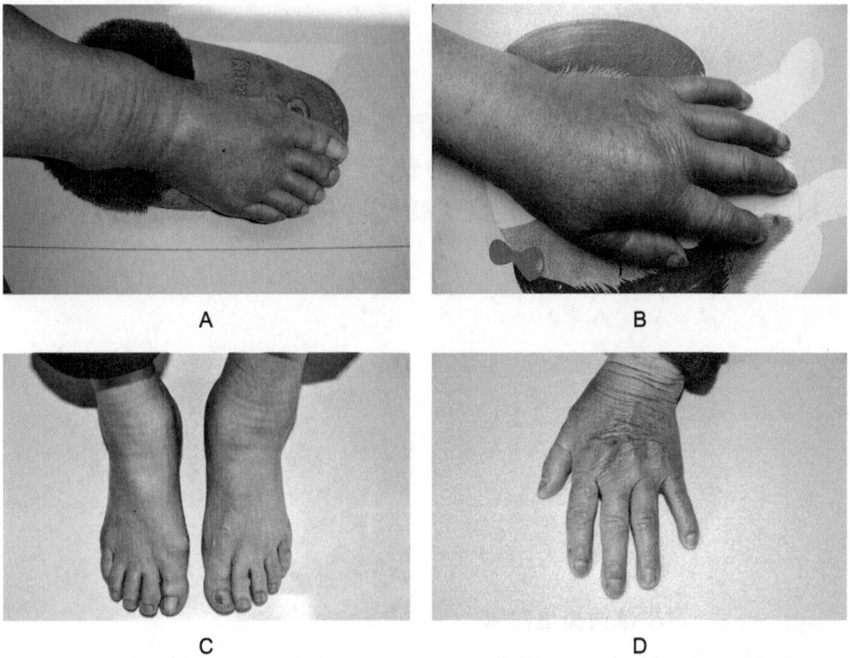

图 4-17　类风湿关节炎治验

A、B　治疗前关节状态；C、D　治疗后关节状态

1 粒 / 次（乌头汤中麻黄的作用），1 日 2 次。药后疼痛缓解，肿胀消（图 4-17C、D）。后以当归四逆加吴茱萸生姜汤加减调理，病情稳定，血沉和类风湿因子均恢复正常（类风湿因子＜ 20 IU/ml，抗链球菌溶血素 O ＜ 24 IU/ml，血沉 17 mm/h）。

4. 急慢性肾小球肾炎

急慢性肾小球肾炎、IgA 肾病、SLE 肾炎等表现类似于《金匮要略》的溢饮和水气病，麻黄为常用药物，且疗效确切。尤其是对于使用激素类的肾病病人，麻黄可以明显减轻库欣综合征的发生。在肾脏炎症活动期，可单独使用麻黄制剂（尤其是盐酸伪麻黄碱的缓释剂），也可以在不改变原先治疗方案的前提下，加用麻黄制剂，往往有意想不到的效果。水气病常用麻黄的汤方证如下。

病溢饮者，当发其汗，大青龙汤主之；小青龙汤亦主之。

风水恶风，一身悉肿，脉浮不渴，续自汗出，无大热，越婢汤主之。

里水，越婢加术汤主之；甘草麻黄汤亦主之。

甘草麻黄汤方

甘草二两　麻黄四两

上二味，以水五升，先煮麻黄，去上沫，内甘草，煮取三升，温服一升，重覆汗出，不汗，再服。慎风寒。

大青龙汤证与越婢汤证的区别在于前者有明显的身体骨节疼痛，病变多在肺，后者无明显身体骨节疼痛的表证，溢饮和水气病均可以用这两首方剂发汗解表利水，如何选用它们，就看身体骨节疼痛症状的有无。

水之为病，其脉沉小，属少阴；浮者为风，无水虚胀者为气。水，发其汗即已。脉沉者宜麻黄附子汤；浮者宜杏子汤。

麻黄附子汤方

麻黄三两　甘草二两　附子一枚炮

上三味，以水七升，先煮麻黄，去上沫，内诸药，煮取二升半，温服八分，日三服。

杏子汤方：未见，恐是麻黄杏仁甘草石膏汤。

案例　肾小球肾炎蛋白尿

戚某，男，30岁。发现蛋白尿（+++）后予益气健脾，利湿解毒化瘀法治疗2个月，蛋白尿没有明显改善。调整处方，守原方加减再治疗2周后尿蛋白转为阴性，见图4-18（此病案由义乌市中医医院傅红明医师提供）。

	检验项目	结果	提示	单位	参考范围
1	颜色	淡黄色			
2	外观	清晰透明			
3	尿液干化学：	--------			---------
4	比重	1.025			1.005-1.025
5	PH	5.5			4.6-7.4
6	白细胞	阴性			阴性
7	亚硝酸盐	阴性			阴性
8	尿蛋白	3+	↑		阴性
9	葡萄糖	弱阳性	*		阴性
10	酮体	阴性			阴性
11	尿胆原	阴性			阴性
12	胆红素	阴性			阴性
13	透明管型	少量		个/LP	0-1
14	隐血	阴性			阴性
15	肌酐	18		mmol/L	
16	微量白蛋白	>=150			阴性
17	尿沉渣	--------			

A

姓名：戚鹏飞　　性别：男　　年龄：30岁

℞

黄芪	60 g	茯苓	20 g	麸白术	15 g	生地黄	10 g
山茱萸	10 g	淮山药	15 g	川芎	10 g	泽泻	10 g
牡丹皮	12 g	赤芍	12 g	蛇舌草	30 g	凤尾草	30 g
积雪草	30 g	土茯苓	10 g	紫苏叶	10 g	川牛膝	15 g
石菖蒲	10 g	牛膝	15 g	穿山龙	30 g	米仁	30 g

B

姓名：戚鹏飞　　性别：男　　年龄：30岁

℞

黄芪	30 g	茯苓	15 g	白术(生)	15 g	生地黄	10 g
山茱萸	10 g	淮山药	15 g	川芎	15 g	泽泻	10 g
牡丹皮	10 g	蒲公英	30 g	积雪草	30 g	连翘	15 g
川牛膝	15 g	米仁	30 g	紫苏梗	12 g	麻黄	6 g
赤小豆	30 g	红丹参	20 g	蜜甘草	15 g	车前草	15 g

C

	检验项目	结果	提示	单位	参考范围	警告
1	颜色	淡黄色				
2	外观	清晰透明				
3	尿液干化学：	________			----------	
4	比重	1.030	↑		1.005-1.025	
5	PH	5.0			4.6-7.4	
6	白细胞	阴性			阴性	
7	亚硝酸盐	阴性			阴性	
8	尿蛋白	阴性			阴性	
9	葡萄糖	阴性			阴性	
10	酮体	阴性			阴性	
11	尿胆原	阴性			阴性	
12	胆红素	阴性			阴性	
13	隐血	阴性			阴性	
14	肌酐	8.80		mmol/L		
15	微量白蛋白	阴性			阴性	
16	尿沉渣：	________			----------	
17	红细胞	22.90	↑	个/μl	0.00-13.00	

D

图4-18　肾小球肾炎蛋白尿治验

A　病初之尿常规；　B　蛋白尿常用处方；
C　加麻黄6 g的处方；D　用药2周后的尿常规

四、大青龙汤

代表性原文及分析

1. 大青龙汤

太阳中风，脉浮紧，发热恶寒，身疼痛，不汗出而烦躁者，大青龙汤主之。若脉微弱，汗出恶风者，不可服之。服之则厥逆，筋惕肉瞤，此为逆也。（38）

麻黄六两去节　桂枝二两去皮　甘草二两炙　杏仁四十个去皮尖　生姜三两切　大枣十枚擘　石膏如鸡子大，碎

上七味，以水九升，先煮麻黄，减二升，去上沫，内诸药，煮取三升，去滓，温服一升，取微似汗。汗出多者，温粉粉之。一服汗者，停后服。若复服，汗多亡阳，遂虚，恶风，烦躁，不得眠也。

这是太阳伤寒大青龙汤方证的代表性原文，也是太阳伤寒证化热入里的处理方案。主症共有六类：包括太阳伤寒麻黄汤证的五大类症状，另一个特别症状就是烦躁。

（1）恶风、恶寒和发热。

（2）头身骨节疼痛。

（3）无汗出。

（4）喘。

（5）脉浮紧。

（6）烦躁。

大青龙汤适应的病证热象很高，属于高热或极高热型。

前面说过太阳伤寒麻黄汤证也可以见烦躁，而大青龙汤证的烦躁是另一种类型的，是一种高热惊厥的状态，表现为高热、抽搐、昏厥、眼珠上翻或不转动等。为什么说大青龙汤证的烦躁别有所指？因为从大青龙汤方可以推断，此方中麻黄的用量特别大（病越重，麻黄用量越大），方中仍有杏仁，说明病变还是在太阴肺系，容易引起高热惊厥，尤其是儿童。

在《伤寒论》和《金匮要略》中，除了烦、反复颠倒、惊狂卧起不安、燥不得卧等表示烦躁之外，仲景明确指出的“烦躁”也有多种意思。大青龙汤证的“烦躁”、干姜附子汤证的“昼日烦躁不得眠”、吴茱萸汤证的“烦躁欲死”，以及第 300 条的“复烦躁不得卧寐者死”，意义肯定不一样，且预后也不同。

大青龙汤方以麻黄汤为底方，发汗解表，宣肺平喘，石膏清解邪热，此邪热为寒邪郁结，入里化热。本方整体上还是属于“寒包火”，表寒之邪为重，里热相对较轻，故石膏用量不大，也不需要用粳米煎煮。

要深刻理解大青龙汤还是需要懂一点西医学知识较好。此方中麻黄六两，为仲景方中最大剂量，峻汗之功突出，这都是表面现象，实质上大剂量麻黄体现其抗炎能力强，尤其是平息细胞因子风暴如TNF-α的能力极强，此能力与麻黄呈量效关系。石膏在肺系疾病中，张仲景多用于清透肺热。现代研究表明，石膏中发挥药理作用的因子主要是 Ca^{2+}，其有调节酶的活性、维持神经-肌肉兴奋、降低毛细血管和细胞膜的通透性，防止渗出、控制炎症和水肿等作用[1]。因此，麻黄配石膏是一对比较理想的组合，尤其适合疏松结缔组织的炎症渗出。

此方中麻黄剂量甚大，选择中麻黄品种为宜，副作用小，有轻微增加心率作用，但不会使血压升高。

现在我们提出一个有意思的话题：一个大青龙汤证的病人，如果只用麻黄汤治疗，病情会不会加重?

按照中医常理讲，麻黄汤属于辛温之品，治疗大青龙汤证那可万万使不得！实际情况并不是这样，因为外寒郁结化热而成，通过发越表寒，里热来源断绝，内热自然即可消解。从现代药理学更好理解，药效成分都在汤里，自然会起效的，当然会减轻病证。这让我们想起《伤寒论》102条"伤寒二三日，心中悸而烦者，小建中汤主之"。各个版本的教材里都认为此证属表里同病，小建中汤通过建立中气，调补气血，从而达邪外出（虚者复而表亦可解），《方剂学》也把小建中汤列为温里剂，却从来没有人说小建中汤有解表之功。实际上，小建中汤里有完整的桂枝汤成分怎么会没有解表之效呢！中医学里的单元论思想不利于中医学的长远发展，那是古人由于时代的局限性造成的。前面讨论桂枝汤时也说到这点，我们不能把桂枝汤仅仅列为解表剂，一旦先入为主，就禁锢了我们的思想，难以自拔。这也是我们今天反复强调中医经典学习必要性的理由，张仲景没有那么多清规戒律，"实事求是"也是中医学界要大力提倡的。

伤寒二三日，心中悸而烦者，小建中汤主之。（102）

麻黄在大青龙汤中里剂量超大，有一定的副作用在所难免。故仲景在第39条强调"无少阴证"者方可大胆使用。少阴主要指心肾，与西医学的心肾二脏器有交集。前面说过，有心律异常如早搏或房室传导阻滞者，不宜用麻黄，慢性肾功能不全者，其肌酐指标已经很高了，也不适合用麻黄。

伤寒脉浮缓，身不疼但重，乍有轻时，无少阴证者，大青龙汤发之。（39）

[1] 金惠民，王建枝．病理生理学［M］．北京：人民卫生出版社，2006：48.

2. 麻杏甘膏汤

发汗后，不可更行桂枝汤，汗出而喘，无大热者，可与麻黄杏仁甘草石膏汤。(63)

麻黄四两去节　杏仁五十个去皮尖　甘草二两炙　石膏半斤绵裹

上四味，以水七升，煮麻黄，减二升，去上沫，内诸药，煮取二升，去滓，温服一升。

下后不可更行桂枝汤，若汗出而喘，无大热者，可与麻黄杏子甘草石膏汤。(162)

麻杏甘膏汤在有的《方剂学》教材中硬是被改为麻杏石甘汤，很可能是受“君臣佐使”方剂配伍原则之影响而为。前面说过，甘草在许多方剂中的作用并不是“使”级的。

此条“无大热”是因为有汗出，而古人觉察体温主要是手摸的方式，实际用体温计测量，属于高热以上。病变在肺，咳喘较重，部分病人可见鼻翼煽动，属于邪热壅肺，本方清宣肺热，麻黄、杏仁、甘草与麻黄汤中的作用相似，石膏与大青龙汤的作用相同。临证时可以再配伍清解肺热之品，如鱼腥草、射干、芦根、薏苡仁、冬瓜子等。

本条确信无表证，否则一定要加桂枝，那就是大青龙汤了，方中麻黄的作用在于平喘，当然也有抗炎和退热作用。

3. 越婢汤

风水恶风，一身悉肿，脉浮不渴，续自汗出，无大热，越婢汤主之。

越婢汤方

麻黄六两　石膏半斤　生姜三两　大枣十五枚　甘草二两

上五味，以水六升，先煮麻黄，去上沫，内诸药，煮取三升，分温三服。恶风者加附子一枚炮。风水加术四两。

里水，越婢加术汤主之；甘草麻黄汤亦主之。

咳而上气，此为肺胀，其人喘，目如脱状，脉浮大者，越婢加半夏汤主之。

越婢汤可用于治疗水气病或肺胀咳喘。

越婢汤中用大剂量麻黄（六两）发汗利水消肿，故可治疗水气病，大青龙汤治疗溢饮也然（见前述）。

如果咳喘明显，用麻黄平喘疗效确切，但越婢汤中止咳药比较少，可以加杏仁或者半夏。

越婢汤证也无表证，本方若加了桂枝，与大青龙汤方病机一致，属表寒里热。

麻杏甘膏汤证与越婢汤证相比较，前者有明显的咳喘，病变在肺；后者发越水气为主，喘促明显也可以用之，宜加杏仁、半夏之类。

4. 小青龙汤

伤寒表不解，心下有水气，干呕发热而咳，或渴，或利，或噎，或小便不利、少腹满，或喘者，小青龙汤主之。（40）

伤寒心下有水气，咳而微喘，发热不渴。服汤已渴者，此寒去欲解也。小青龙汤主之。（41）

小青龙汤也属于麻黄汤类方，外有太阳伤寒表证，内有痰饮（心下有水气），咳、喘、痰症状相当明显，且痰色清稀，属于表里同病。用麻黄汤发汗解表，因为有消化道症状，故加芍药。同时要温化寒饮，干姜、细辛、五味子、半夏是常用温化寒饮的药对，尤其适用于咯痰不畅者。

如果痰色转黄，说明痰饮热化，张仲景多用石膏清肺热，即小青龙加石膏汤，也可以再加鱼腥草、射干、黄芩等。

肺胀，咳而上气，烦躁而喘，脉浮者，心下有水，小青龙加石膏汤主之。

小青龙加石膏汤方《千金》证治同，外更加胁下痛引缺盆

麻黄　芍药　桂枝　细辛　甘草　干姜各三两　五味子　半夏各半升　石膏二两

上九味，以水一斗，先煮麻黄，去上沫，内诸药，煮取三升。强人服一升，羸者减之，日三服，小儿服四合。

本方与射干麻黄汤、厚朴麻黄汤在温化痰饮方面有相似的作用。

本方可用于急慢性支气管肺炎、哮喘和慢性阻塞性肺疾病的急性发作等。待急性症状缓解后，可以采用“补土生金”“温肾纳气”的方法缓缓图之，如参苓白术散加紫河车、蛤蚧，研磨为粉，3～5 g/次，1日2次，对一些慢性肺病有一定的疗效，对支气管扩张也有效果。

大青龙汤类的应用

大青龙汤发汗之力较猛，且有石膏清解邪热，多用于伤寒较重，有热化之势者。除此之外，水气为患严重，体面浮肿者也可以用此类方来发汗消肿，尤其是急性肾性水肿，消水退肿是麻黄的表面作用，其实它是个抗炎药物。

我们没有使用过大青龙汤方治疗太阳伤寒化热重症，但伤寒烦躁、抽搐、惊厥类似大青龙汤证单用麻黄制剂治疗，也有不错的疗效，并未出现“以热治热”导致严重后果的情况出现。

案例　急性上呼吸道感染

吴姓小婴，女，8个月大。高热39℃以上，服布洛芬退热后再发，鱼腹草、蒲地蓝和红霉素混悬剂等控制不了病情，时高热，伴有抽搐、惊厥、翻白眼和短暂的意识丧失，诊断为“急性上呼吸道感染”，符合太阳伤寒大青龙汤证。家人一筹莫展，余建议其服用1/3粒复方盐酸伪麻黄碱缓释胶囊加100 mg维生素C 1粒，服用后热度很快得到控制（2小时后），也未再发惊厥。后续服24小时复方盐酸伪麻黄碱缓释胶囊，痊愈，未并发咳嗽等，见图4-19。

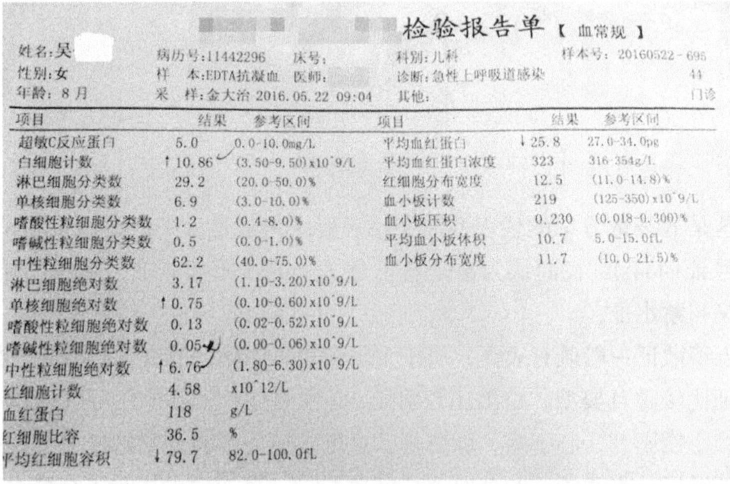
检验报告单【血常规】

姓名：吴　　病历号：11442296　床号：　　科别：儿科　　样本号：20160522-695

性别：女　　样　本：EDTA抗凝血　医师：　　诊断：急性上呼吸道感染　　44

年龄：8月　　采　样：金大治 2016.05.22 09:04　　其他：　　门诊

项目	结果	参考区间	项目	结果	参考区间
超敏C反应蛋白	5.0	0.0-10.0mg/L	平均血红蛋白	↓25.8	27.0-34.0pg
白细胞计数	↑10.86	(3.50-9.50)x10^9/L	平均血红蛋白浓度	323	316-354g/L
淋巴细胞分类数	29.2	(20.0-50.0)%	红细胞分布宽度	12.5	(11.0-14.8)%
单核细胞分类数	6.9	(3.0-10.0)%	血小板计数	219	(125-350)x10^9/L
嗜酸性粒细胞分类数	1.2	(0.4-8.0)%	血小板压积	0.230	(0.018-0.300)%
嗜碱性粒细胞分类数	0.5	(0.0-1.0)%	平均血小板体积	10.7	5.0-15.0fL
中性粒细胞分类数	62.2	(40.0-75.0)%	血小板分布宽度	11.7	(10.0-21.5)%
淋巴细胞绝对数	3.17	(1.10-3.20)x10^9/L			
单核细胞绝对数	↑0.75	(0.10-0.60)x10^9/L			
嗜酸性粒细胞绝对数	0.13	(0.02-0.52)x10^9/L			
嗜碱性粒细胞绝对数	0.05	(0.00-0.06)x10^9/L			
中性粒细胞绝对数	↑6.76	(1.80-6.30)x10^9/L			
红细胞计数	4.58	x10^12/L			
血红蛋白	118	g/L			
红细胞比容	36.5	%			
平均红细胞容积	↓79.7	82.0-100.0fL			

图4-19　典型的大青龙汤证单服用麻黄制剂后的血象

五、太阳病本证总结

太阳病解表的基础方为桂枝汤（太阳中风证），病重加麻黄（太阳伤寒证），再重一点加石膏（伤寒有化热之兆）。桂枝汤与麻黄汤之间的联系为葛根汤；大青龙汤与麻杏甘膏汤、越婢汤之间的主要差别为桂枝，后两者均无明显的表证，它们之间的关系见图4-20所示。

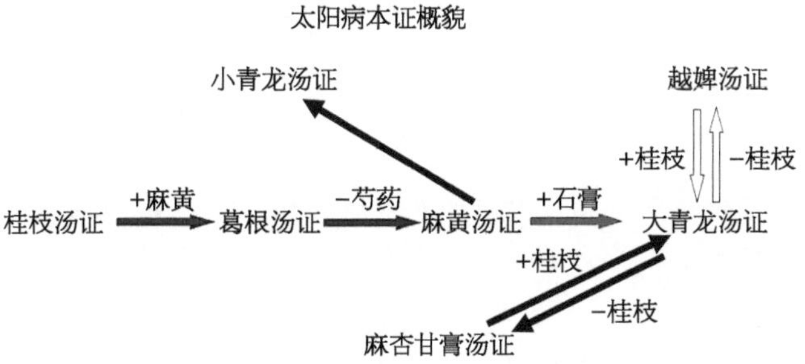

图4-20　太阳病本证框架图

六、五苓散

代表性原文及分析

太阳病，发汗后，大汗出，胃中干，烦躁不得眠，欲得饮水者，少少与饮之，令胃气和则愈。若脉浮，小便不利，微热消渴者，五苓散主之。(71)

猪苓十八铢去皮　泽泻一两六铢　白术十八铢　茯苓十八铢　桂枝半两去皮

上五味，捣为散，以白饮和服方寸匕，日三服，多饮暖水，汗出愈，如法将息。

发汗已，脉浮数，烦渴者，五苓散主之。(72)

这是五苓散方证的代表性原文，一般认为这是太阳病腑证（相对于太阳病经证而言）。我们认为这是真正意义上的太阳病兼证，是一个独立的病，又叫蓄水证。

五苓散证一般兼有表证，属于太阳病表里同病，故有发热恶寒，脉浮，但里证比较重且典型，口渴比较明显，是主要症状，其他还可以见到呕吐，下利，小便不利，心下痞，癫眩等。这里的小便不利主要是指小便不通畅，与猪苓汤证、真武汤证的小便不利意义不同，24 小时的尿量不会减少。

五苓散配伍精当，桂枝解太阳之表热，苓桂合参，也为温阳化饮祛痰利水之经典配伍，猪苓、茯苓、泽泻为淡渗利湿之组合，白术健脾化湿，祛风解表。此方以方寸匕量（约 5 ml）用白饮送服，白饮也有一定的利小便之效。五苓散中含有多组药对，是许多经典名方的组成部分，实用性非常广。此方在临证中有着广泛的应用，应对了中医认为的“百病皆由痰作祟”。

五苓散方中建议桂枝改用肉桂。

五苓散相关的其他原文：

中风发热，六七日不解而烦，有表里证，渴欲饮水，水入即吐者，名曰水逆，五苓散主之。(74)

本以下之，故心下痞，与泻心汤。痞不解，其人渴而口燥烦，小便不利者，五苓散主之。一方云，忍之一日乃愈(156)

霍乱，头痛发热，身疼痛，热多欲饮水者，五苓散主之；寒多不用水者，理中丸主之。(386)

五苓散类的应用

五苓散在《伤寒论》中首用于太阳蓄水证的治疗，突出表现为口渴较重，可见有小便不利等，其病机为“水蓄下焦，气化不利，兼表邪不解”，本方具有“通阳化气行水，兼以解表”之功。

1. 再发性尿路感染

五苓散利尿效果确切，与血浆心房钠尿肽的含量增高有一定的关系，方中泽泻、桂枝有明显的升高心房钠尿肽的作用[1]。再发性尿路感染是个头痛的问题，五苓散长久服用有一定的疗效。

案例　尿路感染

陶姓妇女，膀胱癌术后，尿路反复感染一年余，服药即可控制，一旦停药即复发，尿路感染反复发作令其深为苦恼。嘱平时服用五苓散，每次5 g，1 日 2 次，急性膀胱炎时加服诺氟沙星胶囊 2 粒 / 次，1 日 3 次。病情控制满意，20 余年过去了，病人没有转为慢性肾盂肾炎或者其他肾脏损伤疾病。

2. 头晕目眩

头晕目眩多以痰饮上犯清窍所致，五苓散为温化痰饮的代表性方药。如果是内耳眩晕症，急性发作期可服用茶苯海明片等晕车药，缓解期可以服用温化痰饮之品。其他性质不明的头晕目眩，常用此方也多有较好的疗效。

苓桂术甘汤也是治疗头晕目眩的有效方剂，两方药物组成和功效也都非常相似。苓桂术甘汤偏于中焦逆满不舒，五苓散偏于水气重。

伤寒若吐、若下后，心下逆满，气上冲胸，起则头眩，脉沉紧，发汗则动经，身为振振摇者，茯苓桂枝白术甘草汤主之。(67)

茯苓四两　桂枝三两，去皮　白术　甘草炙，各二两

上四味，以水六升，煮取三升，去滓，分温三服。

假令瘦人脐下有悸，吐涎沫而癫眩，此水也，五苓散主之。

3. 皮肤病及其稳定期调养

慢性荨麻疹、湿疹、特应性皮炎、银屑病、过敏性紫癜、激素依赖性皮炎、痤疮等皮肤病容易出现病情反复，缠绵难愈。从中医角度来看，多与湿邪特性有关。湿分内湿和外湿，内湿重容易感受外湿，外湿重，久处

[1] 周联，陈芝喜，陈津岩 . 五苓散及其组分对正常小鼠血浆心钠素含量的影响［J］. 中国中西医结合杂志，1995，15（1）：36-37.

湿地，过食生冷与垃圾食品（部分皮肤病病人有此癖好，如不改正习惯，就不太好治了），影响了脾主运化的功能，致湿邪内生。因此，脾的功能与湿邪是皮肤病治疗中要注意的两个因素。茯苓白术配伍是中医的经典药对，既可健脾，又可化湿。苓芍术甘汤、苓桂术甘汤、五苓散和真武汤等是我们治疗皮肤黏膜病常用的方剂，都有这种药对。

服桂枝汤，或下之，仍头项强痛，翕翕发热，无汗，心下满微痛，小便不利者，桂枝去桂加茯苓白术汤主之。(28)

芍药三两　甘草二两炙　生姜切　白术　茯苓各三两　大枣十二枚擘

上六味，以水八升，煮取三升，去滓，温服一升，小便利则愈。本云，桂枝汤今去桂枝，加茯苓、白术。

许多皮肤病，我们在临床实践中努力控制其急性发作后，多用此方善后，对于稳定病情大有裨益。一般处方为：猪苓 90 g，茯苓 90 g，泽泻 150 g，白术 90 g，肉桂 60 g，必要加炙甘草 100 g，赤白芍药各 60 g（有便秘者极为合适）。研极细粉末，一次 3～5 g，米汤送服，每日 2 次。此方服用方便，携带方便，疗效可靠，深得病人喜欢。病案后叙。

七、栀子豉汤

代表性原文及分析

发汗后，水药不得入口为逆，若更发汗，必吐下不止。发汗吐下后，虚烦不得眠，若剧者，必反复颠倒，心中懊憹，栀子豉汤主之；若少气者，栀子甘草豉汤主之；若呕者，栀子生姜豉汤主之。(76)

栀子豉汤方

栀子十四个擘　香豉四合绵裹

上二味，以水四升，先煮栀子，得二升半，内豉，煮取一升半，去滓，分为二服，温进一服。得吐者，止后服。

栀子甘草豉汤方

栀子十四个擘　甘草二两炙　香豉四合绵裹

上三味，以水四升，先煮栀子、甘草，取二升半，内豉，煮取一升半，去滓，分二服，温进一服。得吐者，止后服。

栀子生姜豉汤方

栀子十四个擘　生姜五两　香豉四合绵裹

上三味，以水四升，先煮栀子、生姜，取二升半，内豉，煮取一升半，去滓，分二服，温进一服。得吐者，止后服。

发汗若下之，而烦热胸中窒者，栀子豉汤主之。（77）

伤寒五六日，大下之后，身热不去，心中结痛者，未欲解也，栀子豉汤主之。（78）

这是栀子豉汤方证的代表性原文，从76、77、78来看，全身和局部症状都呈加重趋势：虚烦→烦热→身热；心中懊侬→胸中窒→心中结痛。从原文来看，栀子豉汤证是病人发汗吐下一通折腾之后恢复期用方。此方证病机为“热郁胸膈”，此胸膈是中医俗语，非现代解剖意义上的，包括胸腹症状和情志异常等。

心中懊侬一般都解释为心中烦闷严重，难以形容。除此之外，也指胃脘嘈杂、烧心感明显者。大凡有此类症状的胃脘疾患均可加栀子对症处理，尤其是吃红薯后泛酸烧心感明显的病人。

栀子豉汤只有两味药物，栀子清宣邪热，豉子和中开胃。现代研究表明栀子有镇静、镇痛、降温和解热作用，以及保肝利胆，促胰液分泌和利胃肠的作用[1]。两药组合，对于大病初愈恢复期的使用是非常合适的。

虽然栀子豉汤组成简单，但有些病人体质特殊，不耐汤药，服用后反而有呕吐不适的现象，对病情恢复不利，这时就应该停药止后服，不宜强行灌服。“得吐者，止后服”，就是这种情况，并不是说栀子豉汤有催吐的作用。

若邪热继续向下、向阳明方向发展，会出现“腹满，卧起不安”或“劳复”时，需要加破结行气的枳实或者枳实、厚朴，同时香豉为豆类物，易生气满中，故可去之，代之以发酵的清浆水。

伤寒下后，心烦腹满，卧起不安者，栀子厚朴汤主之。（79）

栀子十四个擘　厚朴四两炙，去皮　枳实四枚水浸，炙令黄

上三味，以水三升半，煮取一升半，去滓，分二服，温进一服。得吐者，止后服。

大病差后，劳复者，枳实栀子汤主之。（393）

枳实三枚炙　栀子十四个擘　豉一升绵裹

上三味，以清浆水七升，空煮取四升，内枳实、栀子，煮取二升，下豉，更煮五六沸，去滓，温分再服，覆令微似汗。若有宿食者，内大黄如博棋子五六枚，服之愈。

如寒热错杂，身热时烦，胃脘冷痛，当寒温并用，栀子干姜汤清上温中。

[1] 侯家玉．中药药理学［M］．北京：中国中医药出版社，2005：64.

伤寒，医以丸药大下之，身热不去，微烦者，栀子干姜汤主之。(80)

栀子十四个擘　干姜二两

上二味，以水三升半，煮取一升半，去滓，分二服，温进一服。得吐者，止后服。

栀子无止泻效果，故一般病人便溏时不用栀子，而代之以黄连。实际上栀子苦寒不如黄连，栀子在河南南阳地区可以泡茶饮用，而黄连未闻之。

凡用栀子汤，病人旧微溏者，不可与服之。(81)

《伤寒论》中栀子豉汤的条文非常多，说明此方应用范围甚广，需要多加注意。

栀子豉汤相关的其他原文：

阳明病，脉浮而紧，咽燥口苦，腹满而喘，发热汗出，不恶寒，反恶热，身重。若发汗则躁，心愦愦，反谵语。若加温针，必怵惕，烦躁不得眠。若下之，则胃中空虚，客气动膈，心中懊侬，舌上胎者，栀子豉汤主之。(221)

阳明病下之，其外有热，手足温，不结胸，心中懊侬，饥不能食，但头汗出者，栀子豉汤主之。(228)

下利后更烦，按之心下濡者，为虚烦也，宜栀子豉汤。(375)

栀子豉汤类的应用

栀子豉汤在《伤寒论》用于汗吐下后恢复期的调理，其病机为“余热留扰胸膈”，栀子豉汤具有“清宣郁热”的作用。此方在《伤寒论》有多条条文，说明用处较多。

1. 脾胃病

心中懊侬，饥不能食见于多种消化道病症，如慢性胃炎、胃溃疡、十二指肠溃疡等，一般伴有此类症状如烧心感明显的病人，都可以在辨证的基础上加栀子这味药物，有较明显的改善作用。

2. 手足心多汗

手足温，手足心汗出多，一般见于胃肠功能不好的病人，可在桂枝加芍药汤的基础上加栀子。

3. 皮肤病

栀子在《神农本草经》中是个重要的治疗皮肤病的药物，“主五内邪气，胃中热气，面赤，酒疱皶鼻，白癞，赤癞，疮疡”[1]。这个“酒疱皶鼻”是个有意思的病，应该类似于今天的酒渣鼻，“疱”的本义为面疮或者小脓疱。

尤其是服用异维A酸胶丸（泰尔丝）的病人，可能会有比较严重的副作用，如肝损伤、皮损、口周炎等，而栀子有较好的保肝利胆作用，一方面栀子具有清热解毒作用，可以抗菌消炎；另一方面栀子能减轻异维A酸胶丸的副作用。病案后叙。

八、蓄血证

代表性原文及分析

太阳病不解，热结膀胱，其人如狂，血自下，下者愈。其外不解者，尚未可攻，当先解其外，外解已，但少腹急结者，乃可攻之，宜桃核承气汤。（106）

桃仁五十个去皮尖　大黄四两　桂枝二两去皮　甘草二两炙　芒硝二两

上五味，以水七升，煮取二升半，去滓，内芒硝，更上火，微沸下火，先食温服五合，日三服，当微利。

太阳病六七日，表证仍在，脉微而沉，反不结胸，其人发狂者，以热在下焦，少腹当硬满，小便自利者，下血乃愈。所以然者，以太阳随经，瘀热在里故也。抵当汤主之。（124）

水蛭熬　虻虫各三十个去翅足，熬　桃仁二十个去皮尖　大黄三两酒洗

上四味，以水五升，煮取三升，去滓，温服一升，不下，更服。

太阳病身黄，脉沉结，少腹硬，小便不利者，为无血也。小便自利，其人如狂者，血证谛也，抵当汤主之。（125）

阳明证，其人喜忘者，必有畜血。所以然者，本有久瘀血，故令喜忘，屎虽硬，大便反易，其色必黑者，宜抵当汤下之。（237）

伤寒有热，少腹满，应小便不利，今反利者，为有血也，当下之，不可余药，宜抵当丸。（126）

水蛭二十个熬　虻虫二十个去翅足，熬　桃仁二十五个去皮尖　大黄三两

上四味，捣分四丸，以水一升，煮一丸，取七合服之，晬时当下血，若不下者，更服。

---

[1] 吴普．神农本草经［M］．南宁：广西科学技术出版社，2016：94-95.

这是蓄血证的代表性原文，一般认为桃核承气汤为蓄血轻证，而抵当汤为蓄血重证。蓄血证具有三大类症状：

（1）神志异常，如狂（可以理解为间歇性发狂，如有"交替"之意）、发狂、喜忘。

（2）邪结局部形成少腹急结、少腹硬满。

（3）出血症状，如妇科出血、小便出血、大便出血（屎虽硬，大便反易出，其色必黑）等。

除以上三大类症状外，尚可见脉沉结，身黄。蓄血证多见小便自利，但也可见小便不利。

在宋本《伤寒论》中桃核承气汤与抵当汤（丸）并不排列在一起。并且桃核承气汤证并不比抵当汤证轻，药也峻烈一些。

蓄血证的治疗当以泻热逐瘀为主，大黄、桃仁是常用的药对。桃核承气汤中的调胃承气汤攻下逐瘀，釜底抽薪。方中芒硝的剂量不大，每次服用的剂量为 6.25 g，故有"微利"，这与现代药理学证明芒硝通便需要 6～8 g 相符[1]。桂枝除了具有活血作用之外，对情志异常也有改善作用，是张仲景治疗情志疾病的要药（见前桂枝汤条）。抵当汤里的水蛭、虻虫破血逐瘀的作用更明显。

蓄血证需要作进一步补充讲解。

一个病证，用两个药物组成完全相同的方剂来治疗，只是剂型不同，这是非常有意思的问题——剂型。张仲景提供的剂型甚多，有汤、丸、散、膏、薰、洗、栓、灌肠、泡剂、外敷、摩散等，这对于东汉末年的一个医家来说，是多么伟大的创举，有许多剂型今天依旧还在使用，尤其是皮肤病，内服加外用可以较快解决病人的痛苦，同时又能帮病人稳定病情，使其少发或者不发。

虫类药至少有三类作用：

（1）含有丰富的神经递质、氨基酸、甾体成分、生物碱类和生物大分子如蛋白质等。许多单胺酸类的神经递质起抑制性作用，为水溶性成分，有定惊止痉、镇静安神的作用，五虎追风散中的全蝎、白僵蚕就有此类作用[2]。

（2）水蛭、虻虫有较好的活血破瘀作用，如水蛭多肽有抗凝血作用，但虫类药富含大分子的蛋白质，在水中难溶解，在胃中也难以被水解，故需要"熬"。熬的本意为干煎，就是焙干烘香的意思，其作用是尽量使大分子如蛋白质的化学键断裂，有利于水解和吸收。

（3）虫类药还有很好的补虚作用，这点很多人都没有注意到，虫类药

[1] 侯家玉．中药药理学［M］．北京：中国中医药出版社，2005：73.
[2] 许济群．方剂学［M］．上海：上海科学技术出版社，1985：164.

富含蛋白质，当然有补虚作用，所以张仲景称大黄䗪虫丸可“缓中补虚”，特别适合应用于各种虚劳后期。

五劳虚极羸瘦，腹满不能饮食，食伤，忧伤，饮伤，房室伤，饥伤，劳伤，经络荣卫气伤，内有干血，肌肤甲错，两目黯黑。缓中补虚，大黄䗪虫丸主之。

大黄䗪虫丸方

大黄十分蒸　黄芩二两　甘草三两　桃仁一升　杏仁一升　芍药四两　干地黄十两　干漆一两　虻虫一升　水蛭百枚　蛴螬一升　䗪虫半升

上十二味，末之，炼蜜和丸小豆大，酒饮服五丸，日三服。

虫类药物在传统中医经验尤其是治疗慢性病证中，需要入丸散剂，连药渣一并吃下去，这是因为虫类药多为大分子的高蛋白质，煎不出什么东西来，蜈蚣、蟾蜍煎 2 个小时还是原样。干煎后的虫类药一并吃下后易在胃肠中消化、吸收，有效成分可以充分利用。

抵当汤与抵汤丸的组成完全相同，都是由大黄、桃仁、水蛭、虻虫组成。为什么需要使用不同的剂型呢？我们看看表 4-5 对两方的不同点就会一目了然。

表 4-5　抵当汤与抵当丸的比较

方　名	主要症状	组　成	相关条文
抵当汤	发狂、如狂、喜忘；少腹硬满；出血	大黄、桃仁、水蛭、虻虫	124，125，237
抵当丸	少腹满	大黄、桃仁、水蛭、虻虫	126

很明显，抵当汤证有严重的神志异常，如狂、发狂、喜忘，属于急症。“急则治其标”，抵当汤荡涤邪实，清实热，定惊安神，釜底抽薪，使病人尽快安静下来，虫类药中的许多抑制性神经类的单胺酸递质可使病人安静下来。但瘀血内结，非一时之攻可以速去，需峻药缓图，抵当丸适合长久服药，且服用、携带均方便。因此，结合前述的虫类药的作用，我们可以说抵当汤中的虫类药并不取其活血化瘀的作用，而是取其定惊安神的作用；抵当丸的虫类药发挥其破血逐瘀和补虚的作用。

从抵当汤到抵当丸的转变，是病情变化的需要，也是虫类药基本使用规律的体现。虫类药在治疗慢性病证时最好入丸散剂，提高利用率，节省药源，减轻病人负担。

虫类药的使用一般医生都有所顾忌，限制甚多，也许虫类药面目可憎，令人悚惧，给人印象不好，实际上许多虫类是我们的小吃食品如醉全蝎、烤蜈蚣等，临床上大可不必担忧，除非病人有明显的过敏史。

蓄血证汤方类的应用

蓄血证有明显的神志异常，其病机为“血热互结”，治疗以泻热逐瘀为主，釜底抽薪，有一定的改善作用。虫类药入丸散剂，治疗瘀血内结的癥瘕如卵巢囊肿、子宫肌瘤等，也有一定的疗效，需要服用较长的时间。

1. 精神分裂症

柯雪帆教授的病案。一中年妇女，每年春天总是来找柯老代诊，其夫有精神分裂症史，2 个女儿也有。柯老以桃核承气汤加生南星、生半夏等，开三张相同的处方，病人均得到较好的控制，神志安定。

2. 癥瘕类疾病

虫类药治疗慢性病症的确需要做成丸散剂或者连药渣一并吃下，抵当丸是这样的，《金匮要略·妇人产后病脉证治第二十一》中的下瘀血汤也然。

师曰：产妇腹痛，法当以枳实芍药散，假令不愈者，此为腹中有干血着脐下，宜下瘀血汤主之。亦主经水不利。

下瘀血汤方

大黄二两　桃仁二十枚　䗪虫二十枚熬，去足

上三味，末之，炼蜜和为四丸，以酒一升，煎一丸，取八合顿服之，新血下如豚肝。

案例　**子宫肌瘤**

现病史：吴某，女，29 岁。因月经量多去医院检查，B 超示子宫肌瘤 3 个，最大直径约 7 cm，带发黄，有服避孕药史。舌淡，脉沉弦。

辨证：冲任不调，瘀血内结。

治法：调理冲任，破在逐瘀。

方药：二仙汤加水蛭、䗪虫（焙干焦黄后磨散服）。

共服 28 剂后，经量适中，子宫肌瘤明显变小，B 超示为 2 个（1.7 cm × 2.8 cm，2 cm × 1 cm），嘱停服避孕药。

子宫肌瘤可生长在黏膜层、肌肉层和浆膜层，黏膜层下出血量较大，有时服中药能使肌瘤排出。而肌肉层和浆膜层的肌瘤，不是那么容易迅速变小的，需要较长时间服药。另外，子宫肌瘤的预后跟年龄有很大的关系，年轻好治，年长不好治，尤其是围绝经期者，可以通过服用消癥化瘀、利水通络之品控制肌瘤生长，待经尽后自然缩小。

九、结胸证

代表性原文及分析

1. 大陷胸汤

伤寒六七日，结胸热实，脉沉而紧，心下痛，按之石硬者，大陷胸汤主之。（135）

大黄六两去皮　芒硝一升　甘遂一钱匕

上三味，以水六升，先煮大黄取二升，去滓，内芒硝，煮一两沸，内甘遂末，温服一升，得快利，止后服。

伤寒十余日，热结在里，复往来寒热者，与大柴胡汤，但结胸，无大热者，此为水结在胸胁也，但头微汗出者，大陷胸汤主之。（136）

太阳病，重发汗而复下之，不大便五六日，舌上燥而渴，日晡所小有潮热，从心下至少腹硬满而痛不可近者，大陷胸汤主之。（137）

太阳病，脉浮而动数，浮则为风，数则为热，动则为痛，数则为虚，头痛发热，微盗汗出，而反恶寒者，表未解也。医反下之，动数变迟，膈内拒痛，胃中空虚，客气动膈，短气躁烦，心中懊侬，阳气内陷，心下因硬，则为结胸，大陷胸汤主之。若不结胸，但头汗出，余处无汗，剂颈而还，小便不利，身必发黄。（134）

这些是结胸大陷汤证的代表性原文。主症包括发热，心下痛，痛不可近，按之石硬（板状腹），不大便，脉沉而紧等。依西医学来看，这是典型的腹膜刺激征，腹痛、拒按、压痛、肌紧张、反跳痛等，主要由腹部感染、急性胰腺炎、脏器破裂等造成，这类疾病多比较严重，预后较差。

结胸大陷胸汤证属邪实重证，为水热互结所致，如果病变单纯地局限在腹腔，影响并不是很大。关键就怕腹腔、肠道功能紊乱后，菌群失调，大量的内毒素如脂多糖（LPS）产生，则会给机体带来“火上浇油”式的打击，进而造成多器官功能衰竭[1, 2]，这时西医学都需要使用比较“高级”的抗生素了。但在古代条件下只能保守治疗，泻热逐水破结，通过大量的泻下药物，清热祛邪，活血化瘀，抗菌消炎，保持胃肠道清洁（中医的攻下不仅仅是指通便作用），尽量使腹腔不再成为“是非”之地，的确有“四

[1] 夏庆，蒋俊明，龚旭，等．通下法抗急性坏死性胰腺炎肺损害的实验研究［J］．中国中西医结合外科杂志，1997，3（5）：336-339.

[2] 金惠铭，王建枝．病理生理学［M］．北京：人民卫生出版社，2006：193-198.

两拨千斤”的效果。此方中的大黄、芒硝剂量在《伤寒论》中最大，攻下能力最强，峻下邪实，釜底抽薪，甘遂末和汤药服下，逐水破结能力更强，但不若大黄、芒硝安全，毒性较大[1]，须中病即止。

结胸大陷胸汤证无论证候和用药都与阳明腑实调胃承气汤证相类似，但它不能划归为阳明病类。阳明病一般都是太阳外感传变而来，太阳病阶段及时治疗、方药相宜，会截断向阳明方向发展。而结胸病即使有太阳病阶段，但持续时间也会较短，解表方药不能阻断病情的发展，是个独立的病。另一方面，阳明病符合“胃家实”的特征，从《伤寒论》论述的条文来看，其传变来源清晰，症状上一般不具有腹膜刺激征的特点，以管腔内（胃、大小肠、胆囊等）的病变为主，促进胃肠蠕动的理气药多用，结胸具有明显的腹膜刺激征的特点。仲景敏锐地观察到二者的区别，如大柴胡汤证具有往来寒热，心中痞硬（胆囊肿大？[2]）、呕吐而下利，这些病变源头都在管腔内（136条的意义所在），与结胸明显不同。

较早期的中西医结合治疗非常强调急腹症的中医疗法，多用“通里攻下法”（参见吴阶平、裘法祖主编的《黄家驷外科学》），临床也证明“通里攻下法”在阑尾炎、粘连性肠梗阻等是较为有效的保守疗法[3]。

2. 小陷胸汤

小结胸病，正在心下，按之则痛，脉浮滑者，小陷胸汤主之。（138）

黄连一两　半夏半升洗　栝楼实大者一枚

上三味，以水六升，先煮栝楼，取三升，去滓，内诸药，煮取二升，去滓，分温三服。

这是小陷胸汤证的代表性原文。主症包括心下（胃脘部）痞满疼痛，按之疼痛更为明显，舌红苔黄腻，脉浮滑等。小陷胸汤证的症状及用药与大陷胸汤证相比均属较轻，以方测证来看，小陷胸汤证应该具有痞证的一些特点，此方具有辛开苦降、化痰散结的作用。黄连与半夏配伍可开痞结，全瓜蒌化痰散结，病变应该局限于胃脘部，故黄连用小剂量一两。

本方与半夏泻心汤组方上有相似之处，寒温并用，辛开苦降，多用于胃肠疾患。

3. 攻逐上焦水饮三方

病发于阳，而反下之，热入因作结胸；病发于阴，而反下之，因作痞也。所以成结胸者，以下之太早故也。结胸者，项亦强，如柔痉状，下之则和，宜大陷胸丸。（131）

大黄半斤　葶苈子半斤熬　芒硝半升　杏仁半升去皮尖，熬黑

[1] 郑汉臣．药用植物学与生药学［M］．北京：人民卫生出版社，2004：323.
[2] 吴阶平，裘法祖．黄家驷外科学［M］．北京：人民卫生出版社，1988：1262.
[3] 任列钰．“通里攻下法”在急腹症中的应用举隅［J］．中国中医急症，2015，24（11）：2060-2062.

上四味，捣筛二味，内杏仁、芒硝，合研如脂，和散，取如弹丸一枚，别捣甘遂末一钱匕，白蜜二合，水二升，煮取一升，温顿服之，一宿乃下，如不下，更服，取下为效，禁如药法。

寒实结胸，无热证者，白散亦可服。（141）

白散方

桔梗三分　巴豆一分去皮心，熬黑研如脂　贝母三分

上三味为散，内巴豆，更于臼中杵之，以白饮和服，强人半钱匕，羸者减之。病在膈上必吐，在膈下必利，不利进热粥一杯，利过不止，进冷粥一杯。

太阳中风，下利呕逆，表解者，乃可攻之。其人漐漐汗出，发作有时，头痛，心下痞硬满，引胁下痛，干呕短气，汗出不恶寒者，此表解里未和也，十枣汤主之。（152）

芫花熬　甘遂　大戟

上三味等分，各别捣为散，以水一升半，先煮大枣肥者十枚，取八合，去滓，内药末，强人服一钱匕，羸人服半钱，温服之，平旦服。若下少，病不除者，明日更服，加半钱。得快下利后，糜粥自养。

131条的大陷胸丸证、141条的白散证以及152条的十枣汤证这三条条文在宋本《伤寒论》里本不是排列在一起的，似乎没有关联。但细细研究起来，发现它们具有明显的共性，都是上焦邪实聚结，水气停留较重之证。依西医学观点，当属肺及胸膜、心膜、纵隔之类的疾病伴有明显的积液并明显影响呼吸功能。因为张仲景时期并没有“系统”的精确概念，症状上的一些差别影响了古人的判断，分属为不同的病证。但这三个汤方均具有较强的峻下逐水之效（大黄、芒硝、甘遂、葶苈子、巴豆、芫花、大戟）。因此，理论上这三个汤方可以相互替换使用，只是在对症处理上稍微变通一下即可。

峻下逐水的作用是多方面的，如前述的大陷胸汤，但从利水的角度来看，在古代没有强烈的利尿剂或者抽胸水的技术，如何有效地除去水饮，改善病人的症状呢？通下大便，屎水俱下，水液必重新分布，聚积在局部的水液（如悬饮）也将随之流向他处。这是古人的智慧，实用、有效、可靠。如痉病用大承气汤攻下，类似颅内水肿导致的颅内压增高，在古代没有甘露醇的情况，此法可行。当然，中医的攻下不仅仅只是攻下大便，还有退热、抗菌、消炎、活血等功效。

4. 肠痈

肠痈者，小腹肿痞，按之即痛如淋，小便自调，时时发热，自汗出，

复恶寒。其脉迟紧者，脓未成，可下之，当有血。脉洪数者，脓已成。不可下也。大黄牡丹汤主之。

大黄牡丹汤方

大黄四两　牡丹一两　桃仁五十个　瓜子半斤　芒硝三合

上五味，以水六升，煮取一升，去滓，内芒硝，再煎沸，顿服之，有脓当下；如无脓，当下血。

肠痈之为病，其身甲错，腹皮急，按之濡，如肿状，腹无积聚，身无热，脉数，此为肠内有痈脓，薏苡附子败酱散主之。

薏苡附子败酱散方

薏苡仁十分　附子二分　败酱五分

上三味，杵为末，取方寸匕，以水二升，煎减半，顿服，小便当下。

这是肠痈证治的代表性原文，出自《金匮要略·疮痈肠痈浸淫病脉证并治第十八》。肠痈急证属热毒内聚，腑实不通，类似急性阑尾炎。大黄牡丹汤攻下实热，托毒排脓。很显然，肠痈急证用大黄、芒硝攻下，也不属于阳明病，是个独立的病，与结胸相似。

肠痈脓成（慢性肠痈？）用薏苡附子败酱散排脓消痈散结，一般认为附子是用于振奋阳气，但《神农本草经》明确说附子"破癥坚积聚，血瘕[1]"，对慢性肠痈来说附子是个特异性的药物，用于散结。前面说过，谈方药时不能局限于一元论思想，附子性温，就是温振阳气吗？就像麻黄一样，在好多含麻黄的方子里麻黄并不是用于辛温发汗解表的。

结胸证汤方类的应用

大陷胸汤（丸）证、白散证、十枣汤证等均为水饮之邪停留结聚而致，这些方有较强的峻下逐水之功，包括承气汤类，现代医学对中医这种治法的认识还不够，也不太重视。我们认为这方面的研究和应用还是需要加强的，中医界人士更应该敢为人先，积极勇挑重担，厘清文献内涵，确证实验数据，丰富临证资料，完善技术可行性。攻下法尽管有粗鄙之嫌，但中医的攻下法不仅仅是为通便，还有许多其他的作用。现代医学的抗生素发展日新月异，研发和使用成本也呈惊人上涨之势，中医保持"肠道清洁"的"四两拨千斤"之技巧也能达到殊途同归之作用，可造福更多的人民。

[1] 吴普.神农本草经［M］.南宁：广西科学技术出版社，2016：119.

案例 **肠痈“肿痞”**

初诊（2017年10月13日）

现病史：孙某，男，50岁。因“化脓性阑尾炎穿孔”，做腹腔镜术后切除。现在右下腹部分痞满不适，B超显示有异常：右下腹少许包裹样结构并右下腹极少量积液（图4-21A），符合肠痈“肿痞”特点。舌偏黄腻，脉弦细。

辨证：肠痈肿痞，气血不行。

治法：散痞消痈，活血通络。

方药：以薏苡附子败酱散加减（图4-21B）。

7剂服完，症除，右下腹包裹结构消失（图4-21C）。

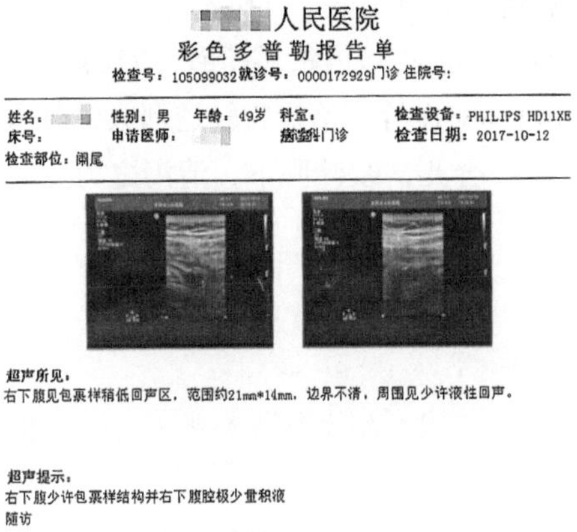

A

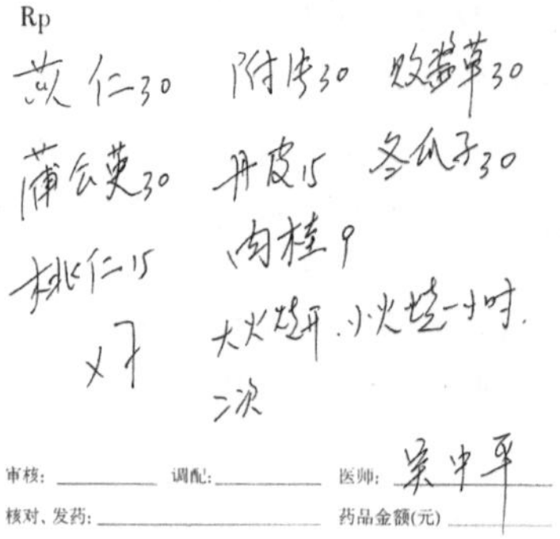

B

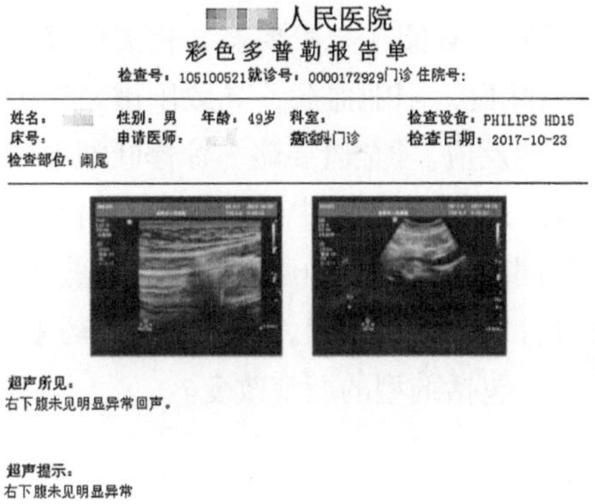

C

图4-21 肠痈术后遗少腹痞满治验

A 治疗前B超检查；
B 肠痈处方；
C 治疗后B超检查

十、痞证

代表性原文及分析

1. 热痞

心下痞，按之濡，其脉关上浮者，大黄黄连泻心汤主之。（154）

大黄二两 黄连一两

上二味，以麻沸汤二升渍之，须臾绞去滓，分温再服。

伤寒大下后，复发汗，心下痞，恶寒者，表未解者也。不可攻痞，当先解表，表解乃可攻痞。解表宜桂枝汤，攻痞宜大黄黄连泻心汤。（164）

臣亿等看详大黄黄连泻心汤，诸本皆二味，又后附子泻心汤，用大黄、黄连、黄芩、附子，恐是前方中亦有黄芩，后但加附子也，故后云附子泻心汤，本云加附子也。

痞在《伤寒论》中有多种含义，如：病证名；症状，指局部胀闷不适，按之柔软，甚至发硬；病机，指气机阻塞不通。

痞证，在大黄黄连泻心汤证属于热痞，邪热壅盛，气机不通而形成痞。栀子豉汤证可见“胸中窒”“心中结痛”，也是邪热壅盛所致（77 条、78 条）。邪热灼伤络脉，可能有出血如吐血、衄血等，治疗宜轻透邪火，苦寒的黄连、黄芩和味厚大黄，用开水浸渍一会儿，绞汁服下，清泻之力变轻透邪火，不至于严重泻下。

心下痞，而复恶寒汗出者，附子泻心汤主之。（164）

大黄二两　黄连一两　黄芩一两　附子一枚炮，去皮，破，别煮取汁

上四味，切三味，以麻沸汤二升渍之，须臾绞去滓，内附子汁，分温再服。

164 条，一般教材解释为局部热痞与全身性阳虚同时存在[1-2]，这点很不好理解，为什么热痞会有全身性阳虚呢？查阅《金匮要略》相关内容可以得出比较明确的答案：热痞较重导致吐血，阳随血脱，导致阳虚。这类似于今天的内出血后血容量低的休克早期反应。《金匮要略·惊悸吐衄下血胸满瘀血病脉证治第十六》中的泻心汤与《伤寒论》中的大黄黄连泻心汤组成相同，该方主治多种出血病证。不同的是泻心汤中所有药物需要煎煮，顿服之，而大黄黄连泻心汤采取浸渍绞汁服之。很明显，泻心汤病重药重，这启发我们临证应用药时要注意灵活性，包括剂型的调整改变。

心气不足，吐血、衄血、泻心汤主之。

泻心汤方

大黄二两　黄连　黄芩各一两

上三味，以水三升，煮取一升，顿服之。

附子泻心汤治疗吐血后休克早期的病案可以参考姜琴《附子泻心汤治验举隅》论文中关于“上消化道大出血”的诊治（发表于《北京中医

[1] 柯雪帆．伤寒论选读［M］．上海：上海科学技术出版社，1996：91.
[2] 王庆国．伤寒论选读［M］．北京：中国中医药出版社，2016：101.

杂志》1993年第2期)。本案也收录在周春祥教授主编的《伤寒论讲义》中[1]，此资料可以佐证热痞出现“恶寒汗出”的可能性。

2. 寒痞

太阳病，外证未除，而数下之，遂协热而利，利下不止，心下痞硬，表里不解者，桂枝人参汤主之。(163)

桂枝四两别切　甘草四两炙　白术三两　人参三两　干姜三两

上五味，以水九升，先煮四味，取五升，内桂，更煮取三升，去滓，温服一升，日再夜一服。

桂枝人参汤证中的“心下痞硬”属于中焦阳虚，寒气凝滞所致，同时兼有表证，当表里同治，人参汤即理中汤，温中散寒，升清止泻，桂枝解表。该证本为胃肠道感染继发有鼻塞、发热、头身骨节酸楚等太阳表证，表证症状较轻，桂枝可以后下。如果桂枝与人参汤同时煎煮也可以，但需要“微火”，切忌大火。如果为典型的太阳病继发有腹泻，当用葛根汤加减(参见前述的麻黄汤条)，本方不合适。

腹泻为主，次兼有表证，霍乱也是这样，治疗也是类似桂枝人参汤，健脾温中为主，解表为次。桂枝人参汤与五苓散本质上几无差别。

霍乱，头痛发热，身疼痛，热多欲饮水者，五苓散主之；寒多不用水者，理中丸主之。(386)

理中丸方

人参　干姜　甘草炙　白术各三两

上四味，捣筛，蜜和为丸，如鸡子黄许大。以沸汤数合，和一丸，研碎，温服之，日三四，夜二服。腹中未热，益至三四丸，然不及汤。汤法：以四物依两数切，用水八升，煮取三升，去滓，温服一升，日三服。若脐上筑者，肾气动也，去术，加桂四两；吐多者，去术，加生姜三两；下多者，还用术；悸者，加茯苓二两；渴欲得水者，加术，足前成四两半；腹中痛者，加人参，足前成四两半；寒者，加干姜，足前成四两半；腹满者，去术，加附子一枚。服汤后如食顷，饮热粥一升许，微自温，勿发揭衣被。

本条用理中丸治疗寒性霍乱(发热不明显)，五苓散为热性霍乱(有发热)。此时理中丸效果可能不太好，宜改为桂枝人参汤较佳。

理中汤、桂枝人参汤、五苓散均可灵活地用于腹泻兼有表证，尤其是小儿的病毒性腹泻。

[1] 周春祥，李赛美．伤寒论讲义[M]．上海：上海科学技术出版社，2018：71-72.

“然不及汤”是针对特殊腹泻病证时，理中丸不如理中汤效果好，并不是说所有的理中丸都不如理中汤效果好。我们在抵当汤证与抵当丸证时已经分析了这个问题，剂型一直是临床中需要注意的，关乎疗效，急证用汤，慢证用丸散，张仲景用药是有这样规律的。

大病差后，喜唾，久不了了，胸上有寒，当以丸药温之，宜理中丸。（396）

本条喜唾，实与肺痿的“喜浊唾涎沫”同义，为中焦虚寒，痰浊上犯，一般还常伴有手足厥冷，为脾阳不能实四肢，多见于慢性胃病和十二指肠溃疡等。

本证“久不了了”，属于病程较长，丸药比汤剂效果好，且使用也方便些。

3. 寒热错杂痞

伤寒五六日，呕而发热者，柴胡汤证具，而以他药下之，柴胡证仍在者，复与柴胡汤。此虽已下之，不为逆，必蒸蒸而振，却发热汗出而解。若心下满而硬痛者，此为结胸也，大陷胸汤主之。但满而不痛者，此为痞，柴胡不中与之，宜半夏泻心汤。（149）

半夏半升洗　黄芩　干姜　人参　甘草炙各三两　黄连一两　大枣十二枚擘

上七味，以水一斗，煮取六升，去滓，再煎取三升，温服一升，日三服。

这条是典型的寒热错杂痞证，以胃脘满闷不适，也可伴有疼痛，按之濡软，无明显的腹部胀满，它不同于有膨隆的脘腹胀满证如胃胀痛、腹胀。除痞之外，尚可见恶心、干呕、呕吐和下利黏滞不爽，有便不尽之感，粪便多粘马桶，部分病人口气较重，舌红苔黄腻（燥）为主。病机为寒热错杂，虚实夹杂，肠胃气机升降失司，治当寒温并用，辛开苦降，调中补虚，和胃降逆。苦寒的黄连、黄芩和辛温干姜的配伍是本方的特色，一般人很难想象把黄连和干姜配在一起，有开痞散结的作用，这是经方的魅力所在。参、枣、草补虚，为补脾益气的基本药对。半夏散结降逆，与干姜配伍，也有和胃降逆的作用。

本方药味较多，宜用较多水（一斗）煎煮后“去滓再煎”，有浓缩药液之作用。

本证病在中焦脾胃，病程较长，胃气尚弱，故黄连的剂量不宜太大（小陷胸汤方黄连也是一两，如果病在肠中属积热，大多用三两）。大枣可明显地改善药液口感，利于病人服用。

据曾研究半夏泻心汤方的南京中医药大学周春祥教授介绍，此方中用生半夏治疗慢性胃炎效果更好。我们研究发现仲景所用均是生半夏[1]，后代（宋代?）才有制半夏，包括清半夏、姜半夏和法半夏等。生半夏其实并无毒性物质存在，中华人民共和国成立 70 周年了，有多少人都在研究半夏的毒性，现代这么强大的科技都没有找到半夏毒性成分，古人凭什么说半夏有毒？我们尝过生半夏，咀嚼后的确有强烈的麻舌感，古人所指当是这种感觉。现代研究表明半夏的块茎富含锋利的针晶，生嚼时刺破口腔黏膜后就是这种感受[2]，芋头、山药都有这种特征，皮肤黏膜刺激感强，煮熟之后就没有这种刺激了。因此，生半夏煎煮之后是安全的。

另外，半夏秫米汤中的治半夏，此“治”当为“冶”，研磨、磨碎之意，不是指半夏的炮制过程。半夏为块茎，破碎之后，有效物质更容易渗出。《伤寒论》中的许多丸散剂之方，如五苓散、半夏散、乌梅丸、瓜蒂散、牡蛎泽泻散等均需“治”，就是这种意思。

相反，我们认为应当注意防范制半夏的毒性。现代的制半夏主要有清半夏（白矾浸泡）、姜半夏（生姜片、白矾煮透）和法半夏（甘草石灰液浸泡）等[3]，这几种半夏在炮制过程中均要求浸泡到内无白心，微麻舌感止，非常耗时耗力，且有被明矾污染的风险。另外，半夏有降逆止呕、镇静、止咳等功效，这与半夏中的一些抑制性氨基酸，尤其是 γ-氨基丁酸（GABA）有很大的关系（维生素 B_6 止呕就与这种成分有关），而 GABA 极易溶解在水中[4]，因此生产制半夏的过程会导致大量的 GABA 的流失，进而影响了上述功效的发挥。可以说，仲景后的古人又干了一件吃力不讨好的事情。芍药和地黄也都有这种情况，希望能引起有关部门注意。

临证时，本方宜加减使用：

（1）如果舌红、苔黄燥，HP（+），宜加蒲公英。

（2）如果吐酸明显，宜加乌贼骨、刺猬皮。烧心感明显，尤其是不耐红薯、糯米、板栗者宜加栀子。

（3）如果疼痛明显，宜加三棱、莪术，尤其适合肝胃不和型。

（4）属肝气犯胃型可结合四逆散加减。

（5）如果大便黏滞不爽之感明显，宜加薤白。

（6）本方宜和桂枝汤合方使用，桂枝汤本身也是治疗脾胃病的要方。

伤寒汗出解之后，胃中不和，心下痞硬，干噫食臭，胁下有水气，腹中雷鸣，下利者，生姜泻心汤主之。（157）

生姜四两切　甘草三两炙　人参三两　干姜一两　黄芩三两　半夏半

[1] 吴中平，柯雪帆，张瑾.《伤寒论》中几个被忽略曲解的问题［J］. 中医杂志，2009，50（9）：857-858.
[2] 钟凌云 . 生半夏中草酸钙针晶的刺激性作用研究［J］. 中国中药杂志，2006，31（20）：1706-1709.
[3] 郑汉臣 . 药用植物学与生药学［M］. 北京：人民卫生出版社，2004：441-443.
[4] Robert C. “CRC Handbook Chemistry and Physics” , 84th Ed［M］. CRC press, 1994, 3: 3-16.

升洗　黄连一两　大枣十二枚擘

上八味，以水一斗，煮取六升，去滓，再煎取三升，温服一升，日三服。

生姜泻心汤证属于中焦水停明显，有明显的干噫食臭、腹中雷鸣症状。半夏泻心汤减干姜为一两，加生姜四两，散水作用强。

本证类似幽门梗阻，振水音明显。

伤寒中风，医反下之，其人下利日数十行，谷不化，腹中雷鸣，心下痞硬而满，干呕心烦不得安，医见心下痞，谓病不尽，复下之，其痞益甚，此非结热，但以胃中虚，客气上逆，故使硬也，甘草泻心汤主之。（158）

甘草四两炙　黄芩三两　人参三两　干姜三两　黄连一两　大枣十二枚擘　半夏半升洗

上六味，以水一斗，煮取六升，去滓，再煎取三升，温服一升，日三服。

甘草泻心汤证属于明显的中焦虚弱，气机痞塞不行，以“痞硬、下利、烦”为主要症状，较半夏泻心汤加重甘草的用量为四两。健脾益气，药物甚多，人参、黄芪、白术等为首，但健脾胃之气，众方均用甘草，非参芪之辈可代替，这是仲景治疗脾胃气虚弱的一个特点和基本规律。

半夏泻心汤、生姜泻心汤和甘草泻心汤中人参的作用，我们都认为意在健脾气，但日本人吉益东洞则说人参的主要作用在于“主治心下痞坚、痞硬、支结也”[1]，这是有一定道理的。张仲景所用的人参是指党参（桔梗科），而非现代的人参（五加科）。

甘草泻心汤因为方中甘草剂量较大，且本方有清热燥湿解毒和寒温并用的药物，因此对于某些皮肤黏膜疾病有一定的疗效。如《金匮要略·百合狐惑阴阳毒病证治第三》的狐惑病颇似于白塞综合征。

狐惑之为病，状如伤寒，默默欲眠，目不得闭，卧起不安，蚀于喉为惑，蚀于阴为狐，不欲饮食，恶闻食臭，其面目乍赤、乍黑、乍白。蚀于上部则声暍一作嗄，甘草泻心汤主之。

甘草泻心汤方

甘草四两　黄芩三两　人参三两　干姜三两　黄连一两　大枣十二枚　半夏半升

上七味，水一斗，煮取六升，去滓再煎，温服一升，日三服。

[1] 吉益东洞．药徵［M］．上海：上海中医书局，1934：17.

4. 痰气痞

伤寒发汗，若吐若下，解后心下痞硬，噫气不除者，旋覆代赭汤主之。（161）

旋覆花三两　人参二两　生姜五两　代赭一两　甘草三两炙　半夏半升洗　大枣十二枚擘

上七味，以水一斗，煮取六升，去滓，再煎取三升，温服一升，日三服。

本证名痰气痞，为肝气郁结，痰浊上犯，胃气上逆，明显与情志不舒有关，多见于女性，症见嗳气，呃逆频频，声播远扬，胃脘痞硬不适等。旋覆花解郁降逆通气，代赭石重镇降逆，剂量不大（一两），参、枣、草补虚，小半夏汤和胃降逆，生姜量大。

5. 水痞

本以下之，故心下痞，与泻心汤。痞不解，其人渴而口燥烦，小便不利者，五苓散主之一方云，忍之一日乃愈。（156）

水气阻结当然可以形成痞证，如膀胱过度充盈、卵巢囊肿等，五苓散利水湿，可以一定程度地缓解症状。我们在探讨桂枝茯苓丸消瘀化癥的作用时，并未注意到本方的利水作用，苓桂配伍是温化水饮的代表性药对。《金匮要略·水气病脉证并治第十四》强调血与水可以相互影响，如：

师曰：寸口脉沉而迟，沉则为水，迟则为寒，寒水相搏。趺阳脉伏，水谷不化，脾气衰则鹜溏，胃气衰则身肿。少阳脉卑，少阴脉细，男子则小便不利，女子则经水不通；经为血，血不利则为水，名曰血分。

桂枝茯苓丸应该是这种关系的代表性方药。

6. 腹泻的其他内容

《伤寒论》是一部外感病专著，论述的主要以消化和呼吸系统疾病为主，尤其是消化类疾病由于可随水域传播，在古代是比较常见和严重的疾病。我们认为《伤寒论》159条完整地呈现了泻利辨治的过程。

伤寒服汤药，下利不止，心下痞硬。服泻心汤已，复以他药下之，利不止，医以理中与之，利益甚。理中者，理中焦，此利在下焦，赤石脂禹余粮汤主之。复不止者，当利其小便。（159）

赤石脂一斤碎　太一禹余粮一斤碎

上二味，以水六升，煮取二升，去滓，分温三服。

腹泻辨治的整个过程包括以下内容：

（1）下利早期的治疗，服用一些汤药，应包括葛根芩连汤、黄连汤、黄芩汤、泻心汤之类，这些内容将在“厥阴病篇”详细分析。

（2）理中汤治疗的下利，属脾阳虚之证，下利完谷不化、手足厥冷、心下痞硬，甚至可见浊唾涎沫等。

（3）赤石脂禹余粮汤治疗下利。病变以肠为主，大肠滑脱不禁，症可见下利黏脓、腥冷、甚至便脓血，血色暗、腹痛、喜温喜按，面色㿠白等。属大肠滑脱之类的，一般汤药如理中汤无效，当用赤石脂禹余粮汤，涩肠止利。赤石脂和禹余粮均为矿物类药物，有较好的涩肠收敛、止利止泻之功能。如果病情比较重，可以取桃花汤之法，把两味药物研极细粉末，装入胶囊，一次 2 g 左右，具有较好的收敛固摄作用。比用汤或者粳米悬浮矿物药要方便不少，且服用过程舒适，病人愿意接受。

（4）“利小便所以实大便”，以淡渗利湿的方法来治疗下利，即李中梓治利九法中的“淡渗，使湿从小便而去”[1]。

（5）诸药不治，首当考虑排除肠道肿瘤，并且建议先行检查，方可安心治疗。

痞证汤方类的应用

消化科的中医师应该好好学习《伤寒论》中的有关内容，因为这部分是《伤寒论》的主要内容，且有较大的实用价值。

案例1 胃脘痞闷不适

初诊（2012 年 5 月 2 日）

现病史：赵某，女，43 岁。胃脘痞闷不适反复 1 年余，伴烧心感。舌苔黄腻，脉滑。

辨证：寒热错杂，虚实夹杂，痞气不通。

治法：寒温并用，辛开苦降。

方药：半夏泻心汤加减。

予半夏泻心汤加蒲公英、乌贼骨、栀子，7 剂，症状明显减轻。

案例2 呃逆

初诊（1999 年 11 月 12 日）

现病史：王某，女，40 岁左右，因与邻居吵架突发脑溢血（硬膜外）住 ICU 病房抢救，病情稳定后，移入普通病房，但呃逆频频，声播甚响。舌淡苔腻，脉弦滑。

辨证：肝气郁结，气机上逆。

[1] 李中梓．医宗必读［M］．天津：天津科学技术出版社，1999：284.

治法：疏肝解郁，降气止逆。

方药：旋覆代赭汤。

病人服用旋覆代赭汤5剂后，症状明显缓解，而矢气频频。出院时还曾到医师办公室讨要此处方，笑颜而去。

案例3　鼻衄

初诊（2003年7月14日）

现病史：薛小童，9岁。喜唾口水，坐下不一会儿，身边浊唾甚多，此儿并发严重鼻衄，面黄肌瘦。舌淡苔薄腻，脉弱。

辨证：脾虚不能摄津（属于寒性肺痿）。

治法：温中健脾，止血。

方药：理中丸加减。

予理中丸方，鲜荷叶煎水送服，症除。

十一、风湿证

代表性原文及分析

伤寒八九日，风湿相搏，身体疼烦，不能自转侧，不呕，不渴，脉浮虚而涩者，桂枝附子汤主之。若其人大便硬，小便自利者，去桂加白术汤主之。（174）

桂枝附子汤方

桂枝四两去皮　附子三枚炮，去皮，破　生姜二两切　大枣十二枚擘　甘草二两炙

上五味，以水六升，煮取二升，去滓，分温再服。

去桂加白术汤方

附子三枚炮，去皮，破　白术四两　生姜三两切　甘草二两炙　大枣十二枚擘

上五味，以水六升，煮取二升，去滓，分温三服。初一服，其人身如痹，半日许复服之，三服都尽，其人如冒状，勿怪。此以附子、术并走皮内，逐水气未得除，故使之耳。法当加桂四两。此本一方二法，以大便硬，小便自利，去桂也；以大便不硬，小便不利，当加桂。附子三枚恐多也，虚弱家及产妇，宜减服之。

风湿相搏，骨节疼烦，掣痛不得屈伸，近之则痛剧，汗出短气，小便不利，恶风不欲去衣，或身微肿者，甘草附子汤主之。（175）

甘草二两炙　附子二枚炮，去皮，破　白术二两　桂枝四两去皮

上四味，以水六升，煮取三升，去滓，温服一升，日三服。初服得

微汗则解，能食，汗止复烦者，将服五合，恐一升多者，宜服六七合为始。

伤寒脉浮滑，此以表有热，里有寒，白虎汤主之。(176)

知母六两　石膏一斤碎　甘草二两炙　粳米六合

上四味，以水一斗，煮米熟汤成，去滓，温服一升，日三服。

伤寒脉结代，心动悸，炙甘草汤主之。(177)

甘草四两炙　生姜三两切　人参二两　生地黄一斤　桂枝三两去皮　阿胶二两　麦门冬半升去心　麻仁半升　大枣三十枚擘

上九味，以清酒七升，水八升，先煮八味，取三升，去滓，内胶烊消尽，温服一升，日三服。一名复脉汤。

脉按之来缓，时一止复来者，名曰结。又脉来动而中止，更来小数，中有还者反动，名曰结，阴也。脉来动而中止，不能自还，因而复动者，名曰代，阴也。得此脉者必难治。(178)

桂枝附子汤证、白虎汤证、甘草附子汤证和炙甘草汤证在宋本《伤寒论》中排列在一起，明显反映风湿证由表到里、由寒化热的变化过程及其诊治方药，有一定价值。但在多版《伤寒论》教材里炙甘草汤孤零零地摆放在"阴阳两虚证"条中，唯一的好处是易于理解和记忆背诵，实则淡化了炙甘草汤证的动态过程，逆张仲景之本意。前面多次讲过，真知不是那么容易就学到的，想当然地拼凑中医学知识至少在皮肤黏膜病中失之偏颇。

1. 桂枝附子汤证

明显的风湿在表，当然也有寒邪，解表寒散，祛风除湿，桂枝是解表的基础药物(凡是风湿在表都要用，剂量也较大，亦即肉桂，同前)，附子温经除湿，是风湿要药，必要时可以使用乌头。附子的剂量较大，三服都尽，其人可能头晕目眩(有点中毒了)，临证时要注意观察。

如果疼痛比较明显，可以用芍药，当然也可以使用细辛、吴茱萸等，甚至可以用点麻黄，请参考桂枝芍药知母汤和当归四逆汤条。

风湿证除，症状基本控制了，建议换成白术附子汤善后，经常服用，防止隐匿性病证发生。白术健脾燥湿，既可除外湿，又可燥内湿。

2. 白虎汤证

风湿化热成风湿热，当白虎汤辛寒清热，如兼有关节红、肿、热、痛，当加桂枝。

温疟者，其脉如平，身无寒但热，骨节疼烦，时呕，白虎加桂枝汤主之。

白虎加桂枝汤方

知母六两　甘草二两炙　石膏一斤　粳米二合　桂枝去皮三两

上剉，每五钱，水一盏半，煎至八分，去滓，温服，汗出愈。

3. 甘草附子汤证

风湿累及肾，表里兼病，外有骨节疼烦掣痛不得屈伸，近之则痛剧，内有小便不利导致身微肿。当表里同治，桂枝、附子解表，甘草、附子温肾阳主水，且加重甘草的剂量为四两。

4. 炙甘草汤证

风湿累及心，出现“脉结代，心动悸”，属于外邪袭心，气血阴阳俱虚，当用炙甘草汤益气养血，滋阴通阳。关于本方证，需要作进一步补充讲解。

（1）本证除了脉结代、心动悸之外，当有神疲好睡但睡不深（实际上也是手少阴心经病证，属但欲寐状态）、懒倦、烦躁、胸闷等。相当于西医学之早搏、房室传导阻滞之类病证，如风湿性心肌炎、病毒性心肌炎等并发症。

（2）方中甘草为要药，剂量也大，对于炎性（无菌性炎）较为明显的病证一般都要用到。从现代药理研究来看，甘草有糖皮质激素样作用[1]，这对于风湿性病证非常重要。其他如甘草泻心汤、甘草附子汤、麻黄甘草汤等中的甘草也有类似的作用。现代医学中激素使用广泛，其实甘草也能起相似的作用，故在中医学中也使用广泛（有“国老”“和药”之称），包括张仲景也用之普遍，但有严格指征，不是随便使用的。

方中生地黄剂量一斤，为新鲜地黄一斤，服用药物后会有便溏、腹泻等，也会有大便发黑的情况，这些都必须事先向病人说清楚。地黄和芍药都有较强的通便作用，在方剂中两药同用的情况比较少，尤其是鲜地黄。

方中的麻仁为大麻的种子，建议不要随便代替。我曾治疗一个感冒后早搏频繁的男性病人，因其兼有睡眠不佳，遂用酸枣仁代替火麻仁，结果早搏没有明显的改善。后经一位老中医改回火麻仁，效果明显。

方中的阿胶养血滋阴，在组织器官修复过程中阿胶是个不二选择的药物，属血肉有情之品。心脏（本方）、肾脏（猪苓汤）、肝脏（黄土汤）、肺脏（清燥救肺汤）以及月经病，均要用到阿胶，在皮肤黏膜病中，阿胶也要常用。阿胶为驴皮熬制而成，实际上动物的皮均为结缔组织，富含Ⅰ类胶原蛋白。从化学结构上看，主要由甘氨酸-x-y（x，y为任意氨基酸）重

[1] 侯家玉．中药药理学［M］．北京：中国中医药出版社，2005：217.

复序列组成[1]。因此，理论上，任何动物的皮均具有与阿胶类似的功效。在阿胶价格高昂的今天，用猪皮、猪脚和牛筋等代用之，我们临床观察的效果也非常不错。

方中的清酒万万不可或无，酒有行气活血之效，也是一种非常好的有机溶剂，如瓜蒌薤白白酒汤。仲景使用地黄的方剂中一般都要用酒，或酒煎如本方、胶艾汤、防己地黄汤；或酒送服，如薯蓣丸、《金匮》肾气丸，但鲜地黄榨汁可不用酒服。

（3）炙甘草汤为中医第一膏方。《千金翼方》云：复脉汤，主虚劳不足，汗出而闷，脉结，心悸，行动如常，不出百日，危急者二十一日死方[2]。说明此方可以主治虚劳病证，制成膏方，服用方便，药效也较全面。

风湿证汤方类的应用

《伤寒论》中的风湿证与痹证在诊治上基本相同。现代中医学的风湿证也随着时代而进步，也包括了一些免疫异常类疾病，如硬皮病、系统性红斑狼疮、干燥综合征、白塞综合征等。一些常用药物如复方甘草酸苷片、白芍总苷胶囊（帕夫林）、阿魏酸哌嗪片等都是从常用治疗风湿的中药中提取出来的，显示中医药治疗这类疾病有一定的疗效和优势。

案例　系统性红斑狼疮

初诊（2014年3月5日）

现病史：何某，女，38岁。病人患系统性红斑狼疮（SLE）2年余，无明显的皮损和脏器损害，主要是血小板少引发皮肤瘀斑（最低时不足$40\times10^9/L$），服用激素基本可控制，但副作用较为明显，脸圆大，寻求中医诊治。舌淡白，苔薄腻，脉滑。

辨证：虚劳为本，气血亏虚。

治法：滋阴温阳养血，益气固摄消斑。

方药：炙甘草汤加减。

嘱病人用猪后脚代替阿胶，将炙甘草汤制成膏方，加服复方盐酸伪麻黄碱缓释胶囊1粒/日。治疗1月余，血小板升高，也一直比较稳定（$>100\times10^9/L$），没有瘀斑发生，但抗核抗体始终异常，带病延年，见图4-22。

[1] 王镜岩，朱圣庚，徐长法．生物化学［M］．北京：高等教育出版社，2005：215-216.
[2] 孙思邈．千金翼方［M］．沈阳：辽宁科学技术出版社，1997：150.

检验项目	结果		参考范围	单位	检验项目	结果		参考范围	单位
1 白细胞计数	5.22		4.00～10.0C	10^9/L	14 中性粒细胞百分率	69.1		43.0～75.0	%
2 红细胞计数	4.32		3.50～5.50	10^12/l	15 淋巴细胞百分率	23.6		20.0～40.0	%
3 血红蛋白	149		110～150	g/L	16 单核细胞百分率	6.90		3.00～8.00	%
4 红细胞压积	42.3		35.0～47.0	%	17 嗜酸性粒细胞百分率	0.20		0.05～5.00	%
5 平均红细胞体积	97.9		75.0～100.C	fL	18 嗜碱性粒细胞百分率	0.20		0.00～1.00	%
6 平均血红蛋白含量	34.5		25.0～35.0	pg	19 红细胞分布宽度SD	45.70		39.00～46.00	fL
7 平均血红蛋白浓度	352		310～370	g/L	20 红细胞分布宽度CV	12.8		10.0～16.0	%
8 血小板计数	119		100～300	10^9/L	21 血小板分布宽度	18.0		10.1～18.1	fL
9 中性粒细胞数	3.61		1.80～7.2	10^9/L	22 平均血小板体积	13.3	↑	8.0～12.0	fL
10 淋巴细胞数	1.23		0.50～5.0	10^9/L	23 血小板压积	0.16			%
11 单核细胞数	0.36		0.10～1.0	10^9/L	24 大血小板比率	52.40	↑	13.00～43.00	%
12 嗜酸性粒细胞数	0.01	↓	0.05～0.30	10^9/L					
13 嗜碱性粒细胞数	0.01		0.00～0.20	10^9/L					

A

分析项目		检验结果	参考范围
ANA	抗核抗体测定（ANA）	阳性(+)颗粒型	
抗ds-DNA	抗ds-DNA	阴性(-)	
抗Nucleo-Som	抗Nucleo-Somes	阴性(-)	
抗Histones	抗Histones	阴性(-)	
抗Sm	抗Sm	阴性(-)	
抗U1-snRNP	抗U1-snRNP	阴性(-)	
抗Scl-70	抗Scl-70	阴性(-)	
抗SSA/RO60kD	抗SSA/RO60kD	阳性(+)	
抗SSA/RO52kD	抗SSA/RO52kD	阳性(+)	
抗SSB	抗SSB	阴性(-)	
抗CENP-B	抗CENP-B	阴性(-)	
抗JO-1	抗JO-1	阴性(-)	
抗P0	抗P0	阴性(-)	

B

图 4-22　SLE 血小板减少治验

A　血象报告；B　分子生物学检查报告

附　膏方的制作

膏方是有用的剂型，实始于张仲景。膏方多属于滋补之品，用于慢性疾病的调理，根据病情需要一年四季均可服用，只是热季膏方易生霉变质，需要注意。膏方比较实用，制作有一定的技巧，下面介绍膏方制作的基本过程。

关于收膏剂有多种，阿胶、龟甲胶、鳖甲胶等，阿胶富含胶原蛋白，而后两种属多糖胶，性质不一样。经济宽裕者，可选用阿胶。一般家庭自制膏方可选猪脚或者生牛筋。年长者可选用猪后脚，肉少皮筋多（钙质也多些）；年轻者可选生牛筋。前面说过，动物的皮，本质上化学结构差不多，为胶原蛋白，有良好的组织器官修复作用，一般可代替阿胶。

不管是猪脚还是牛筋，先斩碎，然后用水焯一下，除去浮沫。加适量水、冰糖、红枣、黄酒和醋少许，高压锅压 30～60 分钟，直到骨肉分离，剔除大骨头，用豆浆机打成糊状，倒入已熬好的药液里。

关于熬中药，大火烧开，小火熬 2 小时，切忌用高压锅，尤其是含有挥发油的药物，如当归、肉桂、川芎、细辛、生姜等忌大火煎熬，易发生水蒸气蒸馏。熬好的中药要适当浓缩，标准是用筷子挑起，有点挂丝即可，然后与收膏剂混合搅拌。

最后是小火浓缩收膏，建议用石棉网加热，防止焦糊锅底。

膏方防腐重要，尤其是热天。建议用肉桂油，1 个月使用量的膏方加 6 ml 的肉桂油，收膏冷却前搅拌均匀。据我们的经验，加了 6 ml 肉桂油的膏方怎么弄也不会霉变，实际还可以少加点肉桂油，但需要自己摸索。我们建议加 6 ml 是基于肉桂油保健每日可以进服 200 μl 的量计算得来的，如用肉桂油，方子里就可以不用再开肉桂了。膏方制作过程见图 2-23。

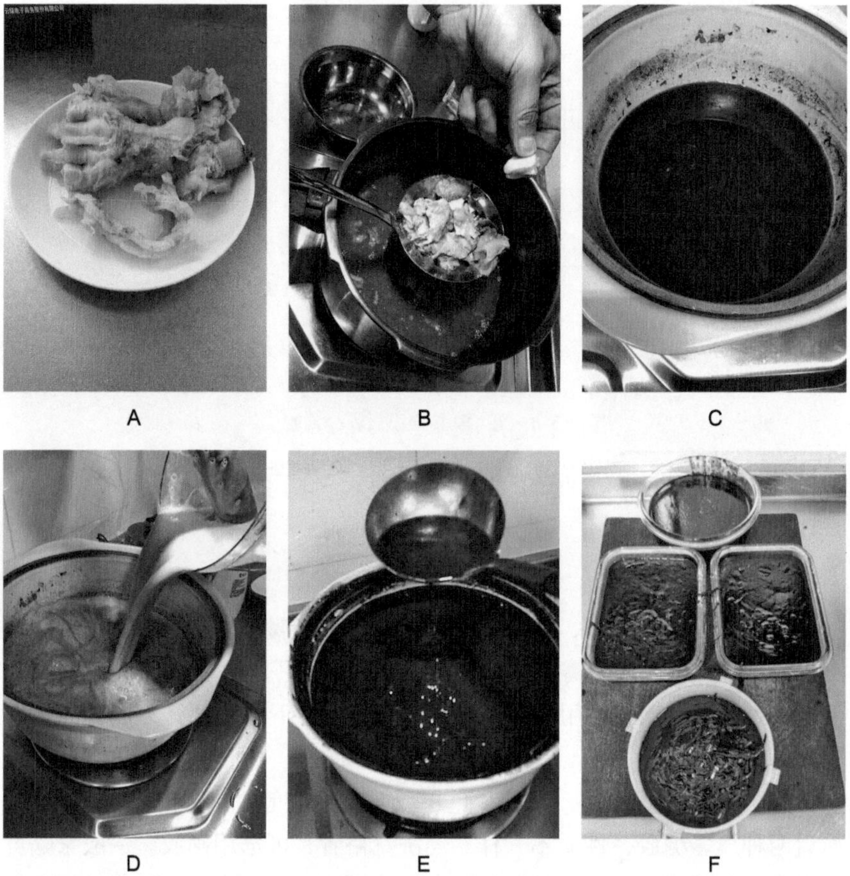

图 4-23　膏方制作过程

A　焯过水的牛筋；B　高压锅压制后剔除大骨头；C　熬好的中药；D　收膏剂与中药混合；E　浓缩中药，牵丝即可；F　膏方成品

第五章 / 阳明病篇

一、阳明病概说

何谓阳明病？张仲景的定义为“胃家实”，这里的“胃”不单指现代医学的胃脏，还包括腹腔的其他脏器，如大小肠、胆囊等。“胃家实”主要指实邪与热邪相结，腑气不通，引起病人腹胀、不大便和发热等，属阳明腑实证，是名正言顺的阳明病本证。阳明病多由高热引起，太阳伤寒最易引发高热，少阳病也可。当然阳明本经自病也可引起高热。

仲景时期的古人还没有完整的系统概念，故阳明与太阴、脾胃与胃肠的界限不是十分明确的，一般情况统称之。

在宋本《伤寒论》中，白虎汤及白虎加人参汤的内容主要集中在“太阳病篇”，大多数的《伤寒论》教科书及中医通识课程类将其归结为阳明病经证。白虎汤和白虎加人参汤如果按照《伤寒论》的方法煎煮和服用，清热的同时也有一定的通腑作用（不如承气汤强），故本书也把这部分内容纳入“阳明病篇”来讨论，是说得过去的。

黄疸病证也纳入“阳明病篇”中，主要是黄疸一般都兼有腹胀、不大便等，它应该算是阳明病兼证，而不能算作变证。按照太阳病中张仲景的说法，变证即坏病，桂枝不中与之。桂枝汤为解表的起点方药，不适合桂枝解表的都属坏病变证（在“太阳病篇”）。按照这样的逻辑推理，大黄为阳明病本证的基础药，因此像黄疸茵陈蒿汤证可算作阳明病兼证。实际上，宋本《伤寒论》里除了“太阳病篇”外，其他五经病篇很少见有坏病变证。

阳明病本证的治疗原则是“下之”，即通过攻下的方法祛邪外出。大黄是攻下的基础药物，同时伍以行气消胀之品。如果燥热较重，加点芒硝；燥热更重，蒸蒸发热，心烦谵语，再加重芒硝剂量。小承气汤→大承气汤→调胃承气汤，其攻下之力越来越强，也呈现典型的“三纲”特点。

王叔和说“伤寒有承气之戒”[1]，加重了人们对承气汤的恐惧心理。甚至宋本《伤寒论·伤寒例》还云“况桂枝下咽，阳盛即毙；承气入胃，阴盛以亡”[2]之语。凡此种种，无不加重人们对承气汤敬而远之的心理。说实话，这个“今搜采仲景旧论”者是个不读仲景之书者！试问伤寒大青龙汤

[1] 王叔和．脉经［M］．上海：上海卫生出版社，1957：3.
[2] 刘渡舟．伤寒论校注［M］．北京：中医古籍出版社，1991：38.

证是不是高热阳盛，桂枝服之毙命吗？少阴急下是不是阳虚阴盛，大承气汤入胃亡乎？

在《伤寒论》中，大承气汤的内容非常多，很多教科书都附和王叔和，说张仲景慎用下法，实则不然，张仲景的本意是强调大承气汤的适应范围非常广。许多病证腑气不通，邪气结聚，浊毒不除，一泻了之。在古代这是不得已之法，但的确能缓解症状，减轻病情，甚至可保命或延长寿命。

张仲景后，使用下法最有成就者当推张子和，他直接说大承气汤“亦无害”，指出“催生下乳、磨积逐水、破经泄气，凡下行者，皆下法也”[1]，把下法的内容外衍了许多，并指出“大积大聚，大病大秘，大涸大坚，下药乃补药也”，这是一种很辨证的见解，因为“陈腐去而肠胃洁，癥瘕尽而荣卫昌”，下法何尝又不是起补法的作用呢？

下法是中医八法之一，历代均有使用。但需要注意的是在《伤寒论》中不是所有采用攻下治法的病证都属阳明病，如前述的实热结胸的下法和后叙的“少阴病篇”中的三急下法。阳明病本证用承气汤治疗一般都有发热，但其他的如少阴病攻下时或者杂病中并不强调一定有发热。

除了阳明病常用攻下法外，少阴病和黄疸病也都用，尤其是肝肾功能的衰竭期，当出现小便不利，毒素、水气等无法排出体外，“从大便走”在古代是行之有效的方法。另外，为什么《金匮要略》的痉病辨治有大承气汤攻下的内容？痉病（见前葛根汤内容）出现角弓反张，此时应该有明显的颅内水肿，颅内压增高，在古代没有甘露醇，仲景是怎么治疗的呢？大承气汤下之！很明显，这是有效治法，不仅通过攻下法让水液在体内重新分布，减轻颅内压，而且攻下后保持肠道清洁，防止内毒素“火上浇油”式的二次伤害，这正是中医的“四两拨千斤”之效。

痉为病一本痉字上有刚字胸满口噤，卧不着席，脚挛急，必龂齿，可与大承气汤。

大黄四两酒洗　厚朴半斤炙，去皮　枳实五枚炙　芒硝三合

上四味，以水一斗，先煮二物取五升，去滓；内大黄，煮取二升，去滓，内芒硝，更上微火一二沸，分温再服，得下止服。

现代医学指出：“发热时消化液分泌减少，各种消化酶活性降低，因而产生食欲减退，口腔黏膜干燥、腹胀、便秘等临床征象。这些可能与交感神经兴奋、副交感神经抑制以及水分蒸发较多有关。”[2]

现代医学认为胃肠功能紊乱，导致缺血、缺氧、屏障和免疫功能降低，内毒素及肠道细菌入血，作用于单核-巨噬细胞系统，引起全身性炎症反

[1] 张从正．儒门事亲［M］．沈阳：辽宁科学技术出版社，1997：18，21．
[2] 金惠铭，王建枝．病理生理学［M］．北京：人民卫生出版社，2006：98．

应综合征（systemic inflammatory response syndrome, SIRS），最后导致多器官衰竭（multiple system organ failure, MSOF）。这可能与阳明病阶段失治、误治导致其他严重并发症如休克（如四逆汤证）的发生有着某种联系。

在实际生活中，除非意外和突然，自然病死的人绝大多数都与胃肠道功能紊乱衰竭有关。中医的攻下法不仅仅是通大便的作用，它还有许多其他有效作用，如抗菌、消炎、利尿、活血、保护胃肠黏膜、保护肝肾等[1]，实在应该引起足够的重视。

二、白虎汤类

代表性原文及分析

三阳合病，腹满身重，难以转侧，口不仁面垢，又作枯，一云向经谵语遗尿。发汗则谵语；下之则额上生汗，手足逆冷。若自汗出者，白虎汤主之。（219）

知母六两　石膏一斤碎　甘草二两炙　粳米六合

上四味，以水一斗，煮米熟汤成，去滓。温服一升，日三服。

伤寒脉滑而厥者，里有热，白虎汤主之。（350）

伤寒若吐若下后，七八日不解，热结在里，表里俱热，时时恶风，大渴，舌上干燥而烦，欲饮水数升者，白虎加人参汤主之。（168）

知母六两　石膏一斤碎　甘草二两炙　人参二两　粳米六合

上五味，以水一斗，煮米熟汤成，去滓，温服一升，日三服。

伤寒无大热，口燥渴，心烦，背微恶寒者，白虎加人参汤主之。（169）

伤寒脉浮，发热无汗，其表不解，不可与白虎汤。渴欲饮水，无表证者，白虎加人参汤主之。（170）

这是白虎汤及白虎加人参汤方证的代表性原文，一般认为属于阳明病经证。主症包括：四大症（大热、大汗出，大渴、脉洪大）和时时恶风、背微恶寒共六大类症状。《方剂学》教科书认为白虎汤适应证有四大典型症状[2]，而《伤寒论》的白虎汤证并不是这样，其实是属于白虎加人参汤，但又有以上六大类主症。从白虎汤证有厥的情况来看，可以推断白虎加人参

[1] 侯家玉．中药药理学［M］．北京：中国中医药出版社，2005：68-73.
[2] 许济群．方剂学［M］．上海：上海科学技术出版社，1985：55.

汤当有比较明显的四肢逆冷。

方中熟石膏剂量甚大，一斤（250 g），清气分邪热，知母清热泻火，除烦安神（竹叶的功效与之类似），张仲景发热必用甘草，有清热解毒、缓和病势之效。教科书云方中粳米顾护胃气，防过寒伤正，有一定的道理，但更重要的是悬浮石膏的作用。石膏在《伤寒论》主要有两种煎煮方法：水煮和粳米煮。如果水煮石膏，其在水中溶解度并不高，其游离的 Ca^{2+} 有一定抗炎和抑制渗出、控制水肿等作用[1]，像大青龙汤、麻杏甘膏汤的石膏作用均如此。如果用粳米煮石膏，会出现什么情况呢？在临床实践中（木防己汤），我观察到如果用半斤熟石膏和粳米一起煮，搅拌，米熟取汁喝下，病人很快就会有较明显的腹泻。因此，我大胆地推断，白虎汤如果按照张仲景的煎煮方法应该有一定通便效果。粳米悬浮了石膏，使得病人进服的石膏量大增，石膏的主要成分为 $CaSO_4$，SO_4^{2-}是不能吸收入血的，导致肠中高渗，吸附大量水后致泻，与芒硝的作用类似。但很少有文献直面这样的问题，而张锡纯记载了这种现象，“凡遇阳明应下证，亦先投以大剂白虎汤一两剂。大便往往得通，病亦即愈”[2]。为什么我们说张锡纯的《医学衷中参西录》有价值、比较可靠，因为这里面记载了客观事实和现象。

粳米煮汁浓稠，易悬浮石膏、赤石脂等，张锡纯考虑山药兼能固摄下焦元气，“知以生山药代粳米，则其方愈稳妥”，实为创举。

很奇怪，在宋本《伤寒论》里白虎加人参汤出现得非常早，第 26 条，与桂枝汤方几乎同时出现，为什么呢？这是由于白虎加人参汤证往往有“时时恶风、背微恶寒和发热”，这些症状也是太阳中风桂枝汤证常见的。为区别起见，张仲景故并列之。很明显，太阳中风桂枝汤证没有“大烦渴不解”之症。

服桂枝汤，大汗出后，大烦渴不解，脉洪大者，白虎加人参汤主之。（26）

与白虎加人参汤类似的是竹叶石膏汤，此方属于外感病恢复期见有发热，心烦，口渴，气逆欲吐，少寐，舌红少苔等，加半夏降逆止呕，麦冬养阴润燥。

伤寒解后，虚羸少气，气逆欲吐，竹叶石膏汤主之。（397）

竹叶二把　石膏一斤　半夏半升洗　麦门冬一升去心　人参二两　甘草二两炙　粳米半升

上七味，以水一斗，煮取六升，去滓，内粳米，煮米熟，汤成去米，温服一升，日三服。

---

[1] 金惠铭，王建枝．病理生理学［M］．北京：人民卫生出版社，2006：48.

[2] 张锡纯．医学衷中参西录［M］．石家庄：河北人民出版社，1974：204.

研究经方经药，必须要具体到剂量和煎服法上来，否则永远弄不清楚大青龙汤中的石膏（清肺）与白虎汤中的石膏（清胃肠）作用点之不同，只知道石膏具有清热泻火作用还是太粗糙了。

白虎汤类的应用

我们曾经招募一批健康受试者服用白虎汤。按照《伤寒论》白虎汤剂量和煎煮方法，$CaSO_4$ 浓度在白虎汤液中为 15.9 mg/ml，药渣沉淀为 72.3 mg/ml，13 名受试者服用白虎汤会有不同程度的肠蠕动加快，肠鸣音亢进，部分有明显的腹泻，个体差异大，水样便中 $CaSO_4$ 含量为 9～10 mg/ml。

服白虎汤促进肠蠕动，部分病人有腹泻，我们认为这些作用比承气汤要弱。在热病治疗中，保持腑气通畅，防止有形之实邪结聚是非常重要的举措，芍药、杏仁、柴胡、石膏均有这样的作用，在临床实践中许多医者都会有这样的体验，只不过阳明病攻下法体现得更明显一些而已。

三、承气汤类

代表性原文及分析

阳明病，不吐不下，心烦者，可与调胃承气汤。（207）

太阳病三日，发汗不解，蒸蒸发热者，属胃也，调胃承气汤主之。（248）

伤寒吐后，腹胀满者，与调胃承气汤。（249）

甘草二两炙　芒硝半升　大黄四两清酒洗

上三味，切，以水三升，煮二物至一升，去滓，内芒硝，更上微火一两沸，温顿服之，以调胃气。

阳明病，脉迟，虽汗出不恶寒者，其身必重，短气腹满而喘，有潮热者，此外欲解，可攻里也。手足濈然汗出者，此大便已硬也，大承气汤主之；若汗多，微发热恶寒者，外未解也一法，与桂枝汤。其热不潮，未可与承气汤；若腹大满不通者，可与小承气汤，微和胃气，勿令至大泄下。（208）

大承气汤方

大黄四两酒洗　厚朴半斤炙，去皮　枳实五枚炙　芒硝三合

上四味，以水一斗，先煮二物，取五升，去滓，内大黄，更煮取二升，内芒硝，更上微火一两沸，分温再服，得下余勿服。

小承气汤方

大黄四两　厚朴二两炙，去皮　枳实三枚大者，炙

上三味，以水四升，煮取一升二合，去滓，分温二服。初服汤当更衣，不尔者尽饮之，若更衣者，勿服之。

阳明病，潮热，大便微溏者，可与大承气汤，不硬者不可与之。若不大便六七日，恐有燥屎，欲知之法，少与小承气汤，汤入腹中，转失气者，此有燥屎也，乃可攻之。若不转失气者，此但初头硬，后必溏，不可攻之，攻之必腹满不能食也。欲饮水者，与水则哕。其后发热者，必大便复硬而少也，以小承气汤和之。不转失气者，慎不可攻也。（209）

这些是阳明腑实承气汤证的原文，是阳明病本证的内容。历来《方剂学》的教材内容多是说调胃承气汤缓下实结（因为甘草甘缓）、小承气汤轻下实结、大承气汤峻下热结[1, 2]，但《伤寒论》多版教材不持这种观点，并不认为阳明病调胃承气汤是缓下，而是泻热通便和胃[3, 4]。读者想要精确把握这三个汤方证，需要了解胃家实的含义，从“阳明病篇”的内容来看，这三个汤方证涉及两重病理因素：热与实，实邪指糟粕、燥屎、瘀血、宿食、恶露等。把握它们的方法是辨别清楚三个汤方证中热与实的轻、中、重程度。它们之间的形象关系见图 5-1（在图中，我们给实与热赋了值，

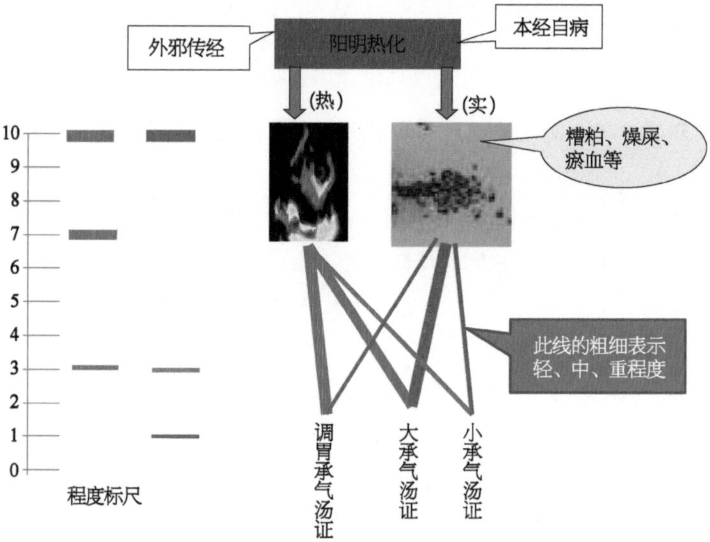

图 5-1　阳明病三承气汤证热与实关系

[1] 许济群.方剂学［M］.上海：上海科学技术出版社，1985：35.
[2] 邓中甲.方剂学［M］.北京：中国中医药出版社，2004：60-61.
[3] 柯雪帆.伤寒论选读［M］.上海：上海科学技术出版社，1996：116.
[4] 王庆国.伤寒论选读［M］.北京：中国中医药出版社，2016：129.

仅供参考）。从图中可以看出小承气汤实与热俱轻，大承气汤实重热中，调胃承气汤实轻热重。实与热的结聚从症状来看主要表现为发热和腑气不通的腹胀满痛、不大便等。一般地，阳明病大承气汤证热烦较重，腹胀满，不大便等明显，比小承气汤证严重一个等量级；调胃承气汤热烦甚重，比大承气汤证重些，症可见蒸蒸发热，烦躁谵语，也可见因热导致的腹胀满，而这是继发的，单从腹部症状来看，大承气汤证表现比调胃承气汤证要痛苦许多。

大黄清热泻火，攻下实滞，是攻下的基础药。芒硝泻下清热，是攻下药的王牌且非常安全（不损害肠黏膜[1]），凡大黄搞不定的攻下，可以用芒硝。大黄、芒硝配伍，诚如桂枝、麻黄配伍，属汉家传统的夫妻配伍（参见桂枝汤和麻黄汤条）。这时大黄体现不出通便攻下的作用，但其清热、解毒、活血和保护应激状态下重要脏器的功能等作用是芒硝不具备的。枳实、厚朴配伍行气消胀攻痞。

小承气汤是攻下的基础方，四两大黄解决了热与实的两重病理因素，三枚枳实与二两厚朴起助攻作用，行气消胀除痞满。而大承气汤证热中实重，四两大黄形单影只，力量不足，故加了三合芒硝荡涤实热，起丈夫角色，同时五枚枳实和八两厚朴行气之力更强，胀满自除。而调胃承气汤证热甚重，四两大黄势单力薄，无法胜任，故用五合芒硝顿服，泻热通便，摧枯拉朽，故壅气自除，而不需要枳实厚朴，但本证热重，按照惯例，发热必用甘草。

阳明病三种承气汤的攻下能力的强弱取决于芒硝的用量和一次性服用量（芒硝苦涩难以下咽，可以装入胶囊服用）。很明显，调胃承气汤泻下能力最强，大承气汤次之，小承气汤最弱。这与《方剂学》中三方攻下能力的认识明显不同，甚至相反，而且我们经过人体实验验证[2]，调胃承气汤的确泻下作用强烈。调胃承气汤中的甘草并不能甘缓攻下，而是因为此证有蒸蒸发热，仲景经验多用之。

表 5-1　阳明病三承气汤方证比较

名　称	病　机	大黄	芒硝	枳实	厚朴	甘草	煎　服　法
小承气汤	实热俱轻	4*	0#	3^	2*	0*	水四升，煮取一升二合，分二服
大承气汤	实重热中	4	3	5	8	0	水一斗，煮取二升，服一升
调胃承气汤	实轻热重	4	5	0	0	2	水三升，煮取一升，顿服

* 大黄、厚朴和甘草。两；# 芒硝。合；^ 枳实：枚。

[1] 国家中医药管理局．中华本草［M］. 上海：上海科学技术出版社，1998：58.

[2] 吴中平，韩燕，朱文清，等．大承气汤、调胃承气汤对正常男性志愿者泻下作用比较［J］. 中国中医基础医学杂志，2017，23（7）：973-974，994.

以上是阳明病三种承气汤方证之不同以及各药配伍的实际作用，希望这样的解释能为读者灵活运用承气汤提供参考。

小承气汤为攻下的基础方，凡合病、并病和兼症中若用攻下之法，皆首选小承气汤，诚如解表用的桂枝汤，如厚朴七物汤、麻子仁丸等。

历来均认为大承气汤中的大黄为后下，大黄是否真的需要后下？从《伤寒论》大承气汤煎煮方法来看，似乎是需要的，“上四味，以水一斗，先煮二物，取五升，去滓，内大黄，更煮取二升，内芒硝……”但仔细分析三种承气汤的煎煮方法，则发现大黄的煎煮时间也不太短。三方中大黄的煎煮时间参考表 5-2。

表 5-2　阳明病三种承气汤大黄煎煮时间

方　名	煎煮水量减少
小承气汤	水四升→煮取一升二合
大承气汤	水五升→煮取二升
调胃承气汤	水三升→至一升

从表中可以看出，大黄的煎煮时间基本相同，并不是后下的（大承气汤中的厚朴量大，须先煎）。参考桂枝汤和麻黄汤的煎煮标准，水以每小时 400 ml 的蒸发量计算，大黄的煎煮时间需要 1 个小时左右。当然，相对而言，《伤寒论》中大黄的煎煮时间比其他药物要短些。

《伤寒论》“阳明病篇”中的承气汤条文非常多，尤其是大承气汤，说明此方应用范围甚广，需要多加注意。其他比较重要的承气汤相关原文列举如下：

阳明病，其人多汗，以津液外出，胃中燥，大便必硬，硬则谵语，小承气汤主之。若一服谵语止者，更莫后服。（213）

阳明病，谵语发潮热，脉滑而疾者，小承气汤主之。因与承气汤一升，腹中转气者，更服一升，若不转气者，勿更与之。明日又不大便，脉反微涩者，里虚也，为难治，不可更与承气汤也。（214）

太阳病，若吐若下若发汗后，微烦，小便数，大便因硬者，与小承气汤和之愈。（250）

伤寒若吐若下后不解，不大便五六日，上至十余日，日晡所发潮热，不恶寒，独语如见鬼状。若剧者，发则不识人，循衣摸床，惕而不安，怵

惕不安。微喘直视，脉弦者生，涩者死。微者，但发热谵语者，大承气汤主之。若一服利，则止后服。（212）

阳明病，谵语有潮热，反不能食者，胃中必有燥屎五六枚也；若能食者，但硬耳。宜大承气汤下之。（215）

二阳并病，太阳经罢，但发潮热，手足漐漐汗出，大便难而谵语者，下之则愈，宜大承气汤。（220）

阳明病，脉浮而紧，咽燥口苦，腹满而喘，发热汗出，不恶寒，反恶热，身重。若发汗则躁，心愦愦，反谵语。若加温针，必怵惕，烦躁不得眠。若下之，则胃中空虚，客气动膈，心中懊憹，舌上胎者，栀子豉汤主之。（221）

若渴欲饮水，口干舌燥者，白虎加人参汤主之。（222）

若脉浮发热，渴欲饮水，小便不利者，猪苓汤主之。（223）

221条的阳明病表现为发热、腹满而喘、身重等，热与实较重，当用大承气汤攻下。我们认为这是一个有比较严重的原发病出现腑气不通的继发病证，用大承气汤攻下后，分别用栀子豉汤、白虎加人参汤和猪苓汤善后。如慢性肾功能不全蓄积了比较高的肌酐水平后，就可以先用大承气汤攻下，后以猪苓汤调养。后叙于“少阴病篇”中。

伤寒六七日，目中不了了，睛不和，无表里证，大便难，身微热者，此为实也，急下之，宜大承气汤。（252）

阳明病，发热汗多者，急下之，宜大承气汤。（253）

发汗不解，腹满痛者，急下之，宜大承气汤。（254）

此为《伤寒论》阳明三急下的内容。后世所谓的“伤寒下不厌迟，温病下不厌早”之说不符合仲景原意，这也是张仲景治未病思想的反映。

此阳明三急下条文中，第252条其实也可以用调胃承气汤攻下，但254条断不可用调胃承气汤，因为254条有明显的腹满痛症状。病人腹部症状的痛苦程度是临床应用大承气汤的重要参考指标。

另外，单纯从通便能力角度来看，我们也可以调节大承气汤中的芒硝剂量，达到与调胃承气汤相同的通便效果，这是灵活运用承气汤的着力点。

按《伤寒论》剂量和煎服法，大承气汤泻下能力介于小承气汤与调胃承气汤之间，其病机为实重热中等，实热结聚，腑气不通明显。此方安全性较高，服用后身体不适感尚可，在《伤寒论》中大承气汤条文较多就是其应用范围广的明证。在此，我们仅谈谈大承气汤的临床应用。

需要特别注意的是，我们反复强调阳明病大承气汤证是有发热症状的，但反之不是必备的，大承气汤的应用可以不见发热，但需要有明显的腹部痛苦表现，如腹胀满、大便不通等腑气不通。

案例1　服用大承气汤试验

笔者本人曾尝试服用过大承气汤。大黄 15 g，芒硝 12 g，枳壳 15 g，厚朴 15 g，水煎 1 个小时后入芒硝。中午 12 时服，无他。1 个多小时后，肠中痉挛渐渐明显，肠鸣音亢进，便意明显，下午 2 时水样泻一次。晚 6 时相同症状又出现，水样泻一次，晚 9 时也有一次。人总体感觉无特别不舒适，生活工作状态不受影响。这次自己试服大承气汤后方知此方作用还算平和，不像书本描述的那样令人恐惧（“承气入胃，阴盛以亡”）。

案例2　服用大承气汤和调胃承气汤试验

有过服用大承气汤经历后，我们便与 12 位同学（党浩骐、许刚、陈叶、刘飞、朱晨浩、尤清文、王超群、毛剑敏、田广军、祁向鹏、张兴、杨剑华）一起探究大承气汤与调胃承气汤泻下能力强弱的问题，研究结果以《大承气汤、调胃承气汤对正常男性志愿者泻下作用比较》为题发表在《中国中医基础医学杂志》〔2017，23（7）：973-974，994〕。得出的结论是按照《伤寒论》的煎服法，调胃承气汤攻下能力比大承气汤强，这取决于芒硝的用量，两方均非常安全，所有批次的粪便均无隐血。

在这次实验中，同学们服用大承气汤后喜笑颜开，追逐打闹，谈笑风生，无明显不适，但便意频频。而服用调胃承气汤后同学们无精打采，精神不振，部分同学头痛较为明显，便意突发，甚至来不及上厕所。

案例3　腹胀满

初诊（2007 年 5 月 12 日）

现病史：周母，65 岁。因子宫颈癌术后腹膜后淋巴结转移压迫双侧输尿管而少尿（肾盂导尿失败），腹胀满，无法躺眠，须躬着腰爬在胸前垫着的棉被上小憩，痛苦不堪。

辨证：肿瘤阻结，腑实不通。

治法：急则治其标，通腑泻实。

方药：大承气汤。

按：选用承气汤颇有讲究，本证用小承气汤则力薄，而强力泻下作用的调胃承气汤有甘草恐加重水钠潴留，也不宜用。尽管没有发热症状，腹部腑实结聚严重，符合大承气汤标准（可以通过调节芒硝的剂量来控制泻下的程度），1 剂大承气汤，2 个小时后腹泻，诸症即缓解。

其他下法内容

趺阳脉浮而涩，浮则胃气强，涩则小便数，浮涩相抟，大便则硬，其脾为约，麻子仁丸主之。（247）

麻子仁二升　芍药半斤　枳实半斤炙　大黄一斤去皮　厚朴一尺炙，去皮　杏仁一升去皮尖，熬，别作脂

上六味，蜜和丸如梧桐子大，饮服十丸，日三服，渐加，以知为度。

这是典型的脾约证，小便数，大便硬，用麻子仁丸润肠通便，适用于习惯性便秘者，本方中含有攻下的基础方小承气汤。此梧桐子为中国梧桐的种子，直径约 6～8 mm[1]。

阳明病，自汗出，若发汗，小便自利者，此为津液内竭，虽硬不可攻之，当须自欲大便，宜蜜煎导而通之。若土瓜根及大猪胆汁，皆可为导。（233）

蜜煎方

食蜜七合

上一味，于铜器内，微火煎，当须凝如饴状，搅之勿令焦着，欲可丸，并手捻作挺，令头锐，大如指，长二寸许。当热时急作，冷则硬。以内谷道中，以手急抱，欲大便时乃去之。疑非仲景意，已试甚良。

食蜜的确可以这样操作，制作挺状（图 5-2），插入肛门，有润肠通便的作用，效同现在的开塞露。

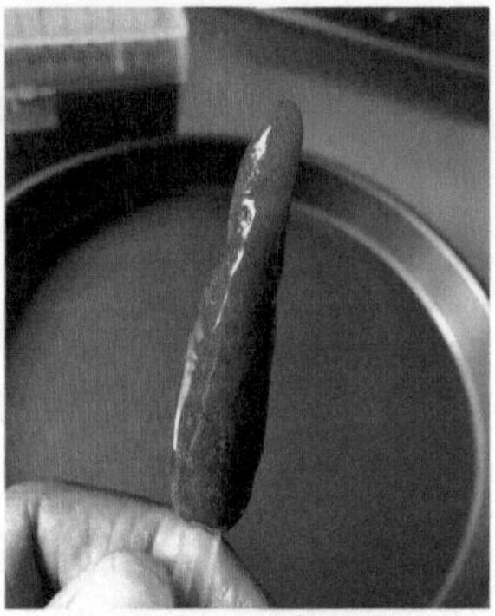

图 5-2　挺状食蜜

又大猪胆一枚，泻汁，和少许法醋，以灌谷道内，如一食顷，当大便出宿食恶物，甚效。

猪胆汁和法醋的原因可以用现代化学原理来解释。单纯的猪胆汁中以胆汁酸盐形式为主，不具有明显的刺激性，和少许法醋，使其变成游离的胆汁酸，刺激肠黏膜作用强（这就是为

[1] 江苏新医学院．中药大辞典［M］．上海：上海人民出版社，1977：1982.

什么胆汁返流性胃炎比较重的原因)。

古人是怎么将药液灌入谷道内的呢？这是否具有可操作性呢？我们查阅了孙思邈的《千金要方》中的相关操作是用竹筒灌入谷道，如“治大便秘塞不通神方，猪羊胆无在，以筒灌三合许，令深入即出矣，出不尽，须臾更灌”[1]。那这个筒又是什么呢？“竹筒一枚如指大，以竹筒一头横穿入罂腹中，一头入人谷道中”。因此，手指粗的竹筒可以作为灌肠器用。

四、黄疸病

代表性原文及分析

阳明病，发热汗出者，此为热越，不能发黄也。但头汗出，身无汗，剂颈而还，小便不利，渴饮水浆者，此为瘀热在里，身必发黄，茵陈蒿汤主之。(236)

茵陈蒿六两　栀子十四枚擘　大黄二两去皮

上三味，以水一斗二升，先煮茵陈减六升，内二味，煮取三升，去滓，分三服。小便当利，尿如皂荚汁状，色正赤。一宿腹减，黄从小便去也。

伤寒七八日，身黄如橘子色，小便不利，腹微满者，茵陈蒿汤主之。(260)

这是典型的黄疸茵陈蒿汤方证的条文，属阳黄，是典型的肝细胞性黄疸，主要症状包括身黄、目黄、小便黄，小便不利，腹胀满，不大便等。主要病机为“湿无去路，化热，湿热熏蒸，胆液外溢”。黄疸的治疗，宗张仲景法则：诸病黄家，但利其小便；假令脉浮，当以汗解之。

利小便主要使湿邪有去路。我们在实验中也观察到，在肝细胞损伤的时候，如果胆汁排泄不畅，引发胆小管的增生，势必加重胆汁的郁积，造成更严重的肝细胞损伤。因此，利胆是黄疸治疗的重要措施。一味药物既能保肝，又能利胆，还有抗炎消除胆管内皮肿胀的作用，那这味药物就是良药，茵陈蒿就是这样的药物。清热利湿退黄，此药的利胆保肝作用确切，也有降血脂作用[2](如镇肝熄风汤中茵陈有清肝胆之用[3])。剂量大且松软，故先煎。茵陈里面的茵陈素(对羟基苯乙酮)有促进药物吸收的作用[4],因

[1] 孙思邈.备急千金要方[M].北京：人民卫生出版社，1955：275.
[2] 郑汉臣.药用植物学与生药学[M].北京：人民卫生出版社 2004：422.
[3] 张锡纯.医学衷中参西录[M].石家庄：河北人民出版社，1974：112.
[4] 刘昌孝.药物代谢动力学[M].长沙：湖南科学技术出版社，1983：16.

此，我们临床中可适当使用茵陈蒿，提高药物的吸收率，进而提高疗效。相反，要促进体内有毒物质的排泄，如尿素氮、肌酐、尿酸，则不宜使用茵陈蒿。栀子清热泻火，现代药理表明栀子对于黄疸性肝炎和各种化学物质造成的肝损伤均有较好的治疗作用。大黄清热、泻下、通便，大黄也有明确的利胆和抑菌效果[1]。

此方中的茵陈蒿、栀子、大黄，也是皮肤病常用的药物。

伤寒身黄发热，栀子柏皮汤主之。(261)

肥栀子十五个擘　甘草一两炙　黄柏二两

上三味，以水四升，煮取一升半，去滓，分温再服。

这是黄疸见有发热的病证。很奇怪，按照常理，应该加点茵陈蒿利胆退黄是为良策。为什么张仲景不加呢？张仲景是一位非常可靠的大医家，他不加茵陈蒿自有其道理。要明白其中的道理，就需要懂得现代肝损伤、肝衰竭的发生机制。黄疸发热，说明腹腔来源的内毒素增加，如脂多糖(LPS)，因此这个时候最好能抑制腹腔细菌的大量繁殖，栀子、黄柏有这方面的作用，并且还希望这些抑菌药物尽量在腹腔中多停留一段时间。前面说过，茵陈蒿能促进药物吸收，加了茵陈蒿后，这些抑菌药物就被加快了吸收，降低了腹腔中的有效浓度，不利于抑菌。

使用甘草是因为有明显的发热，用之乃为惯例。

伤寒瘀热在里，身必黄，麻黄连轺赤小豆汤主之。(262)

麻黄二两去节　连轺二两连翘根是　杏仁四十个去皮尖　赤小豆一升　大枣十二枚擘　生梓白皮切一升　生姜二两切　甘草二两炙

上八味，以潦水一斗，先煮麻黄再沸，去上沫，内诸药，煮取三升，去滓，分温三服，半日服尽。

麻黄连翘赤小豆汤证多认为属于“黄疸兼表”，估计与该方中的麻黄有关，实际上这里的麻黄并不是为解表而设，仲景明说“瘀热在里”而非在表。有一种现象需要注意，应用麻黄治疗的病证并非一定就属于表证，如麻杏甘膏汤证、越婢汤证中的麻黄非为解表而设。我们认为麻黄连翘赤小豆汤证是“重症黄疸”偏早期，类似于暴发性重型肝炎早期[2]，我们从四个方面对此汤方证进行了分析[3]，包括条文顺序排列、麻黄剂的服法和现代研究等，尤其是用潦水煎煮法比较特殊，后叙。

[1] 侯家玉．中药药理学［M］．北京：中国中医药出版社，2005：70.

[2] 杨绍基．传染病学［M］．北京：人民卫生出版社，2005：27.

[3] 刘美娟，杨晓丹，吴中平．麻黄连翘赤小豆汤当属重症黄疸［J］．时珍国医国药，2018，29(9)：2218-2219.

伤寒发汗已，身目为黄，所以然者，以寒湿一作温在里不解故也。以为不可下也，于寒湿中求之。(259)

一般认为此条为寒湿发黄的辨治方法，属阴黄，当温运脾阳，散寒除湿。

张仲景辨治黄疸病分析

综合《伤寒论》和《金匮要略》，可以发现张仲景辨治黄疸病证具有规律性和阶段性，见表 5-3。

表 5-3　张仲景关于黄疸的辨治

黄疸早期	黄疸期	黄疸后期	黄疸晚期
黄疸初现，或有出现黄疸趋势者，伴有恶寒发热，脉浮等	身黄、目黄、小便黄，腹满甚则如囊状，小便不利，喜忘，发狂，便黑等	身肿，腰以下肿，小便不利，甚至正气亏虚，中焦虚弱，津血不足，形容瘦削	面目青黑，肤痒不仁，大便黑，少腹满如囊状，膀胱急，发狂或者喜忘，肌肤甲错，形销肉脱
麻黄醇酒汤 麻黄汤 麻黄连翘赤小豆汤 *	麻黄连翘赤小豆汤 栀子柏皮汤 栀子大黄汤 茵陈蒿汤 大黄硝石汤 抵当汤 #	茵陈五苓散 猪膏发煎 小建中汤 牡蛎泽泻散	硝石矾石散 黄土汤 抵当汤

* 麻黄连翘赤小豆汤适用于黄疸早期，但"瘀热在里，身必黄"的黄疸期也可以用之，这是由该方中的药物组成决定的。

抵当汤在黄疸期和黄疸晚期出现蓄血证时均可用。

关于表 5-3 中的有关汤方证我们作简要说明一下。

《千金》麻黄醇酒汤：治黄疸。

麻黄三两

上一味，以美清酒五升，煮取二升半，顿服尽。冬月用酒、春月用水煮之。

据《外台秘要·卷第四·温病及黄疸二十门》记载，麻黄醇酒汤属于张仲景方，"右一味，美清酒五升，煮取二升半，去滓，顿服尽。古今方云：伤寒热出表发黄疸，宜汗之则愈。冬月用酒，春宜用水煮之良。"可见"冬月用酒，春月用水"，此方的煎煮方法原出之于《古今方》，孙思邈引文没有说明清楚，易造成误解。

麻黄是治疗黄疸的要药，尤其是病原微生物感染造成 TNF-α 水平升高的细胞因子风暴引起的肝细胞损伤，麻黄有平息细胞因子风暴的作用。在我们的实验研究中发现，*D*–半乳糖胺（*D*–GalN）400 mg/kg+ 脂多糖（LPS）40 μg/kg 腹腔注射可引起大鼠急性肝衰竭（总胆红素 24 小时升高 10 倍以上），而麻黄及其生物碱（麻黄碱和伪麻黄碱）有极其优良的抗大鼠急性肝衰竭的作用[1，2]。诚如前述，麻黄及其生物碱在黄疸的治疗过程中强调一定要早介入，也就是说要在肝细胞不可逆变性、坏死前的炎症早期用，一旦错过时间点，麻黄就没有什么作用了。

我们为什么要做这样的实验？因为之前西方一直有这样的认识：麻黄及其生物碱有较严重的肝毒性，并且有 14 篇文献给出了案例报道（前文有论述）。而在《伤寒论》《金匮要略》和其他中医文献中[3，4]，经常提到麻黄有防治黄疸的作用。因此，一个重要的问题就摆在世人面前，中医的东西到底可不可靠？经我们多次实验验证，麻黄治疗黄疸的确可靠，并且此文发表以后，就再也没有麻黄引起肝损伤的相关报道了。进一步深入研究我们还发现，麻黄和连翘在 *D*–GalN/LPS 引起的大鼠肝衰竭中的作用点是不同的，麻黄作用于 TNF–α 的细胞因子风暴环节等，连翘作用于抗肝细胞凋亡和促进肝细胞自噬作用，这也从另一个侧面证明麻黄连翘赤小豆汤证的确属于重症黄疸。

急性肝衰竭属于阳黄、急黄范畴，用麻黄治疗似乎有“以热治热”之虞，实则不然。表 5–3 中在早期阶段都是仲景之方，均用了麻黄。另一方面，麻黄发汗利尿，均可祛湿，湿无郁积，当然不能发黄。想当然地，对抗性的治疗策略的确与仲景六经辨证体系不相容。

阳明证，其人喜忘者，必有畜血。所以然者，本有久瘀血，故令喜忘，屎虽硬，大便反易，其色必黑者，宜抵当汤下之。（237）

本条是紧接着上面 236 条的茵陈蒿汤证之后，二者之间应该存在着某种联系。从喜忘和上消化道出血黑便来看，可能是早期肝性脑病的表现和辨治。为什么出血依旧还用活血药？是因为此出血为瘀血内结，血不归经所致，当然要用活血药，这是很多老百姓不能理解的，需要耐心解释。

大病差后，从腰以下有水气者，牡蛎泽泻散主之。（395）

---

[1] Zhongping Wu, Jin Ye, Tong Zhang, et al. Pseudoephedrine/ephedrine shows potent anti-inflammatory activity against TNF-α-mediated acute liver failure induced by lipopolysaccharide/ D-galactosamine［J］. *European journal of pharmacology*, 2014, 724: 112–121.

[2] 韩燕，祝峻峰，吴中平．麻黄对半乳糖胺/脂多糖诱导的大鼠急性肝衰竭的保护作用［J］. 中华肝脏病杂志，2016，24（2）：127–129.

[3] 王焘．外台秘要［M］. 北京：人民卫生出版社，1982：138，144，145.

[4] 朱橚．普济方［M］. 北京：人民卫生出版社，1959：1332.

牡蛎熬　泽泻　蜀漆暖水洗，去腥　葶苈子熬　商陆根熬　海藻洗，去咸　栝楼根各等分

上七味，异捣，下筛为散，更于臼中治之。白饮和服方寸匕，日三服。小便利，止后服。

本条“从腰以下有水气”，再结合方药，可以推断此证为臌胀之类病证，尚可见下肢浮肿，小便不利等。按照“腰以下肿，当利小便”，此证当逐水清热，软坚散结，牡蛎泽泻散主之。泽泻、蜀漆、葶苈子利水湿，商陆根、海藻软坚散结，而瓜蒌根、牡蛎配伍可利水、散结、生津，特别适合臌胀早期。本方研为散，白饮和服，而不用煎汤，意在少进水。

到了黄疸末期，小便无，腹水严重，可能还伴有远血等，张仲景肯定碰到过此类病人，且不可能让病人等着受死。如何尽可能缓解病人的症状呢？从大便走！吸附与攻下这两种方法可以一定程度地缓解症状。

黄家日晡所发热，而反恶寒，此为女劳得之。膀胱急，少腹满，身尽黄，额上黑，足下热，因作黑疸。其腹胀如水状，大便必黑，时溏，此女劳之病，非水也。腹满者难治。硝石矾石散主之。

硝石矾石散方

硝石　矾石烧等分

上二味，为散，以大麦粥汁和服方寸匕，日三服。病随大小便去，小便正黄，大便正黑，是候也。

下血，先便后血，此远血也，黄土汤主之。

黄土汤方亦主吐血衄血

甘草　干地黄　白术　附子炮　阿胶　黄芩各三两　灶中黄土半斤

上七味，以水八升，煮取三升，分温二服。

在张仲景治疗比较严重的肝肾功能衰竭时，尤其是无小便时，常采用一种治法——肠道吸附法[1]，如硝石矾石散中明矾、黄土汤中的灶中黄土及百草霜，这些药物都有较好的吸附作用。从我们的实验研究结果来看，它们的吸附作用具有一定的特异性，如滑石主要吸附肌酐，赤石脂主要吸附高血钾，而灶中黄土主要吸附游离氨等[2]。吸附类的药物往往容易导致大便干结，这时配伍攻下药如大黄、硝石等或者吸附与攻下剂如大承气汤等交替使用，效果更好。

[1] 吴中平，孔祥亮，何新慧．一种中医实用治法——肠道吸附法［J］．中医杂志，2009，50（12）：1125-1127.
[2] 吴中平．经方的肠道吸附作用分析及实验初证［J］．上海中医药大学学报，2009，23（2）：67-69.

表 5-3 中的猪膏发煎，其实也有吸附作用。我们做过猪膏发煎的实验，头发在豆油中是不溶解的，但在热的猪油中融化、炭化，变成了血余炭，研即成炭末（图 5-3），炭类的吸附作用特强。《外台秘要方》方后云："右二味，内发膏中煎之，发消，尽研，绞去膏细滓，分二服，病从小便去也。"[1] 此记载比宋本《金匮要略》中猪膏发煎详细且可靠得多。

诸黄，猪膏发煎主之。
猪膏发煎方
猪膏半斤　乱发如鸡子大三枚
上二味，和膏中煎之，发消药成，分再服。病从小便出。

黄土汤中的阿胶有止血补血作用，需要注意的是与其他药物同煮，这种煎煮法是比较特殊的，对于悬浮灶中黄土（易沉淀）也有作用。

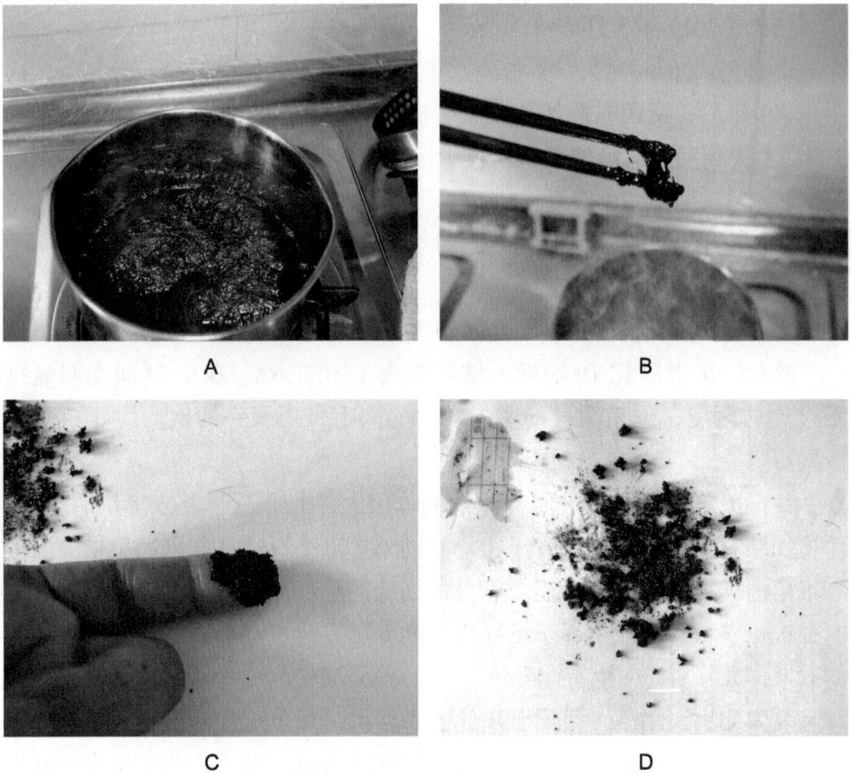

图 5-3　猪膏发煎中的头发消融过程

A　头发在猪膏中融化；B　头发变成胶状，黏稠；C、D　焦化的头发轻轻碾压，即成粉状

[1] 王焘. 外台秘要［M］. 北京：人民卫生出版社，1987：136.

前面的麻黄连翘赤小豆用潦水煎煮，潦水为地面混浊的雨水，含有较多的硅酸盐物质，也具有较强的吸附能力，起类似人工肝的作用[1]，适合重症黄疸。

黄疸病汤方类的应用

张仲景关于黄疸的治疗明显有阶段性，早期要注意麻黄的作用，因为麻黄不仅有发汗作用，也有利尿作用，这都有利于祛湿。黄疸明显时当利胆退黄，茵陈蒿汤是主要的方药。后期主要是养肝保肝，牡蛎泽泻散和茵陈五苓散等可以参考，散剂为主，用药简单，安全为前提。黄疸晚期在古代的条件下吸附与攻下方法有一定的效果，有借鉴作用，尤其是在缺医少药的地区。

案例1 胆总管结石治验

初诊（2015年5月27日）

现病史：汪某，男，近80岁。曾因胆囊结石和胆总管结石分别行二次手术。1年后，又因右胁胀痛住院，B超示胆总管结石1.5 cm左右，见图5-4。考虑到病人年龄偏大，建议中医保守治疗，遂来我处就诊。舌偏红，苔黄腻。

辨证：结石壅结，湿热郁结，腑气不通。

治法：利胆解毒，通腑缓急。

方药：茵陈蒿汤合枳实芍药散加减（图5-5）。

随访：患者服完10剂后，结石消失（图5-6A、B），其间无明显排石过程的疼痛，也无明显的腹泻。后又嘱咐每周服一两次，防止再次形成结石。

按：茵陈蒿汤有促进胆汁排泄的作用，因此通过胆液分泌量的增多，而增加结石上端内的胆总管压力，有助于排出结石；垂盆草和黄柏的配伍有抗菌消炎的作用，减轻胆总管内皮细胞的肿胀，有助于扩胆总管的相对内径；枳实芍药的配伍属于治疗腹痛的专用方药枳实芍药散，有解痉止痛的效果，大柴胡汤中也有此配伍。

因为此病人酗酒，每周服用此方一两次，对于防止肝内结石再生大有裨益，犹时常“清通阴沟”，实际效果也的确如此，这么多年下来未再发作（图5-7）。

产后腹痛，烦满不得卧，枳实芍药散主之。

[1] William M. Lee, Roger Williams. Acute liver failure［M］. Cambridge, University press, 2011: 27–28, 81.

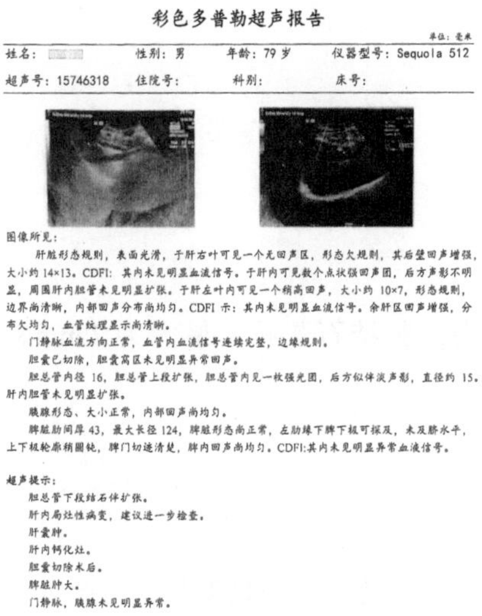

彩色多普勒超声报告

单位：毫米

姓名：　性别：男　年龄：79 岁　仪器型号：Sequola 512

超声号：15746318　住院号：　科别：　床号：

图像所见：

肝脏形态规则，表面光滑，于肝右叶可见一个无回声区，形态欠规则，其后壁回声增强，大小约 14×13。CDFI：其内未见明显血流信号。于肝内可见数个点状强回声团，后方声影不明显，周围肝内胆管未见明显扩张。于肝左叶内可见一个稍高回声，大小约 10×7，形态规则，边界尚清晰，内部回声分布尚均匀。CDFI 示：其内未见明显血流信号。余肝区回声增强，分布欠均匀，血管纹理显示尚清晰。

门静脉血流方向正常，血管内血流信号连续完整，边缘规则。

胆囊已切除，胆囊窝区未见明显异常回声。

胆总管内径 16，胆总管上段扩张，胆总管内见一枚强光团，后方似伴淡声影，直径约 15。肝内胆管未见明显扩张。

胰腺形态、大小正常，内部回声尚均匀。

脾脏肋间厚 43，最大长径 124，脾脏形态尚正常，左肋缘下脾下极可探及，未及脐水平，上下极轮廓稍圆钝，脾门切迹清楚，脾内回声尚均匀。CDFI:其内未见明显异常血液信号。

超声提示：

胆总管下段结石伴扩张。

肝内局灶性病变，建议进一步检查。

肝囊肿。

肝内钙化灶。

胆囊切除术后。

脾脏肿大。

门静脉，胰腺未见明显异常。

图 5-4　超声报告示结石 1.5 cm

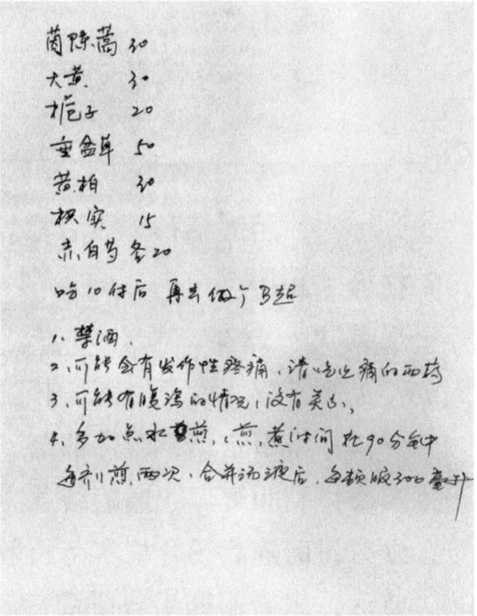

茵陈蒿 30

大黄 30

栀子 20

垂盆草 50

黄柏 30

枳实 15

赤、白芍 各 20

吃 10 付后　再去做个 B 超

1. 禁酒.

2. 可能会有发作性疼痛，请吃止痛的西药

3. 可能有腹泻的情况，没有关系，

4. 多加点水煎煮，煎煮时间在 90 分钟

每剂煎两次，合并汤液后，每顿服 300 毫升

图 5-5　处方及煎服法

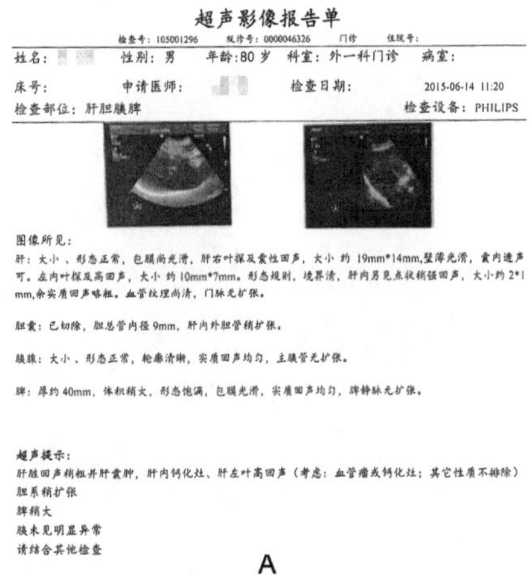

超声影像报告单

检查号：105001296　就诊号：0000046326　门诊　住院号：

姓名：　性别：男　年龄:80 岁　科室：外一科门诊　病室：

床号：　申请医师：　检查日期：　2015-06-14 11:20

检查部位：肝胆胰脾　检查设备：PHILIPS

图像所见：

肝：大小、形态正常，包膜尚光滑，肝右叶探及囊性回声，大小约 19mm*14mm,壁薄光滑，囊内透声可。左内叶探及高回声，大小约 10mm*7mm。形态规则，境界清，肝内另见点状稍强回声，大小约 2*1 mm,余实质回声略粗。血管纹理尚清，门脉无扩张。

胆囊：已切除，胆总管内径 9mm，肝内外胆管稍扩张。

胰腺：大小、形态正常，轮廓清晰，实质回声均匀，主胰管无扩张。

脾：厚约 40mm，体积稍大，形态饱满，包膜光滑，实质回声均匀，脾静脉无扩张。

超声提示：

肝脏回声稍粗并肝囊肿，肝内钙化灶、肝左叶高回声（考虑：血管瘤或钙化灶：其它性质不排除）

胆系稍扩张

脾稍大

胰未见明显异常

请结合其他检查

A

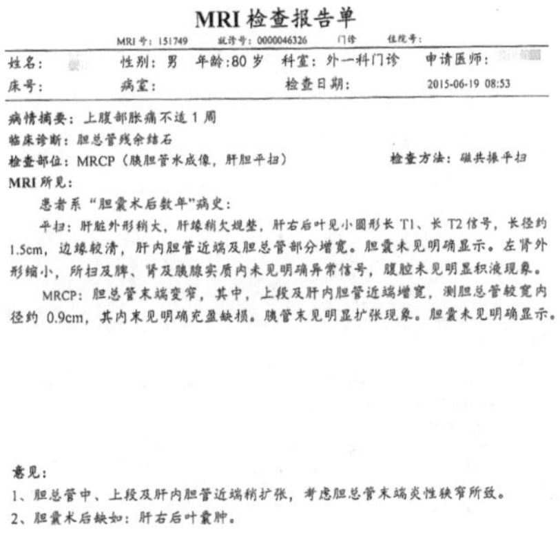

MRI 检查报告单

MRI 号：151749　就诊号：0000046326　门诊　住院号：

姓名：　性别：男　年龄:80 岁　科室：外一科门诊　申请医师：

床号：　病室：　检查日期：　2015-06-19 08:53

病情摘要：上腹部胀痛不适 1 周

临床诊断：胆总管残余结石

检查部位：MRCP（胰胆管水成像，肝胆平扫）　检查方法：磁共振平扫

MRI 所见：

患者系“胆囊术后数年”病史：

平扫：肝脏外形稍大，肝缘稍欠规整，肝右后叶见小圆形长 T1、长 T2 信号，长径约 1.5cm，边缘较清，肝内胆管近端及胆总管部分增宽。胆囊未见明确显示。左肾外形缩小，所扫及脾、肾及胰腺实质内未见明确异常信号，腹腔未见明显积液现象。

MRCP：胆总管末端变窄，其中，上段及肝内胆管近端增宽，测胆总管较宽内径约 0.9cm，其内未见明确充盈缺损。胰管未见明显扩张现象。胆囊未见明确显示。

意见：

1、胆总管中、上段及肝内胆管近端稍扩张，考虑胆总管末端炎性狭窄所致。

2、胆囊术后缺如：肝右后叶囊肿。

B

图 5-6　超声及 CT 报告示结石消失

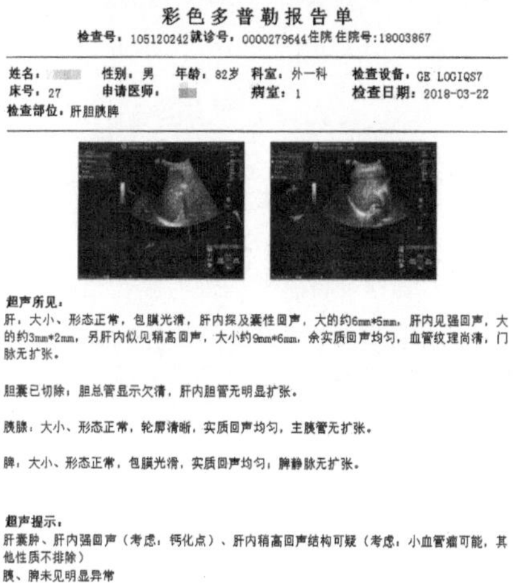

彩色多普勒报告单

检查号：105120242 就诊号：0000279644 住院 住院号:18003867

姓名：　性别：男　年龄：82岁　科室：外一科　检查设备：GE LOGIQS7

床号：27　申请医师：　病室：1　检查日期：2018-03-22

检查部位：肝胆胰脾

超声所见：

肝：大小、形态正常，包膜光滑，肝内探及囊性回声，大的约6mm*5mm，肝内见强回声，大的约3mm*2mm，另肝内似见稍高回声，大小约9mm*6mm，余实质回声均匀，血管纹理尚清，门脉无扩张。

胆囊已切除：胆总管显示欠清，肝内胆管无明显扩张。

胰腺：大小、形态正常，轮廓清晰，实质回声均匀，主胰管无扩张。

脾：大小、形态正常，包膜光滑，实质回声均匀：脾静脉无扩张。

超声提示：

肝囊肿、肝内强回声（考虑：钙化点）、肝内稍高回声结构可疑（考虑：小血管瘤可能，其他性质不排除）

胰、脾未见明显异常

图 5-7　超声报告示胆总管无结石生成

枳实芍药散方

枳实烧令黑，勿太过　芍药等分

上二味，杵为散，服方寸匕，日三服，并主痈脓，以麦粥下之。

案例2　胆囊结石失败治验

初诊（2019 年 8 月 14 日）

现病史：赵某，女，50 岁。胆囊炎，胆结石数枚，最大为 7 mm × 5 mm，见图 5-8。舌苔厚腻，脉弦滑。

辨证：结石壅结，湿热郁结，腑气不通。

治法：利胆解毒，通腑缓急。

方药：茵陈蒿汤合枳实芍药散加减（图 5-9）。

随访：患者服药后自觉腹部肠蠕动加快，麦氏点痞硬明显，后此方再续服 7 剂。B 超示胆囊颈部结石挤在了一起，变大为 10 mm × 8 mm。排石失败（图 5-10），后经腹腔镜行胆囊摘除术。

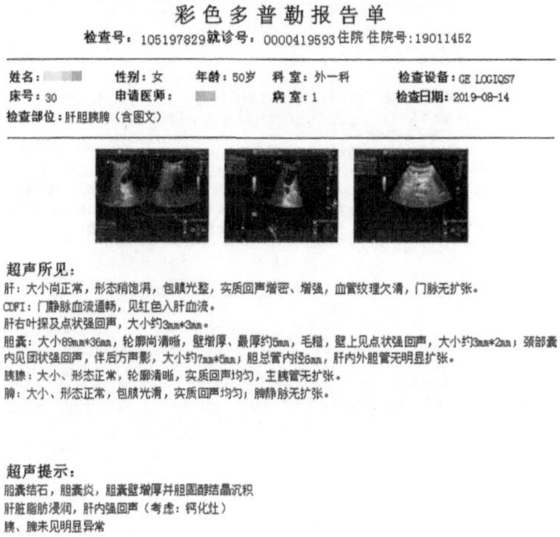

彩色多普勒报告单

检查号：105197829就诊号：0000419593住院 住院号:19011452

姓名：　性别：女　年龄：50岁　科 室：外一科　检查设备：GE LOGIQS7
床号：30　申请医师：　病 室：1　检查日期：2019-08-14
检查部位：肝胆胰脾（含图文）

超声所见：
肝：大小尚正常，形态稍饱满，包膜光整，实质回声增密、增强，血管纹理欠清，门脉无扩张。
CDFI：门静脉血流通畅，见红色入肝血流。
肝右叶探及点状强回声，大小约3mm*3mm。
胆囊：大小89mm*36mm，轮廓尚清晰，壁增厚、最厚约5mm，毛糙，壁上见点状强回声，大小约3mm*2mm；颈部囊内见团状强回声，伴后方声影，大小约7mm*5mm；胆总管内径6mm，肝内外胆管无明显扩张。
胰腺：大小、形态正常，轮廓清晰，实质回声均匀，主胰管无扩张。
脾：大小、形态正常，包膜光滑，实质回声均匀；脾静脉无扩张。

超声提示：
胆囊结石，胆囊炎，胆囊壁增厚并胆固醇结晶沉积
肝脏脂肪浸润，肝内强回声（考虑：钙化灶）
胰、脾未见明显异常

图 5-8　胆囊超声报告示有结石

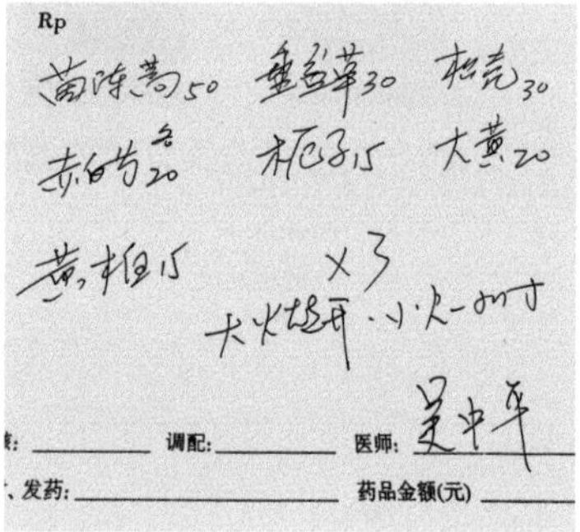

Rp
茵陈蒿50　金钱草30　枳壳30
赤白芍各20　栀子15　大黄20
黄柏15　×7
调配：　医师：
发药：　药品金额(元)

图 5-9　治疗处方

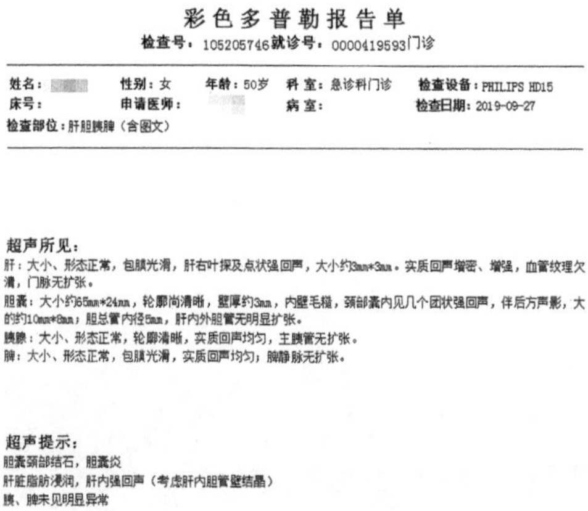

彩色多普勒报告单

检查号：105205746就诊号：0000419593门诊

姓名：　性别：女　年龄：50岁　科 室：急诊科门诊　检查设备：PHILIPS HD15
床号：　申请医师：　病 室：　检查日期：2019-09-27
检查部位：肝胆胰脾（含图文）

超声所见：
肝：大小、形态正常，包膜光滑，肝右叶探及点状强回声，大小约3mm*3mm。实质回声增密、增强，血管纹理欠清，门脉无扩张。
胆囊：大小约65mm*24mm，轮廓尚清晰，壁厚约3mm，内壁毛糙，颈部囊内见几个团状强回声，伴后方声影，大的约10mm*8mm；胆总管内径5mm，肝内外胆管无明显扩张。
胰腺：大小、形态正常，轮廓清晰，实质回声均匀，主胰管无扩张。
脾：大小、形态正常，包膜光滑，实质回声均匀；脾静脉无扩张。

超声提示：
胆囊颈部结石，胆囊炎
肝脏脂肪浸润，肝内强回声（考虑肝内胆管壁结晶）
胰、脾未见明显异常

图 5-10　服药后结石挤在胆囊颈部

按：案例 1 和案例 2，同样的方子治疗不同部位的结石，治疗结果并不一样。对于案例 2 中的胆囊结石病人，其主治医师当时也说吃中药应该排不出这种结石，果如其言。从肝总管、胆总管和胆囊的解剖位置来看[1]（图 5-11），肝总管和胆总管部位的石头的确容易排出（绿线示意），而胆囊部位的结石（红线示意）从胆汁分泌、储存的流动性来看不好排出。

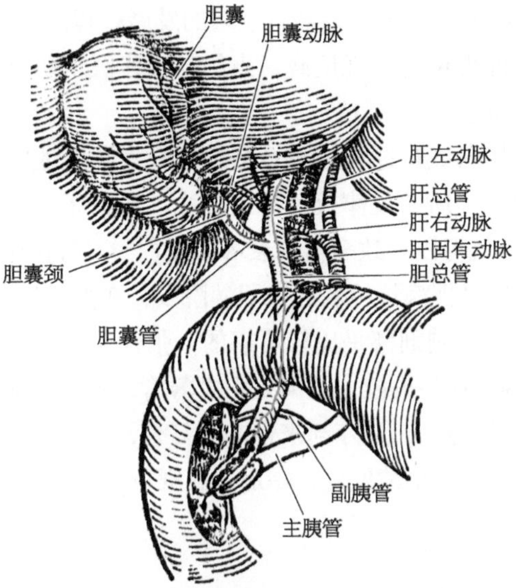

图 5-11　胆囊、肝总管、胆总管解剖示意图

五、反映六经病证变化和辨治的最具代表性条文

在《伤寒论》中能最大程度地反映六经病证变化和辨治的条文是哪条呢？当然是 231 和 232 条。

阳明中风，脉弦浮大而短气，腹都满，胁下及心痛，久按之气不通、鼻干，不得汗，嗜卧，一身及目悉黄，小便难，有潮热，时时哕，耳前后肿。刺之小差，外不解，病过十日，脉续浮者，与小柴胡汤。（231）

脉但浮，无余证者，与麻黄汤。若不尿，腹满加哕者，不治。（232）

在 231 条中，腹都满的“都”当作名词，与“州都之官”之“都”同义，指腹水严重。“耳前后肿”指面部高度浮肿。刺之小差，指放腹水后，腹都满症状稍有缓解。我们认为这两条条文应该放在一起分析。

[1] 吴阶平，裘法祖．黄家驷外科学［M］．北京：人民卫生出版社，1988：1191.

此病证应该较凶险，传变迅速，在太阳病阶段，宜尽早汗之，可与麻黄汤发汗解表。若误治、失治，病传少阳或阳明，可与小柴胡汤清解少阳，或与承气汤攻下存阴。若再误治、失治，热盛耗津伤阳，导致心肾阳气虚衰，宜急救回阳，可与四逆汤。若出现腹都满，身黄，小便难，比较难治（“不治”），可以考虑试用硝石矾石散（膀胱急，少腹满，身尽黄，额上黑，足下热）或者人工肝代替治疗。

结合现代医学，我们认为这是对应严重感染→全身性炎症反应综合征→多器官功能障碍综合征→多器官衰竭的发展过程。《伤寒论》是一部外感病专著，是病证现象的客观记载，当然与现代医学研究的内容吻合，只是表述方式不同而已。

这两条条文将六经辨证与脏腑经络辨证最大限度地联系在一起，反映了外感病发生发展预后的规律及其治疗方法。那临床上是否有这样的病证呢？当然有，感冒就可以导致多器官衰竭而死亡[1]。防止这种悲剧发生最最重要的策略还是尽量把病情控制在太阳病阶段，在太阳病阶段内解决问题，含麻黄及其生物碱的制剂都是比较可靠的，张仲景也推荐麻黄汤（具体详见麻黄汤条）。否则病势失控，脱离太阳之藩篱，则必势如破竹，熊熊大火燃起（高热或者极高热），治疗起来也非常复杂，后果难料。我们不仅耳闻此事，身边常有这样的事情发生，一定要高度重视。

[1] http://news. sina. com. cn/s/wh/2017-12-27/doc-ifyqchnr6369239. shtml（29 岁女子感冒 4 天后不幸去世，忽视这件事容易猝死）

第六章 / 少阳病篇

一、少阳病概说

何为少阳病？“口苦，咽干，目眩也”，符合这类证候群定义特征的名之为少阳病。少阳病的成因主要有两个方面：一是本经受邪。多因素体虚弱，抗邪无力，外邪直犯而成。《伤寒经》第97条“血弱气尽，腠理开，邪气因入，与正气相搏，结于胁下”，及264条“少阳中风，两耳无所闻，目赤，胸中满而烦”即是。二是他经传来。多因误治、失治，或由太阳传入少阳，或由他经归于少阳。由于少阳与厥阴为表里，当厥阴正气来复时，也可脏邪还腑，转出少阳。

少阳病不管其成因如何，在这个阶段，尽管外邪炽盛，终归有正气亏虚之方面，故少阳病阶段不忘补虚。少阳病的脉弦细反映了邪盛正气略有不足的病机特点，弦为少阳主脉，细为正气略有不足，还没有到虚盛的程度。

伤寒，脉弦细，头痛发热者，属少阳。少阳不可发汗，发汗则谵语，此属胃。胃和则愈，胃不和，烦而悸。（265）

本太阳病不解，转入少阳者，胁下硬满，干呕不能食，往来寒热，尚未吐下，脉沉紧者，与小柴胡汤。（266）

少阳病是外感病发展的一个阶段，有正气亏虚的一面，大凡一般的外感病，在病邪性质、个人体质、感邪时间的长短、治疗护理是否得当等方面往往体现出病人的虚性阶段，所以在很多外感病发展过程中，往往隐含了一些少阳病的特征，如太阳病阶段，即使病人没有明显的中风、伤寒病证表现，而有发热时，也可用以小柴胡汤治疗。

少阳为枢，“枢”就是枢纽、关键的意思，这是少阳病的邪正关系的真实反映，稍有差池，便迅速向三阴病发展，治疗更为困难。

少阳病的治疗以清解为主，扶正为辅，小柴胡汤为基础方，主要起退热作用。柴胡、黄芩清解少阳邪热，参、枣、草补虚，小半夏汤降逆止呕，对症处理。柯雪帆教授不提倡“和解”的说法，他认为“和”不像其他七法针对特定病邪，而缺少明确的意义和对象。

在宋本《伤寒论》中少阳病的内容非常少，只有10条条文。而《伤寒论》中小柴胡汤方的条文又特别多，有 17 条。分析这 17 条条文的症状，发现基本都不具备“口苦，咽干，目眩”的特征，这就说明少阳病正治之方为小柴胡汤，反之，用小柴胡汤治疗的病证并不都是少阳病。但是用小柴胡汤治疗的病证具有邪盛正气略有不足的基本特征，这是我们临证时应该要把握的。

二、小柴胡汤

代表性原文及分析

伤寒五六日中风，往来寒热，胸胁苦满，嘿嘿不欲饮食，心烦喜呕，或胸中烦而不呕，或渴，或腹中痛，或胁下痞硬，或心下悸、小便不利，或不渴、身有微热，或咳者，小柴胡汤主之。（96）

柴胡半斤　黄芩三两　人参三两　半夏半升洗　甘草炙　生姜切各三两　大枣十二枚擘

上七味，以水一斗二升，煮取六升，去滓，再煎取三升，温服一升，日三服。若胸中烦而不呕者，去半夏、人参，加栝楼实一枚；若渴，去半夏，加人参合前成四两半、栝楼根四两；若腹中痛者，去黄芩，加芍药三两；若胁下痞硬，去大枣，加牡蛎四两；若心下悸、小便不利者，去黄芩，加茯苓四两；若不渴、外有微热者，去人参，加桂枝三两，温覆微汗愈；若咳者，去人参、大枣、生姜，加五味子半升、干姜二两。

这是小柴胡汤方证的代表性原文，主要症状为往来寒热，胸胁苦满，嘿嘿不欲饮食，心烦喜呕等。“伤寒五六日中风”意指中风、伤寒多日以后，都可以转化为小柴胡汤证，发热最常见，但临床使用小柴胡汤最常用的还是“一证便是”的辨证方法（前面已论述过这种辨证方法了，参见桂枝汤条）。

伤寒中风，有柴胡汤证，但见一证便是，不必悉具。凡柴胡汤病证而下之，若柴胡证不罢者，复与柴胡汤，必蒸蒸而振，却复发热汗出而解。（101）

该条文反映小柴胡汤证情的不典型性和曲折性。不典型性故用“一证便是”的辨证方法，曲折性反映小柴胡汤使用的广泛性和可靠性。

本方中的柴胡剂量特别大，达八两之多（125 g），退热效果明显，一般用此方退热也强调柴胡剂量不能太小，建议 30～60 g，也未见有大汗淋漓之象 [1]。柴胡剂量大，带来很明显的“去肠胃中结气和推陈致新”的通便

[1] 王致道，余天福．谈外感高热用大剂量柴胡的体会［J］．福建中医药，1995，26（4）：50.

效果[1]（芍药、石膏、柴胡、大黄等均具有一定的通便效果，见前述）。方中剂量较大的药物，可先煎，也可以用大量水先煎后，“去滓再煎”。

阳明病，发潮热，大便溏，小便自可，胸胁满不去者，与小柴胡汤。(229)

阳明病，胁下硬满，不大便而呕，舌上白胎者，可与小柴胡汤。上焦得通，津液得下，胃气因和，身濈然汗出而解。(230)

这两条条文是“一证便是”辨证方法的应用，230条说明小柴胡汤不发汗而有解表之功，不泻下而有通便之力，这都与柴胡剂量大有关。

关于小柴胡汤证，需要作进一步补充讲解。

1. 往来寒热

指先恶寒、寒战而后发热，汗出热退，一段时间后复又一轮寒热的过程。读中医文献的时候，需要注意的是往来寒热的病源。一般常见有三种：少阳病、疟疾和热入血室。尤其是少阳病和疟疾的往来寒热，在古代文献中多数是分不清楚的，徐灵胎云“何以名疟？乍寒乍热是也”[2]。古人一般统称疟或疟状，把这个问题说清楚的是叶天士，分为风寒正疟和暑湿时疟（跟季节有关），前者相当于少阳病的往来寒热，后者可能是真正的疟疾[3]。

2. 关于柴胡劫肝阴的问题

“柴胡劫肝阴，葛根竭胃汁”，许多文献都说是张凤逵在《伤暑全书》说的，但我们翻遍全书，并未找到相关记载。倒是《临证指南医案》的确有这样的原话。我们在《温病学派对小柴胡汤的认识及相关探讨》一文中对此进行了深刻的探讨，主要有两个原因：一是小柴胡汤的组成有柴胡、黄芩；参、枣、草；小半夏汤。可以看出此方清热解毒能力比较弱，而对于温热病而言，毒重热盛，一般都强调用清热解毒之剂，故单纯用小柴胡汤治疗温热病，显得病重药轻；二是疟疾也多表现往来寒热，这与小柴胡汤证的往来寒热极其相似，古人是无法区别开来的，故用小柴胡汤治疗疟疾，根本不起截疟作用，是药不对证。不管是病重药轻，还是药不对证，用小柴胡汤治疗都不全面或者不合适，接下来的病情发展将是高热仍将发生或者继续，势必热极生风，肝风内动，表现为高热惊厥、抽搐等，古人认为是柴胡导致的。显然，综合两方面因素，“柴胡劫肝阴”并不是柴胡之过，而是医生的错。

3. 关于日本小柴胡汤副作用的报道

20世纪末，大约在1995年，日本人多次报道小柴胡汤的副作用，尤

[1] 张桂生．小柴胡汤治疗便秘［J］．山西中医，2008，24（12）：13.

[2] 叶天士．徐评临证指南医案［M］．上海：上海科学技术出版社，1959：740.

[3] 吴中平，陈孝银，柯雪帆．温病学派对小柴胡汤的认识及相关探讨［J］．中医杂志，2005，46（11）：859-860.

其是间质性肺炎导致十余人死亡的案例，影响颇大。日本人研究汉方药可真是匠心独运，精致之极，小柴胡汤对肝炎、肝硬化和肝癌都有一定的防治作用（药理研究），故不辨证地长时间运用小柴胡汤，有的病人服用十余年，这肯定不合适，故引起服用小柴胡汤后出现一定的副作用，对此我们有专门的论述[1]。

4. 三阳合病，治从少阳

说明小柴胡汤为退热良药，并且具有通用性，不典型的中风伤寒发热或者阳明发热等，均可以用小柴胡汤加减治疗。

伤寒四五日，身热恶风，颈项强，胁下满，手足温而渴者，小柴胡汤主之。（99）

这就是三阳经病证均有的情况下且都不太明显，治从少阳，用小柴胡汤治疗是合适的。当然，这时如果兼有身体骨节疼痛，这是太阳病较为明显，显然小柴胡汤不具有治疗身体骨节疼痛的能力，故需要合用桂枝汤，即柴胡桂枝汤。如兼有腹部不适，心下急或心中痞硬，说明阳明腑实明显，需要合小承气汤变方。如兼有燥屎、谵语、潮热，说明阳明热结明显，需要加芒硝。

伤寒六七日，发热微恶寒，支节烦疼，微呕，心下支结，外证未去者，柴胡桂枝汤主之。（146）

桂枝一两半去皮　黄芩一两半　人参一两半　甘草一两炙　半夏二合半洗　芍药一两半　大枣六枚擘　生姜一两半切　柴胡四两

上九味，以水七升，煮取三升，去滓，温服一升，本云人参汤，作如桂枝法，加半夏、柴胡、黄芩，复如柴胡法。今用人参作半剂。

实际上，有时候典型的伤寒或者阳明腑实证，也可以用小柴胡汤加减来退热。如伤寒的病人不适合服用麻黄汤时（如有早搏和房室传导阻滞类的少阴证），怎么办呢？

太阳病，十日以去，脉浮细而嗜卧者，外已解也。设胸满胁痛者，与小柴胡汤。脉但浮者，与麻黄汤。（37）

这条显示伤寒发生传变后用小柴胡汤治疗胸满胁痛，这是字面上的意思。实际上揭示可以用小柴胡汤加减来代替麻黄汤，但小柴胡汤不能解决伤寒麻黄汤证的身体骨节疼痛的问题，故当然最好合用桂枝汤（同146条）。

[1] 吴中平，柯雪帆 . 小柴胡汤毒副作用探讨［J］. 中医杂志，1997，38（7）：442.

小柴胡汤类的应用

小柴胡汤具有良好的退热，《伤寒论》中的太阳病、阳明病和少阳病，甚至厥阴病和劳复病篇都有相关内容，外感发热可用，内伤发热也可以用。叶天士化裁本方，用小剂量柴胡，体现疏肝清火，益气健脾之用（即叶氏所谓的“泄少阳，补太阴”[1]）。

案例　长期低热

初诊（2019 年 3 月 10 日）

现病史：李某，男，16 岁。低热 1 月余，每日午后到傍晚热甚，温度可达 38℃左右，入夜及上午热不明显。病人自觉乏力，胸闷，眠差。舌苔白腻（图 6–1A），脉弦。约 2 个月前曾因“链球菌感染和上呼吸道感染”入院治疗，结核杆菌检查（–），C 反应蛋白＜ 3.13 mg/L。

辨证：邪入少阳，邪盛正略亏。

治法：清解少阳，适当扶正。

方药：予小柴胡汤加减（图 6–1B）。

随访：1 剂后，症状明显减轻，3 剂尽热退。后又发热，续服 7 剂治愈。

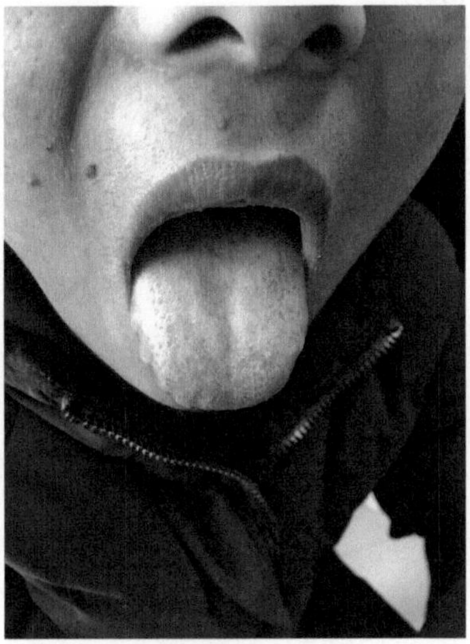

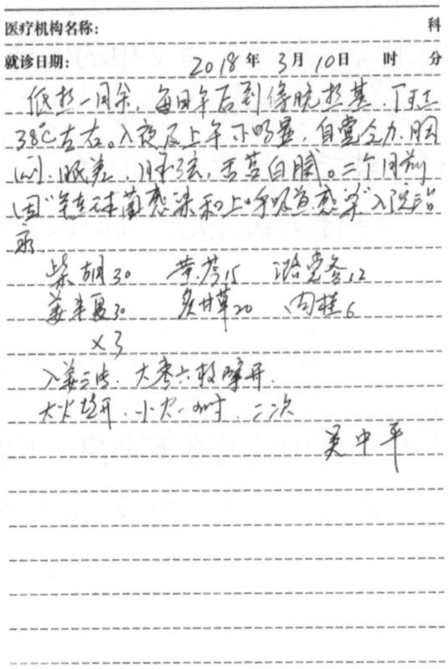

医疗机构名称：　　　　科

就诊日期：2018 年 3 月 10 日　时　分

低热一月余，每日午后到傍晚热甚，可达38℃左右。入夜及上午不明显，自觉乏力，胸闷，眠差，脉弦，舌苔白腻。二个月前因“链球菌感染和上呼吸道感染”入院治疗

柴胡30　黄芩15　党参12

姜半夏30　炙甘草20　肉桂6

×3

入姜三片，大枣六枚擘开。

大火烧开，小火一小时，二次

吴中平

A　　　　B

图 6–1　长期低热治验

A　就诊时舌苔白腻；B　小柴胡汤加减

[1] 叶天士．徐评临证指南医案［M］．上海：上海科学技术出版社，1959：401.

三、大柴胡汤

代表性原文及分析

太阳病，过经十余日，反二三下之，后四五日，柴胡证仍在者，先与小柴胡。呕不止，心下急，郁郁微烦者，为未解也，与大柴胡汤下之则愈。（103）

柴胡半斤　黄芩三两　芍药三两　半夏半升洗　生姜五两切　枳实四枚炙　大枣十二枚擘

上七味，以水一斗二升，煮取六升，去滓，再煎，温服一升，日三服。一方加大黄二两，若不加，恐不为大柴胡汤。

伤寒发热，汗出不解，心中痞硬，呕吐而下利者，大柴胡汤主之。（165）

此为在少阳病基础上复出现腑实结聚，以实为主，腹部症状明显（心下急、心中痞硬），属少阳阳明同病。故清解少阳的同时需要通腑泻实，大黄清热泻实，为攻下的基础药，枳实芍药散起行气消痞、缓急止痛的效果。

165条的大柴胡汤证的下利可以认为是热结旁流，从症状来看，可能是胆道梗阻的表现，下利粪便呈灰白色样。

宋本《伤寒论》原文中的大柴胡汤方中无大黄，经考证应该是脱落无疑，当有大黄。既然大黄都脱落了，那么甘草脱落的可能性也是有的。大柴胡汤中柴胡剂量大，仍旧半斤，说明发热明显，依仲景用药经验，甘草必用。再结合文献研究，我们认为大柴胡汤中应该也有甘草三两[1]。

大柴胡汤类的应用

大柴胡汤中的芍药有非常好的解痉止痛作用，因此，治疗胆道系统的痉挛此药多用。可参考本书“阳明病篇”中茵陈蒿汤条的胆总管结石治验。

四、柴胡加芒硝汤

代表性原文及分析

伤寒十三日不解，胸胁满而呕，日晡所发潮热，已而微利，此本柴胡证，下之以不得利，今反利者，知医以丸药下之，此非其治也。潮热者，

[1] 邵家东，陈萌，吴中平．大柴胡汤当有甘草辨析［J］．时珍国医国药，2015，26（11）：2731-2732.

实也，先宜服小柴胡汤以解外，后以柴胡加芒硝汤主之。(104)

柴胡二两十六铢　黄芩一两　人参一两　甘草一两炙　生姜一两切　半夏二十铢本云五枚，洗　大枣四枚擘　芒硝二两

上八味，以水四升，煮取二升，去滓，内芒硝，更煮微沸，分温再服。不解，更作。

本条如果按字面理解，先服小柴胡汤，后进以柴胡加芒硝汤，则本条显得毫无价值。

正确的理解是本证少阳热盛，向阳明病发展（日晡所发潮热），按“一证便是”的原则，小柴胡汤足够用了（229、230条也是这样的）。但本条邪热深入较重（应该有谵语），也是涉及少阳阳明同病，小柴胡汤力量不够，故加芒硝通便泻热。每次服用一两芒硝，故有较为明显的腹泻。因为小柴胡汤清解邪热，也有一定的通便效果，配用二两芒硝的同时，将小柴胡汤剂量减为1/3。

前面学习了阳明病承气汤证之间的联系与区别，大柴胡汤证与柴胡加芒硝汤证就比较好理解了。大柴胡汤证与柴胡加芒硝汤证均为少阳阳明同病，它们的联系与区别见表6-1，两者关系有点类似大承气汤证与调胃承气汤的关系。

表6-1　大柴胡汤证与柴胡加芒硝汤证的联系与区别

方证名	病机	症状差异	服药后反应
大柴胡汤证	少阳阳明同病	腹部症状明显（心下急，心中痞硬）	腹部症状缓解
柴胡加芒硝汤证		热象明显（谵语）	腹泻热退神清

五、其他柴胡剂

代表性原文及分析

1. 柴胡桂枝干姜汤

伤寒五六日，已发汗而复下之，胸胁满微结，小便不利，渴而不呕，但头汗出，往来寒热，心烦者，此为未解也，柴胡桂枝干姜汤主之。(147)

柴胡半斤　桂枝三两去皮　干姜二两　栝楼根四两　黄芩三两　牡蛎二两熬　甘草二两炙

上七味，以水一斗二升，煮取六升，去滓，再煎取三升，温服一升，日三服，初服微烦，复服汗出便愈。

此条病机为少阳邪热弥漫兼水气内停。方中柴胡、黄芩、甘草同用，以清解少阳邪热。桂枝、干姜同用以利水湿、化饮。牡蛎、天花粉是常用的一个药对，有三个方面的功效，生津止渴、散结、利小便。

本条尽管有小便不利，但往来寒热明显，故甘草还是要用的。

2. 柴胡加龙骨牡蛎汤

伤寒八九日，下之，胸满烦惊，小便不利，谵语，一身尽重，不可转侧者，柴胡加龙骨牡蛎汤主之。(107)

柴胡四两　龙骨　黄芩　生姜切　铅丹　人参　桂枝去皮　茯苓各一两半　半夏二合半洗　大黄二两　牡蛎一两半熬　大枣六枚擘

上十二味，以水八升，煮取四升，内大黄，切如棋子，更煮一两沸，去滓，温服一升。本云，柴胡汤今加龙骨等。

本条病机为邪热充斥少阳，三焦也受累及（三焦少阳为身之孤腑，为全身气机、水液运行之道路），气机、水液运行异常等。胸满、一身尽重、不可转侧为三焦气机不通。小便不利为三焦水液运行受阻。痰饮化热，痰热扰心则烦惊、谵语。故治当清解少阳邪热，同时利水，化痰定惊。小柴胡汤清解少阳邪热（去甘草）；茯苓、桂枝、牡蛎配伍温化水饮、利水；大黄，釜底抽薪，清热泻火；龙骨、牡蛎、铅丹配伍重镇安神。铅丹有毒，可代之以生铁落。

本条热象较轻甚至不明显，因有小便不利，故不用甘草。

据研究本方对癫痫、癫狂有一定的效果[1-2]。

六、三阳经病的本证小结

三阳经病的本证都有热象，甚至也有高热，前面说过，三阳经病本证的方药具有“三纲”特性，特点如下。

（1）桂枝汤→麻黄汤→大青龙汤适用于外感早期，有明显的表证，病症呈递进性。

（2）小承气汤→大承气汤→调胃承气汤适用于阳明病阶段，一般有热、腑实（胀、闭），根据热与实程度的差异而定。

（3）白虎加人参汤相对上述两种情况，六大类症状非常明显，尤其是口渴最具特征性，而典型的阳明腑实证口渴并不严重（《伤寒论》中不强调口渴）。

（4）小柴胡汤→大柴胡汤→柴胡加芒硝汤适用于少阳阶段。小柴胡汤

[1] 钟强．癫痫病经方治验三则［J］．四川中医，1996，14（5）：33-34.

[2] 庞伟．柴胡加龙骨牡蛎汤联合利培酮治疗精神分裂症临床研究［J］．新中医，2019，51（7）：72-75.

是退热要药，可用于一般性发热病证中。往来寒热、胸胁苦满、嘿嘿不欲饮食，心烦喜呕为小柴胡汤证的典型特征。如果具备这些症状，使用小柴胡汤没有什么困难。但临床上，有几点需要注意：① 不典型的太阳病，不典型的阳明病，都可以考虑用小柴胡汤治疗。② 结合有外在表证（如骨节疼痛），可以考虑合用桂枝汤。③ 结合有燥屎致谵语情况，可以考虑加用芒硝。④ 结合有腹部症状如心下急、心中痞硬等，可以考虑加用大黄、芍药、枳实等。

总之，小柴胡汤退热具有通用性，非典型的太阳病、阳明病，首选小柴胡汤，柴剂量要大，其适用范围更广。因此，从某种程度来看，在退热方面，它也可以替代某些典型的太阳病、阳明病用方。这可能是“三阳合病，治从少阳”临证心得的结果！

第七章 / 太阴病篇

一、太阴病概说

何为太阴病？“腹满而吐，食不下，自利益甚，时腹自痛（273）”，符合这类证候群特征的名之为太阴病。太阴包括足太阴脾经和手太阴肺经，从症状描述来看，应该是指足太阴脾经为主。足太阴脾经，起于足大趾内侧端，上行过内踝，沿下肢内侧前缘上行，入腹，属脾络胃。大凡脾胃病，多与太阴有关，故统称之（因为在古代，人们还没有消化系统的概念）。太阴病的成因主要有三个方面：一是外邪直中，素体脾阳不足，感受六淫邪气，使寒湿之邪直犯中焦而发为太阴病。二是杂病内生。多因先天禀赋不足，内伤生冷，或忧思伤脾，或饮食劳倦所伤，导致脾阳虚弱，运化失司。三是他经传来，形成与太阴同病或者纯太阴病。

宋本《伤寒论》中太阴病篇的内容只有 8 条，但我们想想看，三阳经这类发热性疾病势必引起胃口不好、胃纳欠佳、腹胀满等。第 3 条的“呕逆”和第 12 条的“鼻鸣干呕”等，这些已经涉及太阴病了。因此，可以说外感病中的太阴病并不少见，而在《伤寒论》中其内容及诊治散在其他五经病中了，只是我们有时不注意，忽略掉了而已。现代医学研究表明的感染性发热引起消化道症状与《伤寒论》中脾胃病表现具有相似性[1]，都是客观事实的反映。

太阴为三阴之首，是三阴病的初始阶段。因此，兼夹的太阴病如合病、并病和其他同病，其治疗方法也需要同治，最好的办法是所选方药具有同治功能。有没有呢？有！在《伤寒论》中就有，代表性的方药就是桂枝汤、甘草等。如桂枝汤既有解肌祛风的治疗太阳病作用，也有和胃益脾的治疗太阴病的功能。太阴病重一些，倍芍药，再重一些，后天失养，气血不旺，面色萎黄，再加饴糖。甘草亦然，不仅发热必用，且有缓和病势和解毒作用，也有益气健脾，调护太阴，故用之甚广，以致后世认为其为“国老”“和药”（当然，张仲景使用甘草是有严格指征的，有原则的）。

而纯粹的太阴病其病机为太阴脾阳虚弱，运化无力，湿阻气滞，清浊不分，其性质为里、虚、寒证。治宜温运中阳，健脾胜湿。

[1] 金惠铭，王建枝．病理生理学［M］．北京：人民卫生出版社，2006：98.

自利不渴者，属太阴，以其藏有寒故也，当温之，宜服四逆辈。（277）

此四逆辈当然也包括理中汤（丸）和小建中汤等。

“太阴病篇”辨治也符合“三纲”特点：桂枝汤→桂枝加芍药汤→小建中汤，掌握这点有助于精确把握这些汤方的使用。

总之，太阴病的病本为脾胃虚弱，病理因素为湿和气滞，它们产生的关系如下所示：太阴脾胃虚弱（寒）→运化水谷、运化水湿功能弱化→湿邪内生→阻滞气机→腹胀、食不下、自利、腹痛。故其治本在温养脾胃，对症处理不忘化湿和理气，甚至痞证的处理都要注意这些因素。

二、桂枝汤

代表性原文及分析

太阴病，脉浮者，可发汗，宜桂枝汤。（276）

桂枝三两去皮　芍药三两　甘草二两炙　生姜三两切　大枣十二枚擘

上五味，以水七升，煮取三升，去滓，温服一升。须臾，歠热稀粥一升，以助药力，温覆取汗。

这是太阴中风的代表性原文，桂枝汤既治中风，也治太阴，非常完美，桂枝汤方也可以说是太阴病的基础方。

师曰：妇人得平脉，阴脉小弱，其人渴，不能食，无寒热，名妊娠，桂枝汤主之。于法六十日当有此证，设有医治逆者，却一月加吐下者，则绝之。

妊娠恶阻第一方就是桂枝汤，说明此方的确有调和脾胃的作用。许多人担心桂枝太热或者活血，实没有必要。试问在生活中，烧菜时多放几块桂皮，孕妇有恙乎？此方药物平和、安全、可靠，对于孕妇而言，用药安全是第一位的，建议妊娠恶阻首选此方，必要时可以加服维生素 B_6。

因此，桂枝汤适合太阴病调理，脾胃病的确需要“养”。再说，脾胃病一般都与情绪紧张有一定的关联，而桂枝汤也有很好的调节情志的作用[1]。

桂枝汤类的应用

桂枝汤调和脾胃的作用非常确切，临床可以适当加减，尤其是兼有中风证时，此方堪称完美。

[1] 朱文清，吴中平．张仲景运用桂枝治疗情志疾患规律探析［J］．中医杂志，2014，55（10）：1729-1731.

案例 **太阴中风证**

初诊（2017 年 1 月 6 日）

现病史：某研究生，男，28 岁。感冒十余日，服用连翘散类的中成药（3 粒，tid，太多了！）效不显。时有骨节酸楚，自觉冷嗖嗖，纳差，乏力。舌淡苔薄腻，脉濡。

辨证：太阴中风。

治法：和太阴，解肌祛风。

方药：桂枝汤加减。

此病例属于典型的太阴中风证，因我们同在一个实验室，赠以桂枝汤为主要成分的胶囊 10 粒（含桂皮油 100 mg，50% 芍药苷 300 mg，65% 甘草酸 200 mg）。嘱自煎姜枣，送服 1 粒，数小时后全身症状明显改变，胃纳也好转。

三、桂枝加芍药汤

代表性原文及分析

本太阳病，医反下之，因尔腹满时痛者，属太阴也，桂枝加芍药汤主之；大实痛者，桂枝加大黄汤主之。（279）

桂枝加芍药汤方

桂枝三两去皮　芍药六两　甘草二两炙　大枣十二枚擘　生姜三两切

上五味，以水七升，煮取三升，去滓，温分三服。本云，桂枝汤，今加芍药。

桂枝加大黄汤方

桂枝三两去皮　大黄二两　芍药六两　生姜三两切　甘草二两炙　大枣十二枚擘

上六味，以水七升，煮取三升，去滓，温服一升，日三服。

太阴为病，脉弱，其人续自便利，设当行大黄、芍药者，宜减之，以其人胃气弱，易动故也。下利者，先煎芍药二沸。（280）

此条太阴病较前条桂枝汤证更重一些，常有腹满时痛，故加一倍芍药，体现缓急止痛的效果。如果腹痛很明显，再加大黄消瘀化癥止痛。

280 条说明 279 条的腹痛主要是有瘀血引起的，不用大黄的泻下作用，而是取其活血作用。

服用大剂量的芍药时一般会有腹泻的副作用，一段时间后机体会产生耐受，或饭后服药，可能有减轻作用。实在不行，可减量。

桂枝加芍药汤类的应用

案例　慢性胃炎

初诊（2019 年 10 月 19 日）

现病史：7 岁，男童。因纳差，面色萎黄，鼻衄，喜浊唾涎沫，易吐，便粘马桶，求诊。舌苔偏腻，脉弦。

辨证：太阴虚弱，摄津无权。

治法：和太阴，益气健脾。

方药：拟桂枝加芍药汤合四君子汤加减（图 7-1）。

服用上方 3 剂后，呕吐明显减轻，后查 HP（+）。家属停中药，进行西药杀菌后（2 日内）胃气受损严重，水药不得入口，食下即吐。我们认为，此童年小，脾胃以“养”为先，勿着急杀 HP。脾气健，诸症缓解，病菌可能自行消除。

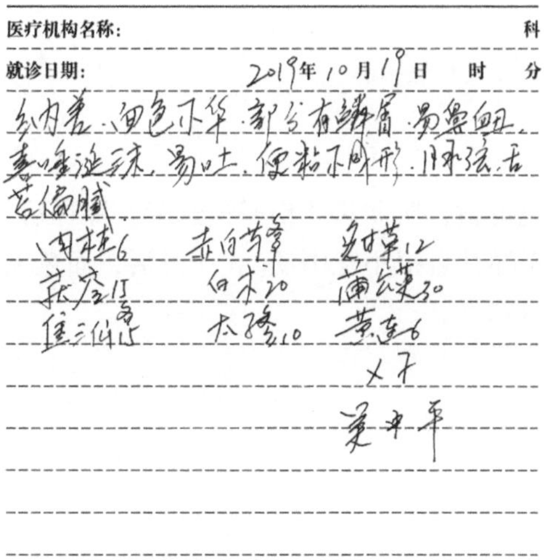
医疗机构名称：　　科
就诊日期：2019年10月19日　时　分
纳差，面色不华，部分有鳞屑，易鼻衄，喜唾涎沫，易吐，便粘不成形，脉弦，舌苔偏腻。
川桂6　赤白芍各6　炙甘草12
茯苓15　白术20　蒲公英30
焦三仙各15　太子参10　黄连6
×7

图 7-1　慢性胃炎处方

四、小建中汤

代表性原文及分析

伤寒，阳脉涩，阴脉弦，法当腹中急痛，先与小建中汤，不差者，小柴胡汤主之。(100)

桂枝三两去皮　甘草二两炙　大枣十二枚擘　芍药六两　生姜三两切　胶饴一升

上六味，以水七升，煮取三升，去滓，内饴，更上微火消解，温服一升，日三服。呕家不可用建中汤，以甜故也。

伤寒二三日，心中悸而烦者，小建中汤主之。(102)

虚劳里急，悸，衄，腹中痛，梦失精，四肢酸疼，手足烦热，咽干口燥，小建中汤主之。

小建中汤主治脾胃虚弱更为明显，甚至影响气血生化，出现虚劳或者萎黄等，故用本方温养脾胃，培固后天，此方更加突出“调养”脾胃的作用。临证需要注意的是饴糖的剂量不宜太大，30 g 左右为宜，剂量太大反而阻碍胃气，导致腹胀满闷。

《金匮要略》小建中汤治疗虚劳兼有“手足烦热，咽干口燥”，属典型的“甘温除热”方法，温经汤也有类似的“烦热，唇口干燥”，千万不可认为此为热象，贸然去掉桂枝，而桂枝恰恰为此方中重要的药物。

小建中汤有完整的桂枝汤成分，当然也还有解表的作用，属于表里同治。

小建中汤类的应用

案例 虚劳

一男大学生，胃纳不佳，面色萎黄，听我讲《伤寒论选读》课程后，寻求治疗，此证符合虚劳特点，引导其自拟小建中汤。1 个月后，面色大为改观，黄而有生气，嘱其巩固一段时间。

第八章 / 少阴病篇

一、少阴病概说

何为少阴病？“脉微细，但欲寐也（281）”，符合这类证候群特征的名之为少阴病。“但欲寐”即“就想睡觉”，指精神困顿，萎靡不振，想睡又睡不着或者睡不深，或者醒后仍精神疲乏，精力不济，不同于神志恍惚、神情淡漠和神识昏蒙等。无论是少阴寒化、还是热化，都会出现但欲寐，即使是少阴病大承气汤证，病人也往往表现出但欲寐，此时可以用大承气汤攻下。

少阴病的成因有二：一是为外邪直中，多因年高体弱，或肾阳素衰，导致外邪直中少阴而发病。二是他经传来，多由病邪深重传变而来或外感病失治、误治，正气受损而邪传少阴。如太阳与少阴相表里，当少阴阳气不足，抗邪乏力时，太阳之邪，尤易内陷少阴，即所谓“实则太阳，虚则少阴”。

在多版《伤寒论》教材里，基本都认同少阴病根据病性的不同，可分为寒化证、热化证两大类型。显而易见，这有助于理解、记忆条文内容，方便考试，但缺点也有，实用性差，与具体的临床病证相距甚远，人为地割离了《伤寒论》与临床的“血肉”联系。甚至，后世许多人的乱发挥达到无以复加的地步，陷入玄学状态。我们承认古人很聪明，但绝对不会比我们现代人聪明多少，崇拜古人构建的宏伟大厦，基本多属于空中楼阁而已。

少阴病既有急性病，也有慢性病；既有热化证，也有寒化证；既有表里同病，也有纯里证等，内容非常丰富。从《伤寒论》全篇内容来看，少阴病主要包括三大类疾病。

一类是以心、肾阳气急性虚衰为主的亡阳证。可以是他经传变而来，如太阳、阳明和少阳高热发展而来。也可以由急性下利严重，伤津耗液发展而来（多见，下利是古代常见的消化道疾病，具体分析见前文表 1-1 所示），相当于失液性休克早期的表现。

一类是慢性肾功能不全、肾功能衰竭类疾病，属于中医的水气病、痰饮病、小便不利病、关格之类的病证。本质上还是肾气不足，功能虚衰，生化失常，水液失调，邪气留积，造成本虚标实的复杂局面。我们直接点明此类型，主要是方便学习和临床运用，像肾功能衰竭出现的高肌酐、失眠、肾病骨痛，不宁腿综合征等，张仲景肯定碰到过，是不容置疑的。如果不联系到“少阴病篇”，请问《伤寒论》和《金匮要略》中哪章哪节还有更清晰、更详细的描述呢？当然，我们不能说这些汤方就是治疗肾病的，那太局限了，也不利中医学的发展，但我们得先接接地气。我一般在讲解“少阴病篇”前，要求同学们先去复习一下西医学《内科学》中的慢性肾功能衰竭一章[1]。如学习真武汤证时，多思考下其症状表现类似于慢性肾功能不全的哪个阶段，治疗时需要注意什么情况，进而拓展阳虚水泛在高血压病中的病机及其治疗，以及该方在皮肤病中的应用等。

一类是心脏疾病。太阳与少阴互为表里。太阳外感，易传陷心脉，造成脉结代、心动悸等，炙甘草汤主之，这也是一个少阴病，也符合“但欲寐”的特征。会有同学发问，少阴病脉为“微细”，此为脉结代，该如何解释？六经提纲中的脉象大多预示着一种病机，此脉微细提示正气不足，气血阴阳亏虚，脉结代也在微细不足基础上的异脉。六经的把握主要还是根据证候群特征。

少阴病类型有三，其治疗也各有异。第一种类型的亡阳证当回阳救逆，姜附为主；证情重一点可以加人参；再重一点，阴液耗竭，需要加猪胆汁、人尿等，具有“三纲”的特点。

对于第二种类型的少阴病，如慢性肾功能不全，其治疗也具有“三纲”的特点。真武汤、猪苓汤利水扶正为第一阶段，对症处理，缓解症状为第二阶段，而小便不利，浊毒不除，邪气积聚严重，急当以攻下为第三阶段。

“承气入胃，阴盛以亡”这种论调（见《伤寒例》99条），在“少阴病篇”是不成立的。少阴病本质为肾气虚衰，阳虚阴盛，大承气汤急下，写得清清楚楚，明明白白，可见撰写《伤寒例》的这位古人要么不读书，要么不临证。

足少阴肾经，起于小趾下，斜行足心，循内踝之后，沿下肢内侧后缘上行，穿脊柱，属肾，络膀胱；直行者，过腹达胸，贯肝入肺，循喉咙，挟舌根；其分支，从肺出，络心。故咽喉肿痛多与少阴有关，咽痛证在宋本《伤寒论》中属于“少阴病篇”论治范畴。但我们前面说过，太阳中风桂枝汤证和太阳伤寒麻黄汤证都可以见有咽痛或者咽喉肿痛，其辨治方法可以参考咽痛证。这到底是张仲景原本这样安排的，还是王叔和安排的，不得而知。

二、姜附剂

代表性原文及分析

1. 四逆汤类

下之后，复发汗，昼日烦躁不得眠，夜而安静，不呕，不渴，无表证，

[1] 叶任高，陆再英. 内科学［M］. 北京：人民卫生出版社，2006：542-551.

脉沉微，身无大热者，干姜附子汤主之。（61）

干姜一两　附子一枚生用，去皮，切八片

上二味，以水三升，煮取一升，去滓，顿服。

少阴病，脉沉者，急温之，宜四逆汤。（323）

甘草二两炙　干姜一两半　附子一枚生用，去皮，破八片

上三味，以水三升，煮取一升二合，去滓，分温再服。强人可大附子一枚，干姜三两。

脉浮而迟，表热里寒，下利清谷者，四逆汤主之。（225）

大汗出，热不去，内拘急，四肢疼，又下利厥逆而恶寒者，四逆汤主之。（353）

吐利汗出，发热恶寒，四肢拘急，手足厥冷者，四逆汤主之。（388）

既吐且利，小便复利，而大汗出，下利清谷，内寒外热，脉微欲绝者，四逆汤主之。（389）

少阴病，下利，白通汤主之。（314）

葱白四茎　干姜一两　附子一枚生，去皮，破八片

上三味，以水三升，煮取一升，去滓，分温再服。

少阴病，下利清谷，里寒外热，手足厥逆，脉微欲绝，身反不恶寒，其人面色赤，或腹痛，或干呕，或咽痛，或利止脉不出者，通脉四逆汤主之。（317）

甘草二两炙　附子大者一枚生用，去皮，破八片　干姜三两强人可四两

上三味，以水三升，煮取一升二合，去滓，分温再服，其脉即出者愈。面色赤者，加葱九茎；腹中痛者，去葱，加芍药二两；呕者，加生姜二两；咽痛者，去芍药，加桔梗一两；利止脉不出者，去桔梗，加人参二两。病皆与方相应者，乃服之。

下利清谷，里寒外热，汗出而厥者，通脉四逆汤主之。（370）

在《伤寒论》四逆汤类主要用于回阳救逆。干姜附子汤顿服，与四逆汤急温之，意在救急，也包含有治未病思想。太阳病、阳明病等高热炽盛，伤津耗阳，病证可能急骤变化，由阳转阴，“急”突出抓住时机，早期治疗。

尤其下利后，阳随阴脱，心肾亡阳，白通汤、四逆汤、通脉四逆汤作用均类似，起回阳救逆作用，本质上无大的差别。

2. 四逆人参汤类

发汗，若下之，病仍不解，烦躁者，茯苓四逆汤主之。（69）

茯苓四两　人参一两　附子一枚生用，去皮，破八片　甘草二两炙　干姜一两半

上五味，以水五升，煮取三升，去滓，温服七合，日二服。

恶寒脉微一作缓而复利，利止亡血也，四逆加人参汤主之。（385）

甘草二两炙　附子一枚生，去皮，破八片　干姜一两半　人参一两

上四味，以水三升，煮取一升二合，去滓，分温再服。

心肾亡阳，气随阳脱，当回阳救逆，峻补阳气以固脱，用四逆汤加人参，有参附汤的意思。参附汤本治疗“金疮、杖疮失血过多，或脓瘀大泄，阳随阴走，上气喘急，自汗盗汗，气短头晕等症”，且附子炮制过[1]，按惯例，生用可能更好些。

用茯苓重在安神除烦，量宜大一点。

3. 通脉四逆加猪胆汤类

少阴病，下利脉微者，与白通汤。利不止，厥逆无脉，干呕烦者，白通加猪胆汁汤主之。服汤脉暴出者死，微续者生。（315）

白通加猪胆汁汤方

葱白四茎　干姜一两　附子一枚生，去皮，破八片　人尿五合　猪胆汁一合

上五味，以水三升，煮取一升，去滓，内胆汁、人尿，和令相得，分温再服。若无胆，亦可用。

吐已下断，汗出而厥，四肢拘急不解，脉微欲绝者，通脉四逆加猪胆汤主之。（390）

甘草二两炙　干姜三两强人可四两　附子大者一枚生用，去皮，破八片　猪胆汁半合

上四味，以水三升，煮取一升二合，去滓，内猪胆汁，分温再服，其脉即来。无猪胆，以羊胆代之。

当下利严重，无物可下，不仅阳亡，阴津也耗竭了，回阳救逆的同时，宜胆汁、人尿滋阴和阳，补益津液。临证时，没有猪胆汁，可用羊胆汁代之，没有羊胆汁，就地取材，用小便最为方便了。

[1] 薛己. 正体类要［M］. 上海：上海科学技术出版社，1963：38-39.

姜附剂应用的研究

姜附剂是指干姜和生附子合用的方剂，在《伤寒论》中共有 8 首方剂，涉及 21 条条文，其中 14 条条文都直接与下利有关，见表 8-1。

表 8-1 与下利有关的姜附剂 *

方证名	下利条文数（编号）	条文总数（编号）
干姜附子汤	0	1（61）
白通汤	2（314、315）	2（314、315）
白通加猪胆汁汤	1（315）	1（315）
四逆汤	7（91、225、353、354、372、388、389）	12（29、91、92、225、323、324、353、354、372、377、388、389）
通脉四逆汤	2（317、370）	2（317、370）
茯苓四逆汤	0	1（69）
四逆加人参汤	1（385）	1（385）
通脉四逆加猪胆汁汤	1（390）	1（390）
小计	14	21

* 下利占姜附剂总数为：14/21 × 100% ≈ 67%。

从表 8-1 可以看，《伤寒论》中回阳救逆的绝大多数病证都与下利有关，这与我们在前文表 1-1 中所研究的内容完全吻合。结合表 1-1《伤寒论》中约 35% 的条文都与消化道病证有关，可以看出，在东汉末年，腹泻（极可能是病毒性腹泻，见前述）流行猖獗，张仲景没有更好的办法（1973 年以前大约每年死亡人数也有 500 万～1 000 万 [1]），面对一个个逝去的生命，张仲景万般无奈，只能仰天长叹！姜附剂是真实的写照。

猪胆汁、羊胆汁和人尿，对于上吐下泻致极度脱液伤津亡阳者而言，都是最好的补液剂，不仅含有丰富的固醇类物质，还有大量的电解质（K^+、Na^+、Ca^{2+}、Cl^-等）。我们教科书说这些药物是反佐也好，益阴也罢，这类病人通过静滴补液，就不会发生死亡。至少在这类腹泻还常常暴发的今天 [2, 3]，没有听说过死人事件，因为我们有完善的医疗体系，补液是件容易的事情。

[1] 杨绍基. 传染病学［M］. 北京：人民卫生出版社，2005：39.

[2] http://news. eastday. com/eastday/13news/auto/news/society/u7ai786801_K4. html（浙江嘉兴数百名学生感染诺如病毒，部分学校已停课）

[3] http://wap. eastday. com/node2/n112/n114/u1ai858144_t92. html（上海一小学 40 余学生呕吐送医：测出诺如病毒）

三、类似慢性肾衰竭

类似慢性肾衰竭的原文及分析

少阴病，二三日不已，至四五日，腹痛，小便不利，四肢沉重疼痛，自下利者，此为有水气。其人或咳，或小便利，或下利，或呕者，真武汤主之。（316）

茯苓三两　芍药三两　白术二两　生姜三两切　附子一枚炮，去皮，破八片

上五味，以水八升，煮取三升，去滓，温服七合，日三服。若咳者，加五味子半升、细辛一两、干姜一两；若小便利者，去茯苓；若下利者，去芍药，加干姜二两；若呕者，去附子，加生姜，足前为半斤。

太阳病发汗，汗出不解，其人仍发热，心下悸，头眩，身瞤动，振振欲擗地者，真武汤主之。（82）

真武汤证见小便不利，下利，腹痛，四肢深重疼痛，心下悸，头眩，身瞤动，振振欲扑地等，其病机为肾阳虚水气泛溢，当温阳利水，炮附子温肾阳，苓术健脾利湿，生姜散水，芍药利小便[1]，止痛，通便。

真武汤可用于肾衰早期，可能伴有三级高危的高血压病。

从“煮取三升，去滓，温服七合，日三服”看，应该是“煮取二升”方为合理，这类病人，不宜多进水。

少阴病，下利六七日，咳而呕渴，心烦不得眠者，猪苓汤主之。（319）

猪苓去皮　茯苓　阿胶　泽泻　滑石碎各一两

上五味，以水四升，先煮四味，取二升，去滓，内阿胶烊尽，温服七合，日三服。

若脉浮发热，渴欲饮水，小便不利者，猪苓汤主之。（223）

猪苓汤证见小便不利，下利，咳，渴，心烦不得眠等，其病机为水热互结，阴虚水停，此病机应该是以方测证，反推过来的，当清热育阴利水，猪苓、茯苓、泽泻淡渗利湿，阿胶养阴补血。方中滑石一般认为可清热利窍，既能清热，又能利水。《神农本草经》认为滑石有利小便的作用，但第一作用却是“主身热泄澼”。因此，猪苓汤中的滑石主下利、发热和利小便。至于滑石“滑能利窍，利水通淋”纯属想当然，尤其是按李时珍的描述，服下去的滑石经消化系统，再到血液系统，再到泌尿系统，由膀胱排

[1] 吴普. 神农本草经［M］. 南宁：广西科学技术出版社，2016：77.

出（“先入于胃，渗走经络，游溢津气，上输于肺，下通膀胱”[1]），这是一个多么可怕的场景！试想一想，滑石能到我们的膀胱里，其危害将是多么的严重呀！

从张仲景用滑石的经验和后世治疗热淋多用滑石，的确有改善小便不利的作用，但我们翻阅了多本药理学研究著作和杂志，并没有发现滑石有通利小便（增加尿量）的作用。那《神农本草经》中的滑石利小便和临床运用该作何解释呢？我们认为这与滑石的吸附作用有关，滑石通过吸附大量的水分和有毒物质（可能在直肠膀胱凹处？），从而改善膀胱充盈和刺激状态。实际上，短时间内，我们服食的滑石断不可能进入膀胱的。

具有下利（消化系统），小便不利（泌尿系统），咳（呼吸系统），心烦不得眠（神经系统）这种多系统的病证就不是善病，是“集各系统症状于一身的综合征”[2]，属于肾功能衰竭的表现。

猪苓汤可用于肾衰早中期，相当于肾脏病生存质量指导（K/DOQI）2～4期，有一定量残存的肾单位，并且有一定的尿量。滑石是特异性吸附肌酐的药物，阿胶起保护残存肾单位的作用（在张仲景使用阿胶的经验中，大凡组织器官需要修复、保护多用之，如炙甘草汤、黄土汤等）。

少阴病，得之一二日，口中和，其背恶寒者，当灸之，附子汤主之。（304）

附子二枚炮，去皮，破八片　茯苓三两　人参二两　白术四两　芍药三两

上五味，以水八升，煮取三升，去滓，温服一升，日三服。

少阴病，身体痛，手足寒，骨节痛，脉沉者，附子汤主之。（305）

附子汤证的身体骨节疼痛比较明显，其病机为肾阳虚弱，寒湿凝结所致，附子汤温经助阳，散寒祛湿。大剂量炮附子温经止痛，人参补气助阳，苓术与芍药的作用同真武汤。

附子汤证的疼痛与太阳伤寒麻黄汤证的疼痛机制应该不同，否则必用桂枝。炎症性疼痛多由环氧合酶（COX-2）途径的前列腺素合成和释放造成的，桂枝起解热镇痛作用。附子汤中无桂枝，这种骨节疼痛很特别，作为少阴病，应该属于肾病骨痛。因此，与桂枝止痛作用相似的生姜也就不需要用了。当然，也可以加生姜，必不会坏事，只是这不是张仲景的风格，张仲景用药极其精确和严格，不会模棱两可，不随便加减。

少阴病，得之二三日以上，心中烦，不得卧，黄连阿胶汤主之。（303）

[1] 李时珍.本草纲目［M］.北京：人民卫生出版社，1982：551.
[2] 金惠铭，王建枝.病理生理学［M］.北京：人民卫生出版社，2006：279.

黄连四两　黄芩二两　芍药二两　鸡子黄二枚　阿胶三两一云三挺

上五味，以水六升，先煮三物，取二升，去滓，内胶烊尽，小冷，内鸡子黄，搅令相得，温服七合，日三服。

少阴病，吐利，手足逆冷，烦躁欲死者，吴茱萸汤主之。(309)

吴茱萸一升　人参二两　生姜六两切　大枣十二枚擘

上四味，以水七升，煮取二升，去滓，温服七合，日三服。

黄连阿胶汤证主治失眠烦躁，属于火热盛，真阴不足，呈现二重病理状态，它与阴虚火旺证（由阴虚导致火旺）不同。因此，治疗当清实火，填真阴。黄连、黄芩清实火，芍药、鸡子黄和阿胶都有填真阴的作用。

吴茱萸汤也是个对症处理的方药，只治标不治本（实际上很多方子都是这样的），仲景名为“少阴病”是没有错的，多为肾功能衰竭期或者尿毒症期。“烦躁欲死”形容病人非常痛苦，处于自杀的边缘，用吴茱萸汤治疗有效。

这两个方子都是煎煮二升，分三次喝，与传统汤方煎煮三升分三次喝稍有不同，目的是少进水，因为这类病人基本都是少尿或者无尿。从这点我们就可以看出，张仲景是一位多么伟大的医家，细致、严谨、科学、靠谱！

疲乏、失眠、注意力不集中是肾衰竭的早期症状之一，少阴病“心中烦，不得卧”和“烦躁欲死”与此类似，黄连阿胶汤和吴茱萸汤都有一定的作用。有争议的是肾功能衰竭的病人临床医生是不推荐用蛋黄的，但在我所治疗的尿毒症病人出现烦躁、失眠、不宁腿症状时，我都推荐他们每日吃一只鸡蛋黄，对于睡眠的改善相当有效果（透析病人之间已传开），并且也未见有明显的血磷升高现象。

少阴病，下利便脓血者，桃花汤主之。(306)

赤石脂一斤一半全用，一半筛末　干姜一两　粳米一升

上三味，以水七升，煮米令熟，去滓，温服七合，内赤石脂末方寸匕，日三服。若一服愈，余勿服。

少阴病，二三日至四五日，腹痛，小便不利，下利不止，便脓血者，桃花汤主之。(307)

桃花汤主治下利便脓血，小便不利，腹痛，属于脾肾阳虚，大肠固摄无权，治宜温涩固脱。桃花汤中无明显治疗少阴肾阳虚衰的药物，也是属于对症处理之方。方中赤石脂煎煮，但我们发现赤石脂即使是纳米级的，也非常容易沉淀（滑石不然），故用粳米悬浮，并直接吞末方寸匕（约2 g）

（受时代的局限性，张仲景他不懂，实际上直接研细末吞服即可），方中干姜温中散寒、暖脾阳。

肾衰竭病人常有出血倾向，包括皮肤瘀斑、鼻出血、牙龈出血、吐血、便血等。一方面要降低尿毒蓄积，减少肌酐，另一方面要止血和防止高血钾，桃花汤可以做到（后叙）。

小便不利，蒲灰散主之；滑石白鱼散、茯苓戎盐汤并主之。

蒲灰散方

蒲灰七分　滑石三分

上二味，杵为散，饮服方寸匕，日三服。

滑石白鱼散方

滑石二分　乱发二分烧　白鱼二分

上三味，杵为散，饮服方寸匕，日三服。

茯苓戎盐汤方

茯苓半斤　白术二两　戎盐弹丸大一枚

上三味，先将茯苓、白术煎成，入戎盐再煎，分温三服。

蒲灰、乱发灰、滑石、赤石脂等，您是否有相识之感？是的，我们前面说过，张仲景治疗类似肝肾功能衰竭常采用肠道吸附法（见黄疸病），在古代，这是不得已之法，有解决实际问题的作用。

少阴病，得之二三日，口燥咽干者，急下之，宜大承气汤。（320）

少阴病，自利清水，色纯青，心下必痛，口干燥者，可下之，宜大承气汤。一法用大柴胡汤（321）

少阴病六七日，腹胀不大便者，急下之，宜大承气汤。

少阴肾主水液，气化不行，水液不能代谢，水浊内生，湿毒内蕴，出现下利或色纯青，腹胀，不大便，咽干口燥，当急下攻之，祛除水浊湿毒，用大承气汤攻下。

少阴病大承气汤急下，很多教科书都不能自圆其说，矛盾百出。这是少阴三急下大承气汤，明显不是阳明病，因为阳明病本证为胃家实，且有发热。还是那句话，阳明病可以用大承气汤攻下，反之，用大承气汤攻下的，不一定是阳明病。病证固定，方证固定，太限制我们学习中医的思想了，要知道临证完全不是这么简单的事情。桂枝汤亦然。

很明显，尿毒症期，小便无，毒素无法排出体外，各种系统症状都会出现。为什么心下必痛？应该是出现尿素性心包炎或者粘连所致。这病相当严重，若放任病情，不出 3 个月，当亡，故急下之。通过攻下，利水排毒，立马可以缓解症状，延长生存期，甚至可以延长几年，“好死不如赖活”，对于生命终末期的病人，此法可以接受。那么用什么方攻下较好呢？小承气汤病重药轻，不适合，调胃承气汤攻下能力强，但有甘草，也不太合适，稳妥的大承气汤较为合适。临证时可以根据病情轻重，调整芒硝剂量来调节泻下的力度，方可取得最佳效果。

综合《伤寒论》和《金匮要略》中关于类似慢性肾功能衰竭包括尿毒症的治法，实际上是肠道吸附法与攻下法的轮流使用（能起到类似腹膜透析的效果），尤对于伴有大便干结的，攻下可以缓解这方面的问题。现代科技进步了，吸附与攻下药物同用，保留灌肠，可以明显减轻病人的痛苦。

总之，少阴病这几首方证在类似慢性肾功能衰竭中的使用，具有以下几个特点。

（1）禁用甘草。这几首方子都无甘草，因为我们知道甘草可以引起明显的水钠潴留，加重心、肾负担，造成“血压增高，浮肿，血钾降低，以及头痛、眩晕和心悸”等[1]。不仅如此，大凡癥瘕结聚如鳖甲煎丸那么一首大方，也不用甘草。这在古代的条件下，是如何摸索出来的，让我们不得不佩服张仲景，真神人也！

（2）尽量少进水，可浓缩药液。大多数方子是煎煮二升，分三次服，对细节处理张仲景做得非常完美。实际上，医学就是个讲究细节的科学，如那么多种类的降压药，都是作用在某一细节处。大而化之的粗犷风格，天衣无缝的理论阐发，束手束脚的清规戒律，都与张仲景相去甚远。我们总感觉到经方的学习和研究还很不够，更遑论质疑一部书作为一个学科。

（3）如果残存少量的肾单位，有小便，肌酐较高，大承气汤攻下与补益利水湿轮流使用。阿胶对于保护残存的肾单位有益，组织器官的修复多用阿胶。

（4）有些方药就是改善症状的对症处理，如烦躁失眠、不宁腿、肾病骨痛等。

类似慢性肾衰竭方的应用

类似慢性肾衰竭方值得研究和推广应用，并且这些方药具有一定的共性。我们做过一定的研究，并在临床使用中有一些心得体会，有治疗满意的，也有治疗失败的经验。

[1] 侯家玉．中药药理学［M］．北京：中国中医药出版社，2005：220.

案例1 滑石、赤石脂和灶中黄土的吸附作用研究

我们系统研究过滑石、赤石脂和灶中黄土的吸附作用[1]。为什么要进行这样的研究，灵感来自哪里？猪苓汤中的滑石一两，而桃花汤中的赤石脂为一斤，同样是硅酸盐类物质，两者有16倍之差，这其中肯定有玄机存在。实验中发现：

（1）滑石特异性地吸附肌酐，小剂量就显示出良好的吸附作用，所以猪苓汤中的滑石只用一两。

（2）赤石脂吸附肌酐作用弱，且赤石脂极容易沉淀，溶液搅拌放置后短时间内就会分层，上清下混。赤石脂吸附钾离子的作用特别强，尤其是在酸性环境下。故赤石脂需要较大剂量，且需要粳米悬浮，方中的干姜有促进胃酸分泌的作用，为赤石脂吸附钾离子提供酸性环境。

（3）灶中黄土特异性地吸附游离氨。

所以我们提出，肠道吸附法是一种中医实用治法[2]，只是我们用现代语言表述而已，它独立于八法之外。

案例2 真武汤治疗尿毒症失败经验

方母，60余岁。尿毒症并发有阵发性室上性心动过速，常昏厥（振振欲擗地），无尿。予真武汤加减（当时也加有甘草）。结果3剂药后症状越来越重，昏厥次数明显增多。遂停药，后寻求一偏方，灰白样，服后水泻，这样持续有一年多时间，终不治，身黑如炭。

按：尿毒症无尿状态，还服用含有甘草的真武汤加减方，现在回想起来是不合适的，使用真武汤治疗慢性肾功能衰竭的前提条件是得有小便。

案例3 猪苓汤治疗尿毒症失败经验

在给研究生上《伤寒经纬》后，一学生求给其表姐开个方子治疗尿毒症。此病人因妊娠高血压后肾衰竭，无尿，1周透析2次。予猪苓汤加大黄15 g，3剂后，症状加重，透析次数增加。

按：同上案一样，使用猪苓汤的前提也应该是有小便，且有残存的肾单位，治疗才有意义，否则会加重病情。

案例4 尿毒症继发不宁腿治验

初诊（2019年7月2日）

现病史：陆某，女，73岁。尿毒症透析中，无尿。刻下三症令其痛不欲生，苦不堪言，意欲轻生。一是不能眠；二是双腿有蚁行感，甚痒（骨

[1] 吴中平．经方的肠道吸附作用分析及实验初证［J］．上海中医药大学学报，2009，23（2）：67-69.
[2] 吴中平，孔祥亮，何新慧．一种中医实用治法——肠道吸附法［J］．中医杂志，2009，50（12）：1125-1127.

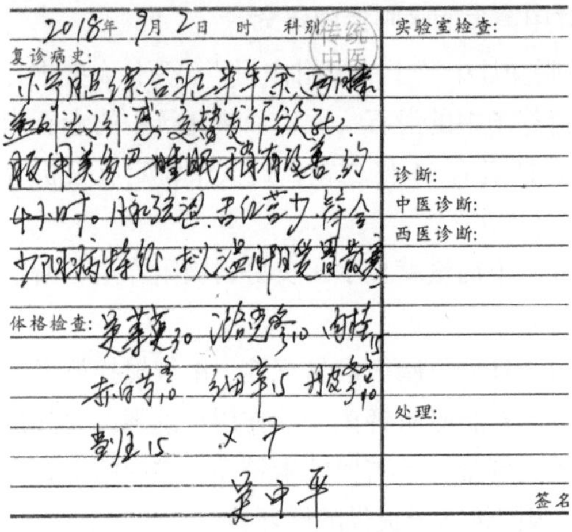
2018年9月2日 时 科别
复诊病史:
体格检查:
实验室检查:
诊断:
中医诊断:
西医诊断:
处理:
签名

图 8-1 尿毒症伴不宁腿处方

子里痒），典型的不宁腿综合征；三是服用了多巴丝肼片后性欲冲动感强。舌红苔少，脉弦涩。

辨证：少阴寒盛，逼阳外越，心神不宁。

治法：急则治其标，温肝暖胃，散寒安神。

方药：予吴茱萸汤合当归四逆汤加减（图 8-1）。

服用上方后，症状大减，眠可（持续睡眠超过 8 小时），双腿蚁行感消失，性冲动少，多巴丝肼片每日只服半粒，不再有轻生念头。

案例5 尿毒症

初诊（2017 年 11 月 26 日）

现病史：汪某，男，23 岁。患肾衰一年半（2016 年 3 月始发现），服用药物治疗（具体不详）。2017 年 10 月中旬去南京某医院开了利尿药，嘱回家静养和自行腹透。目前人无明显不适，但肌酐指标极高（图 8-2A），自述肚脐下一阵阵痛，痛时如厕而泻则缓，拒绝血透。舌苔厚腻，脉弦滑。

辨证：肾阳虚衰，水毒蓄积，腑实不通。

治法：急则治其标，通腑泻实排毒；缓则治其本，温阳利水，养血。

方药：开了 2 个方子（图 8-2B、C），一号方是大承气汤加滑石（需浓缩），早饭后 2 个小时服；二号方是真武汤合猪苓汤加减（温阳补肾、利水，用阿胶意在极力保护残存的肾单位），睡前服。

随访：服用 3 日，第 1 日泻了 5 次，后 2 日均泻了 4 次。无明显不适，但人自觉轻松些了，饥饿感明显。

这两个方子轮流服用共 1 个多月（40 日左右），肌酐下降较多（从 1 556 μmol/L 降至 1 161 μmol/L），而总蛋白水平尚可，说明不是通过控制饮食而减少了肌酐。经做思想工作，同意血透，遂停服中药，后进行了肾移植。

姓　名：[redacted]　　科　室：门诊主任门诊　床号：　　样本编号：32

性　别：男　　病历号：0000205738　　样本类型：血清

年　龄：23　岁　　检验项目：生化全套（门诊）　　申请医师：[redacted]

项目名称	结果	提示	参考范围	单位	项目名称	结果	提示	参考范围	单位
总蛋白	57.4	↓	65--85	g/L	肌酐	1556.7	↑	59--104	umol/L
白蛋白	38.5	↓	40--55	g/L	尿酸	415.4		202--416	umol/L
球蛋白	18.9	↓	20--40	g/L	葡萄糖	5.18		3.9--6.1	mmol/L
白球比	2.0		1.2--2.4		甘油三脂	1.25		0.45--1.81	mmol/L
总胆红素	14.5		3.4--20.5	umol/L	总胆固醇	4.95		2.9--5.68	mmol/L
直接胆红素	3.6		0--6.89	umol/L	高密度脂蛋白	1.89		0.9--2.0	mmol/L
间接胆红素	10.9		3.4--13.61	umol/L	低密度脂蛋白	2.24		0--3.36	mmol/L
谷丙转氨酶	61.6	↑	9--50	U/L	钾	3.8		3.5--5.3	mmol/L
谷草转氨酶	33.8		15--40	U/L	钠	143.7		137--147	mmol/L
谷草/谷丙	0.55	↓	1--1.5		氯	98.8	↓	99--110	mmol/L
谷氨酰氨转肽酶	46.8		11--50	U/L	钙	2.30		2.0--2.5	mmol/L
碱性磷酸酶	49.9		45--125	U/L	磷	2.73	↑	0.81--1.65	mmol/L
肌酸激酶	160.5		38--174	U/L	C反应蛋白	0.3		0--10	mg/L
乳酸脱氢酶	406.3	↑	105--245	U/L	胱抑素C	2.72	↑	0.63--1.25	mg/L
尿素氮	19.37	↑	1.7--8.3	mmol/L					

A

Rp

① 生大黄30　芒硝20 后下

枳实15　厚朴20

滑石10

×7

审核：　调配：　医师：吴中平

核对、发药：　药品金额(元)

B

Rp

② 附片30　赤白芍各20　白术20

茯苓30　猪苓30　泽泻30

阿胶9 烊

×10

审核：　调配：　医师：吴中平

核对、发药：　药品金额(元)

C

[redacted]检验报告单

姓名：[redacted]　住院号：100719784　病人类型：门诊　费别：　标本号：212

性别：男　科室：便民门诊　标本类型：血　诊断：

年龄：23 岁　床号：　采集时间：2018/01/09 09:23:51　条码号：1801090434

代号	项目	结果	参考值	单位	代号	项目	结果	参考值	单位
TP	总蛋白	59.3	57-80	g/L	LPS	脂肪酶	56	0-60	U/L
ALB	白蛋白	35.4	35-52	g/L	K	钾	3.43↓	3.50-5.50	mmol/L
GLO	球蛋白	23.9	20-35	g/L	NA	钠	138.4	135-145	mmol/L
A/G	白球比	1.5	1.5-2.5		CL	氯	98.5	96-108	mmol/L
PA	前白蛋白	888.9↑	180-390	mg/L	TCA	总钙	2.42	2.2-2.7	mmol/L
TBIL	总胆红素	13.4	5.1-21	μmol/L	P	磷	2.18↑	0.84-1.45	mmol/L
DBIL	直接胆红素	4.2	1.7-6.8	μmol/L	MG	镁	0.85	0.62-1.3	mmol/L
IBIL	间接胆红素	9.2	1.7-16	μmol/L	TCO_2	总二氧化碳	26.2	21-32	mmol/L
TBA	总胆汁酸	3.2	0-10	μmol/L					
AST	谷草转氨酶	41↑	0-40	U/L					
ALT	谷丙转氨酶	67↑	0-50	U/L					
AST/AL	谷草/谷丙	0.6	0-1						
GGT	r-谷氨酰转移酶	23	0-49	U/L					
ALP	碱性磷酸酶	38	20-190	U/L					
UREA	尿素	17.78↑	1.43-7.14	mmol/L					
CREA	肌酐	1161.4危	32-104	μmol/L					
UA	尿酸	385	170-420	μmol/L					
GLU	空腹血糖	4.96	3.89-6.11	mmol/L					
CK	肌酸激酶	180	25-200	U/L					
AMS	淀粉酶	106↑	0-100	U/L					

D

图 8-2　尿毒症治验

A　治疗前肝肾功能检查；B　一号攻下方；C　二号温补利水方；D　治疗 40 日后肝肾功能检查

第九章 / 厥阴病篇

一、厥阴病概说

何为厥阴病？“消渴，气上撞心，心中疼热，饥而不欲食，食则吐蛔，下之利不止（326）”，符合这类证候群特征的名之为厥阴病。厥阴包括足厥阴肝与手厥阴心包二经，及其所属的肝与心包二脏。足厥阴肝经，起于足大趾，沿下肢内侧中线上行，环阴器，抵小腹，挟胃属肝络胆，上贯膈，布胁肋，上行连目系，出额与督脉会于巅顶。而手厥阴心包经，起于胸中，属心包，下行，依次络于上、中、下三焦。其支者，从胸中分出，横行抵腋下，沿上肢内侧中线入肘，下前臂行两筋之间入掌中，至中指出其端。因此，厥阴病本证应该包括足厥阴肝经病和手厥阴心包经病。肝经热盛，湿热夹杂或者热入心包，均可出现厥、神昏、热盛动风、下利、呕吐等，这是其一。而寒凝肝脉，血行不畅，轻则头痛，吐涎沫，重则手足厥寒，脉细欲绝等，这是其二。这两点是“厥阴病篇”的主要内容，但从厥阴病的定义来看，两者之间并没有什么关系。通过厥阴提纲的描述，我们大致可以推断这应该属于消化系统的病证，有寒热错杂，虚实夹杂的病机特点。因此，厥阴病的内容就显得较为复杂，不像其他五经病的内容，总是围绕着提纲症展开的。

从外感病发展至少阴病，已凶多吉少，古人基本无力回天了，但张仲景也不会随意处方对待的。厥阴病很特殊，那到底是个什么病呢？

在上篇中，我们已经谈到消化系统的疾病是《伤寒论》外感病的主要内容之一，约占全部内容（398 条）的 35%。“少阴病篇”已经论述过其内容有一半是关于下利，其中的姜附剂有 67% 是用于处理下利后的亡阳证（类似于病毒性腹泻导致的失液性休克早期）。而“厥阴病篇”的内容也是以下利为主，占 31/56 × 100%=55%（表 9-1），这样高的比例也预示着消化道疾病在古代的确是常见病。那么，哪一类下利性的疾病会导致厥、惊风、下利和呕吐同时出现呢，在古代一定是痢疾（包括细菌性痢疾和阿米巴痢疾[1]）！别说古代，在中国，几十年前“谈痢疾色变”的还大有人在。

[1] 杨绍基. 传染病学［M］. 北京：人民卫生出版社，2005：144，162，254.

表 9-1 厥阴下利内容

厥阴病篇条文数	下利条文数	编　号
56	31	331、332、334、341、344、345、346、348、338、353、354、356、357、358、359、370、371、372、373、374、375、360、361、362、363、364、365、466、367、368、369

少阴下利多寒，而厥阴下利多热，这两种类型的下利在“厥阴病篇”常有交叉重叠，张仲景是人不是神，受时代的局限性他还没有完整的系统概念，认识不清是情有可原的。当然，也可能张仲景原本是正确的，只是后世在流传过程中产生了曲解、误会，混在一起了。

厥阴下利的内容以白头翁汤→干姜芩连人参汤→乌梅丸为主线进行分析，这也具有“三纲”的特点，只不过它体现出的是正亏邪恋，由急转缓的发展过程，多由误治、失治或者用药不彻底造成的。为了体现整个《伤寒论》治疗下利的特色，我们把除了“少阴病篇”外的其他下利内容也一并纳到本篇来探讨（包括细菌性腹泻）。

厥阴病也有寒化的内容，就是以寒邪侵袭足厥阴肝经为主的病证，像吴茱萸汤证、当归四逆汤证和当归四逆加吴茱萸生姜汤证等，这些汤方证临床也都有较实用的价值。

理解厥阴经的分布运行路径对于治疗一些复杂疾病往往有指导意义，如好发于四肢末端的疣（跖疣、指疣等），发生于外阴和生殖器的人乳头瘤病毒（human papilloma virus, HPV）感染和乳腺小叶增生、结节等疾病，从厥阴论治，往往有意想不到的效果。在本书下篇皮肤黏膜病的治疗中，以厥阴论治，初期看疗效非常不错，值得进一步研究和开发。

心中疼热，胃脘嘈杂，烧心感明显时，栀子为特效药，故“厥阴病篇”还可见有栀子豉汤证。

二、白头翁汤

代表性原文及分析

热利下重者，白头翁汤主之。（371）

白头翁二两　黄柏三两　黄连三两　秦皮三两

上四味，以水七升，煮取二升，去滓，温服一升，不愈，更服一升。

下利欲饮水者，以有热故也，白头翁汤主之。（373）

产后下利虚极，白头翁加甘草阿胶汤主之。

白头翁加甘草阿胶汤方

白头翁　甘草　阿胶各二两　秦皮　黄连　柏皮各三两

上六味，以水七升，煮取二升半，内胶令消尽，分温三服。

白头翁汤主治厥阴热利，此处热利是指热性痢疾[1，2]，主要表现为下利臭秽、肛门灼热、腹痛、里急后重，便脓血，血色鲜红（黏液性脓血便或红色果酱样大便），重则可见热闭心包、热盛动风的昏迷抽搐惊厥之象。为肝经湿热，上闭心包，下迫大肠，壅滞肠道，治宜清热燥湿，凉肝解毒，白头翁汤主之。方中白头翁能抑制阿米巴原虫、金黄色葡萄球菌、痢疾志贺菌、大肠埃希菌等作用。另外白头翁有镇静、镇痛及抗痉挛的作用。大剂量黄连、黄柏清热燥热，解毒，苦寒坚阴，其抑菌的主要成分是小檗碱（即黄连素，黄连用于治慢性脾胃病当用小剂量，如半夏泻心汤、小陷胸汤等，一两），具有广谱抗菌作用[3]。秦皮苦涩，清热燥湿。秦皮煎剂对金黄色葡萄球菌、痢疾志贺菌、大肠埃希菌等也有抑制作用[4]。

太阳与少阳合病，自下利者，与黄芩汤，若呕者，黄芩加半夏生姜汤主之。（171）

黄芩汤方

黄芩三两　芍药二两　甘草二两炙　大枣十二枚擘

上四味，以水一斗，煮取三升，去滓，温服一升，日再夜一服。

黄芩加半夏生姜汤方

黄芩三两　芍药二两　甘草二两炙　大枣十二枚擘　半夏半升洗　生姜一两半一方三两，切

上六味，以水一斗，煮取三升，去滓，温服一升，日再夜一服。

后世认为黄芩汤为治痢之祖方，条文中名之为太阳少阳合病，但太阳病内容基本不见，可能是发病早期，病变传变快，太阳病时间短暂。方中有清热解毒的黄芩，还有缓急止痛、活血通络的芍药，这两味药物在许多治疗痢疾的方剂中都有，如芍药汤。现代研究表明，芍药的确能抑制痢疾志贺菌，并有很好的解痉挛作用[3]。

不管怎么说，黄连、黄柏都是治疗痢疾的要药，其有效成分为黄连素，起主要作用，故在《伤寒论》中所有治疗急性热性下利的方剂中，黄连都不宜剂量太小（三两以上）。但很遗憾，芍药汤里中的黄连折算下来只有

[1] 柯雪帆．伤寒论选读［M］．上海：上海科学技术出版社，1998：183.
[2] 王庆国．伤寒论选读［M］．北京：中国中医药出版社，2016：221.
[3] 侯家玉．中药药理学［M］．北京：中国中医药出版社，2005：45.
[4] 郑汉臣．药用植物学与生药学［M］．北京：人民卫生出版社，2004：262，360.

2.42 g，单从这一点来看，芍药汤治疗痢疾是历史的倒退，毫不为过。当然，可能芍药汤也可以治疗痢疾，但后人把事情搞复杂了，搞玄乎了（见本书上篇的论述）。结果使中医学的负担越来越重，有应用价值的东西越来越多地被稀释，大有汗牛充栋之势，实际价值并没有提升多少。

太阳病，桂枝证，医反下之，利遂不止，脉促者，表未解也；喘而汗出者，葛根黄芩黄连汤主之。（34）

葛根半斤　甘草二两炙　黄芩三两　黄连三两

上四味，以水八升，先煮葛根，减二升，内诸药，煮取二升，去滓，分温再服。

葛根芩连汤证一般都认为属于热利，而非痢疾。表热明显，葛根退热升阳止利，甘草必用，芩连苦寒清热燥湿，解毒。我们认为此热利类似于现代医学的细菌性腹泻，当然，此方也可以治疗痢疾[1]，因为有特效药物黄连，且剂量大。

附　“利无止法，利无补法”之思考

外邪初起或邪气盛实，后世中医不主张用补涩法和补涩药，《医学心悟》云：“若骤补之，未免闭门留寇。”[2] 对于热利的治疗，现代中医药学也强调禁用补涩[3–5]。试想一下，热邪壅滞，毒瘀夹杂，用补涩之法药，邪断无出路，甚至有火上浇油之势。想当然地，我们的脑海里刻印着“利无止法，利无补法”。梳理一下古今文献，我们发现这种思想有流毒之嫌，深深地影响着中医药事业的挖掘和提高。

张仲景云：“产后下利虚极，白头翁加甘草阿胶汤主之。”白头翁汤证加甘草、阿胶对于产妇而言，不会坏事。至于不虚极者，张仲景认为没有必要用。不必要用和不能用，这两者的差别还是很大的，张仲景没有热利禁补的这种意识。

王焘认为天行“痢脓血不止”，可用“龙骨一两，右一味，捣研为末，米饮下一钱，不计时节，日三服佳”（图 9–1）[6]。天行痢脓血不止，当是痢疾，单味龙骨为末米汤送服吞下，并且效“佳”。这是对我们脑海里“利无止法”的一种强烈挑战，完全出乎意料。

[1] 王广芳．葛根芩连汤加味治疗细菌性痢疾 42 例［J］．中国中医急症，2004，13（1）：52–53.
[2] 程国彭．医学心悟［M］．北京：人民卫生出版社，1981：30.
[3] 陈湘君．中医内科学［M］．上海：上海科学技术出版社，2001：215.
[4] 张伯臾．中医内科学［M］．上海：上海科学技术出版社，1989：154，157.
[5] 许济群．方剂学［M］．上海：上海科学技术出版社，1989：30.
[6] 王焘．外台秘要［M］．北京：人民卫生出版社，1982：122.

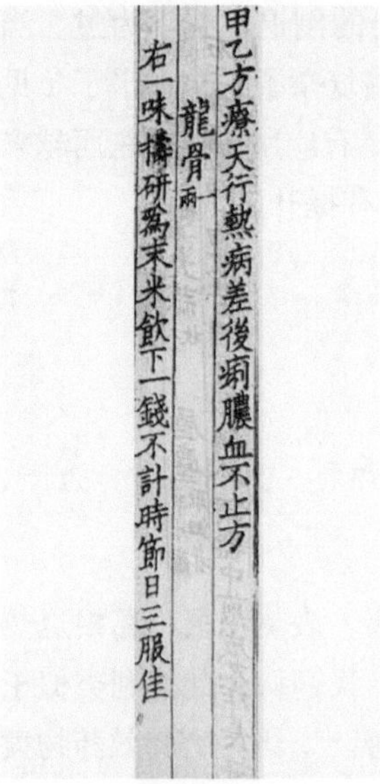
甲乙方療天行熱病差後痢膿血不止方
龍骨一兩
右一味擣研爲末米飲下一錢不計時節日三服佳

图 9-1 单味龙骨治疗天行痢脓血不止

张锡纯治噤口痢（类似中毒性菌痢）用白头翁、芍药外，也用了山药、滑石[1]。我们认为这里的滑石也有涩肠止利之功。

实际上，在中医文献里，尤其是汉唐之间的文献，热利经常用补和涩，并没有出现如明清时期宣扬的那般“闭门留邪，关门留寇”的越治越重局面。

这种先入为主的流毒思想严重影响了药物的研究和开发，我们以一种叫蒙脱石散的西药来反思我们如何与开发硅酸盐类的止泻药失之交臂的。

中医药用矿石药物来治疗腹泻，并不强调寒热，张仲景、王焘都有典型的应用。在《神农本草经》中更是强调五色石脂（青石、赤石、黄石、白石、黑石脂）治黄疸、泄利、肠澼脓血、阴蚀、下血赤白等[2]，滑石、龙骨等也有相似功效，《神农本草经》中滑石的第一功效就是“治身热泄澼”（见猪苓汤条）。

历代文献多讲到这些矿物类药物可主治腹泻，而大部分都是硅酸盐类物质，按道理讲，从先导作用来看，都应该是中医药研究者首先开发成功硅酸盐类矿物药来治疗腹泻。实际上西医研究者却捷足先登，如蒙脱石散，人家可没有什么寒热之说。难道我们不应该反思吗？这绝对不是个案，中医药里还有一大片未开垦之地！

三、干姜芩连人参汤

代表性原文及分析

伤寒本自寒下，医复吐下之，寒格更逆吐下，若食入口即吐，干姜黄芩黄连人参汤主之。（356）

干姜　黄芩　黄连　人参各三两

上四味，以水六升，煮取二升，去滓，分温再服。

饮食入口即吐，一般以热为主，如急性胃肠炎等，当重用清热解毒药，如芩连。再加上有寒格之机，出现上吐下泻之症，属寒热错杂，故用干姜

[1] 张锡纯．医学衷中参西录［M］．石家庄：河北人民出版社，1977：748.
[2] 吴普．神农本草经［M］．南宁：广西科学技术出版社，2016：10.

散寒，人参补虚。

伤寒胸中有热，胃中有邪气，腹中痛，欲呕吐者，黄连汤主之。(172)

黄连三两　甘草三两炙　干姜三两　桂枝三两去皮　人参二两　半夏半升洗　大枣十二枚擘

上七味，以水一斗，煮取六升，去滓，温服，昼三夜二。疑非仲景方。

黄连汤与干姜芩连人参汤的主治基本相同，但又有芍药汤配伍的影子(肉桂)，也主治下利，既有正气亏虚，也有寒热错杂。

四、乌梅丸

代表性原文及分析

伤寒脉微而厥，至七八日肤冷，其人躁无暂安时者，此为脏厥，非蛔厥也。蛔厥者，其人当吐蛔。令病者静，而复时烦者，此为脏寒，蛔上入其膈，故烦，须臾复止，得食而呕，又烦者，蛔闻食臭出，其人常自吐蛔。蛔厥者，乌梅丸主之。又主久利。(335)

乌梅三百枚　细辛六两　干姜十两　黄连十六两　当归四两　附子六两炮，去皮　蜀椒四两出汗　桂枝六两去皮　人参六两　黄柏六两

上十味，异捣筛，合治之，以苦酒渍乌梅一宿，去核，蒸之五斗米下，饭熟捣成泥，和药令相得，内臼中，与蜜杵二千下，丸如梧桐子大，先食饮服十丸，日三服，稍加至二十丸。禁生冷、滑物、臭食等。

乌梅丸的组成是基于蛔虫“得酸则静、得辛则伏、得苦则下”特性，酸有乌梅、苦酒，辛有附子、干姜、细辛、蜀椒、桂枝，苦有黄连、黄柏，以及人参、当归补养气血，这类病人多营养不良，米作为赋形剂。

乌梅丸的组成有寒药黄连、黄柏，有热药附子、干姜、细辛、蜀椒、桂枝，因此对于肠胃功能紊乱、久泻久利属于寒热错杂型或者慢性菌痢属于慢性迁延型，乌梅丸尤为适合，黄连的剂量依旧甚大(十六两)。

白头翁汤证→干姜芩连人参汤证→乌梅丸证，反映痢疾由急性转慢性的辨治过程，古今中外概莫能外。

五、当归四逆汤

代表性原文及分析

手足厥寒，脉细欲绝者，当归四逆汤主之。(351)

当归三两 桂枝三两去皮 芍药三两 细辛三两 甘草二两炙 通草二两 大枣二十五枚擘，一法，十二枚

上七味，以水八升，煮取三升，去滓，温服一升，日三服。

干呕吐涎沫，头痛者，吴茱萸汤主之。（378）

吴茱萸一升汤洗七遍 人参三两 大枣十二枚擘 生姜六两切

上四味，以水七升，煮取二升，去滓，温服七合，日三服。

若其人内有久寒者，宜当归四逆加吴茱萸生姜汤。（352）

当归三两 芍药三两 甘草二两炙 通草二两 桂枝三两去皮 细辛三两 生姜半斤切 吴茱萸二升 大枣二十五枚擘

上九味，以水六升，清酒六升和，煮取五升，去滓，温服五服。一方，水酒各四升。

当归四逆汤属桂枝汤类方，治疗手足厥寒，病机为血虚寒凝，此方本不必去生姜。当归四逆加吴茱萸生姜汤寒邪更重，本方温经散寒能力更强。需要注意细辛和吴茱萸剂量都不能太小，最好加酒煎药，效果更佳。

当归四逆汤类的应用

当归四逆汤及其类方是临床上治疗多种疼痛的要方，如身体骨节疼痛、头痛、痛经等（参见桂枝汤条）。依据《伤寒论》描述的“手足厥寒，脉细欲绝”以及我们的临证实践发现，此类方对于改善末梢血液循环具有相当确切的疗效。另一方面，从厥阴循环路线来看，生殖器、四肢末端、乳房等均为厥阴所主。因此，这些部位的病变，配合当归四逆汤类加减，不仅疗效好，而且痊愈的时间也明显缩短。本书着重阐发经方在皮肤黏膜病中的应用，当归四逆汤类是我们治疗此类疾病的利器之一，像疣、宫颈和阴道 HPV 感染，甚至合并有Ⅱ级内瘤变，我们多能搞得定。

案例1 宫颈高危 HPV 感染

初诊（2018 年 9 月 14 日）

现病史：陈某，女，35 岁。病人于体检时发现 HPV 高危阳性，液基薄层（TCT）、宫颈活检及颈管诊刮（ECC）均正常。舌淡苔薄白，脉弦细。

辨证：厥阴虚寒，阴血不足。

治法：养血散寒。

方药：予当归四逆汤加减。

随访：服药 2 周后复查，HPV 转阴。

按：妇科 HPV 感染具有自限性，本病例是基于厥阴病的病机概念提出的，以当归四逆汤合桑椹、黄精加减而成，短时间内清除了 HPV。可能是当归四逆汤方加减通过促进宫颈血液循环，调节自身的免疫功能起了作用。

案例2　乳腺结节疼痛

初诊（2019 年 10 月 3 日）

现病史：李某，女，37 岁。双侧乳房胀痛反复 1 年余。B 超示：双侧乳腺小叶增生；双侧乳腺低回声结节（BI-RADS Ⅲ级）；左侧乳腺囊性结节（BI-RADS Ⅲ级）；双侧腋下淋巴结肿大（图 9-2）。舌淡苔薄，脉弦细。

辨证：寒凝肝脉，气血郁结，冲任不调。

治法：温经散寒，养血通络，调补冲任。

方药：考虑乳房为肝经循环部分，拟当归四逆加吴茱萸生姜汤合二仙汤，调补冲任（图 9-3）。

服药 3 个月，症状明显减轻，乳房胀痛较轻，腋下淋巴结消失，建议改成膏方。

复查 B 超：双侧乳腺实性结节（BI-RADS Ⅲ级）；双侧乳腺囊性结节（BI-RADS Ⅱ级）。小叶增生及腋下淋巴结消失（图 9-4）。

按：此病证需要较长时间调治，可以制成膏方服用，方便经济。

超声检查报告单

姓名：　性别：女　年龄：35岁　超声号：US0038369

住院号：　门诊号：240077　床号：　仪器型号：超声机房

病区：　送检科室：肿瘤外科门诊　送检医生：

检查项目：彩超常规检查

临床诊断：一般性医学检查

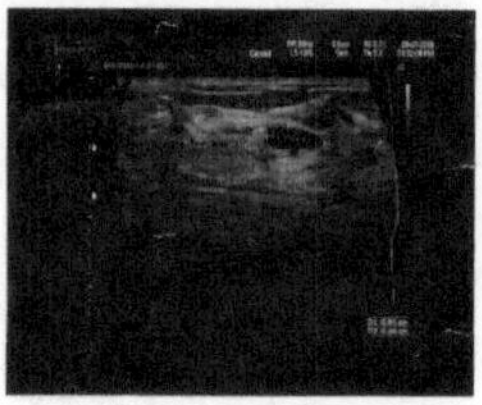

超声所见:

双乳腺体增厚，回声增强，腺管正常，双侧乳腺见数个低回声结节，右乳大的位于10点钟方向，距乳头约5cm，大小约7x4mm，左乳大的位于9-10点钟方向，距乳头3cm，大小约7x5mm，边界清晰，内回声欠均匀。左侧乳腺可见数个无回声区，大的约9x4mm，壁光，内透声尚可。

双侧腋窝可见数个淋巴结样回声，大的约15x5mm，边界清晰，内回声欠均匀。

超声提示:

1、双侧乳腺小叶增生
2、双侧乳腺低回声结节，考虑BI-RADS分类 3类
3、左侧乳腺囊性结节，考虑BI-RADS分类 3类
4、双侧腋下淋巴结肿大

图 9-2　治疗前 B 超检查

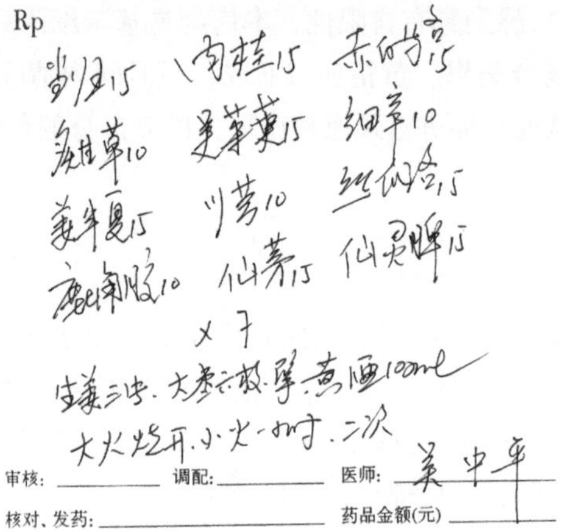
Rp

当归15 肉桂15 赤芍15

炙甘草10 吴茱萸15 细辛10

姜半夏15 川芎10 丝瓜络15

鹿角胶10 仙茅15 仙灵脾15

×7

生姜三片、大枣六枚，水煎100ml

大火烧开，小火一小时，二次

审核：________ 调配：________ 医师：吴中平

核对、发药：________ 药品金额(元)________

图 9-3　当归四逆加吴茱萸生姜汤合二仙汤加减

彩色多普勒报告单

检查号： 105212427　**就诊号：** 0000249576　门诊

姓名：　**性别：** 女　**年龄：** 35岁　**科 室：** 外一科门诊　**检查设备：** EPIQ5

床号：　**申请医师：**　**病 室：**　**检查日期：** 2019-11-06

检查部位： 乳腺、腋窝（含图文）

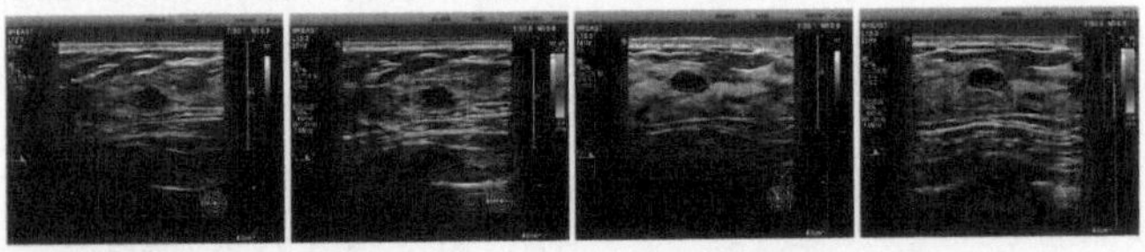

超声所见：

双侧乳腺腺体稍紊乱，腺管无明显扩张。双乳分别探及几个实性低回声，右侧较大位于9点方位距乳头约77mm，大小约8.0mm*4.5mm*8.6mm，左侧较大位于11点方位距乳头约27mm，大小约7.1mm*3.7mm*9.5mm，双侧结节形态尚规则，边界尚清，内部回声分布尚均，CDFI：内未见明显血流信号。双侧乳腺分别探及几个囊性回声，右侧较大位于11方位距乳头约38mm，大小约7.9mm*1.6mm*9.8mm，左侧较大的位于11点方位距乳头约28mm，大小约7.7mm*4.5mm*8.7mm，双侧结节形态规则，边界清晰，边缘光整，CDFI：内未见血流信号。

超声提示：

双侧乳腺实性结节（BI-RADS 3类）

双侧乳腺囊性结节（BI-RADS 2类）

图 9-4　治疗 3 个月后 B 超检查

下篇

经方在皮肤黏膜病中的应用

用经方从六经病证的角度来探讨临床常见皮肤黏膜病的辨治是非常有意思的话题。在这部分内容中我们提供了临床常用经方，有时并没有用完整的经方，而是取其组方之精髓，希望给读者以启发。

第十章 / 皮肤黏膜结构及 HPV 感染

一、皮肤黏膜结构

前两部分都涉及经方的研习，有些内容打破了常规，超过了一般的认知，无论是不是有道理，我们都尽量在相关内容中提供可以说明的材料。在这部分内容中，我们将介绍经方在常见皮肤黏膜病中的应用，并且有一定的共性规律可以把握，临床上可以为读者提供参考和经验复制。有些病例我们也是第一次看到，需要快速翻阅书本，查阅资料，研究发病机制，确定治疗方案并在实践中不断完善。这个时候，我们就能感觉到，在大学阶段学过的基础知识，如组胚、病理、免疫学、病理生理、药理和中医经典理论知识等是多么的重要！

有些我们不能处理或者失败的病例也提供给读者，或许大家可以研究一下是否有更好的方案。

大千世界，一物降一物的生克制化规律无时无刻不在，克制某种疾病的药物可能就存在于万万千的物质中。要求不多，为了找到一种或几种，甚至是其中的某种成分，很多时候，我们都是在大海捞针式地探寻着，好在常常古人给我们提供了部分的“先导”。

这部分涉及皮肤黏膜病，因此，我们提供比较经典的皮肤和宫颈黏膜的结构图（图 10-1），这对于临床用药是非常有益的。

二、HPV 感染

HPV 感染发病缠绵难愈，甚至会给生命带来严重威胁，如宫颈癌。HPV 属小的双链环状 DNA 病毒且无包膜。高危型 HPV 前端基因编码的 E6、E7 蛋白可分别与 P53 和 Rb 编码的抑癌蛋白结合，并使其失活，干扰正常的细胞周期，使细胞恶变或癌变[1]。HPV 只侵犯人体皮肤和黏膜，是多种皮肤病（寻常疣 HPV2、跖疣 HPV1、扁平疣 HPV3）和性病（如尖锐湿疣 HPV6 和 HPV11）等的病原体之一[2, 3]。HPV 也是感染宫颈和阴道上皮，

[1] 贾文祥 . 医学微生物学［M］. 北京：人民卫生出版社，2005：407-411.
[2] 来茂德 . 上皮内瘤变［M］. 北京：高等教育出版社，2007：257-259.
[3] 张学军 . 皮肤性病学［M］. 北京：人民卫生出版社，2016：67-68，231-232.

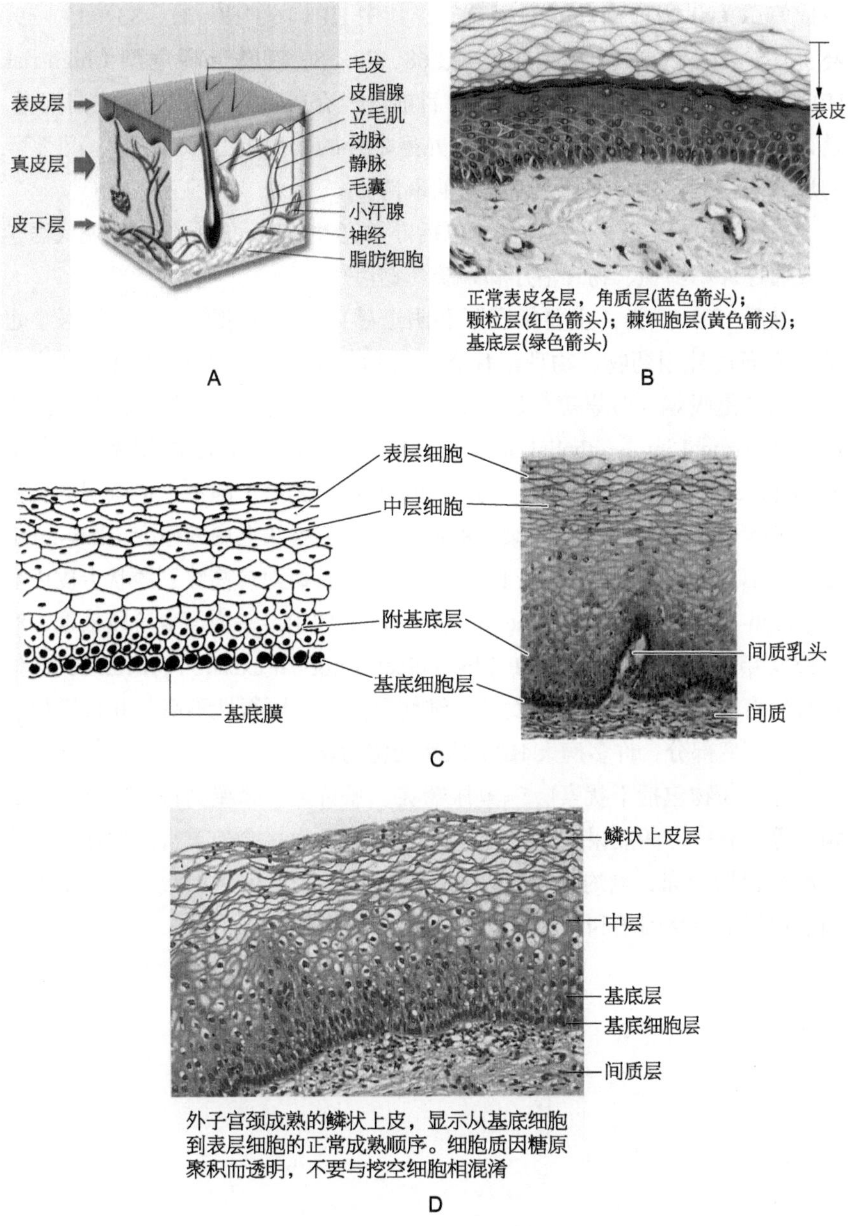

图 10-1　正常皮肤和宫颈黏膜模式图及 HE 染色图

A　皮肤模式图[1]；B　正常皮肤表皮各层[2]；C　宫颈黏膜上皮图[3]；D　宫颈黏膜上皮各层[4]（稍作加工）

[1] 张学军 . 皮肤性病学［M］. 北京：人民卫生出版社，2013：5.

[2] 常建民 . 皮肤病理简明图谱［M］. 北京：人民军医出版社，2015：10.

[3] 章文华译 . Colposcopy and Treatment of Cervical Intraepithelial Neoplasia: a beginners's Manual（宫颈上皮内瘤变的阴道镜检查和治疗：初学者手册）［M］. 北京：人民卫生出版社，2005：3.

[4] 薛德彬等译 . Histology for Pathologists（病理医师实用组织学）［M］. 北京：北京科学技术出版社，2017：1041.

造成宫颈癌、阴道癌的罪魁祸首[1]，其中HPV16、18、31、33、35、39、45、51、52、53、56、58、59、66、68、73、82等属于高危型（high-risk HPV），当然这些也可以引起疣体。目前已经有成熟的九价HPV疫苗问世，是人类的福音。但已感染或者属于九型之外的其他类型，对持续感染多年的病人而言，治疗并不是一件容易的事情。

皮肤HPV感染，主要指疣，包括寻常疣、跖疣、扁平疣等。现代医学主要通过外用药物、物理治疗和系统药物治疗。

黏膜HPV感染，主要指宫颈和阴道感染。在感染早期，现代医学也是主要通过外用药物、物理治疗和系统药物治疗。但长时间HPV感染状态，尤其是吸烟、劳累等会加重病情，导致上皮内瘤变，包括宫颈上皮内瘤变（cervical intraepithelial neoplasia, CIN）和阴道上皮内瘤变（vaginal intraepithelial neoplasia, VaIN）等，内瘤变根据异型细胞占上皮全层的比例分为CIN Ⅰ、Ⅱ、Ⅲ级。Ⅰ级一般属于低级别鳞状上皮内瘤变（low-grade squamous intraepithelial lesion, LSIL），而Ⅱ、Ⅲ级对应高级别鳞状上皮内瘤变（high-grade squamous intraepithelial lesion, HSIL）。内瘤变阶段根据等级及妇女年龄状态，可行LEEP（loop electrosurgical excision procedure），但对有生育要求或者已怀孕的女性，锥切风险大，可行性不高，并且锥切也仅针对病变部分，许多病人HPV依然残留为害。

外用药物包括干扰素、5-氟尿嘧啶、哌特灵、咪喹莫特、瑞贝生和保妇康等均有一定的效果，但有些外用药刺激性大，会加重宫颈的损害。物理治疗包括冷冻、电灼、刮除、激光和微波等。系统药物治疗主要是免疫调节剂包括转移因子和胸腺素等。

[1] 谢幸，苟文丽. 妇产科学［M］. 北京：人民卫生出版社，2016：301-304.

第十一章 / 皮肤黏膜病中常用经方简介

一、麻桂剂

（一）桂枝汤

桂枝汤类是治疗皮肤病的要方（详见桂枝汤条），用肉桂效果好，用肉桂油代替效果更好（饭后服），且价格便宜，对环境友好。

桂枝的代表性成分肉桂油有抗炎、抗过敏和抗病原微生物的作用，芍药苷有抗炎、抗菌和调整免疫功能，甘草中的甘草酸、甘草次酸都已被相应制成治疗皮肤病的临床最常用的药物。因此，稍微懂一点现代医学知识的医生，就知道桂枝汤是治疗皮肤病的要方。

桂枝汤也是治疗脾胃病和调节情绪的要方。这两者与皮肤病的发生、发展和预后都有一定的关系，尤其是桂枝汤在改善胃肠功能，保持大便通畅方面疗效比较好，有助于皮肤病的康复。必要时加健脾利湿的茯苓、白术等。

大凡皮脂腺有问题的皮肤病，桂枝汤有促进皮脂腺排泄的作用，桂枝抗菌、防腐作用突出，我们认为它也可能有抗痤疮丙酸杆菌的作用。

临床开桂枝汤要用足量，肉桂开 12 g 以上，且小火煎煮时间要长，1 个小时左右。

治疗皮肤病，针对热象非常明显的红肿热痛痒，我们也不必深陷温热之恐慌中。舌质、舌苔是临证可以观察和把握的。舍证从舌，临证时可以加栀子、龙胆草、野菊花或者五味消毒饮（金银花、野菊花、蒲公英、紫花地丁、天葵子）等，寒温并用，疗效自比单纯性对抗性治疗策略要好。

（二）当归四逆汤

当归四逆汤为桂枝汤类方，具有养血散寒，温经止痛的确切效果，治疗一般性冻疮有特效，对于不宁腿、痛经和类风湿关节炎也有很好的疗效。但我们用此方在春季治疗一例多形红斑却无效，同样的病人在寒冷的冬季又复发了，而此方却有效果，中医辨证还是要重视的，后叙。

本方在改善末梢血液循环，促进血液供应方面有效，因此，末梢循环不畅的皮肤黏膜病，可以用本方加减，如果角化不全或角化不良，宜加阿胶，可促进皮肤黏膜修复。

（三）麻黄汤

麻黄自古就用于治疗多种皮肤病（详见麻黄汤条），发汗、利水湿对于皮肤而言是有好处的，可抑制渗出。我们研究发现，麻黄及其主要生物碱具有抑制 TNF-α 分泌的作用，是天然的抗细胞因子风暴的良药。

大凡发病机制与细胞因子过度分泌的皮肤病，麻黄是个不错的药物。

葛根汤是桂枝汤与麻黄汤的合体（详见葛根汤条），用处自然更广。

（四）盐酸伪麻黄碱缓释胶囊

盐酸伪麻黄碱缓释胶囊每粒成分含盐酸伪麻黄碱 90 mg，氯苯那敏 4 mg，是缓释剂，药效可持续 8～12 小时。用处实在太多，既安全，又有效，又没有什么副作用（详见麻黄汤条）。

渗出是炎症发生发展的中心环节之一，瘙痒是皮肤科疾病中最常见症状之一，如何快速止痒，抑制渗出，对于皮肤的发生、发展和预后都有着极其重要的意义。伪麻黄碱具有拟肾上腺素样作用，较为缓和，能抑制炎症反应过程中的渗出作用。现代研究还发现伪麻黄碱能显著抑制炎症细胞表达细胞因子，如 TNF-α。因此，从药理学上推断，伪麻黄碱合用 H1 受体拮抗剂氯苯那敏，能显著抑制渗出，抑制炎症，从而能快速止痒，且持续时间长。因此，盐酸伪麻黄碱缓释胶囊是部分皮肤病治疗中不可多得的一个好药。

含伪麻黄碱合 H1 受体拮抗剂氯苯那敏的缓释胶囊发挥其抗组胺效果远大于 1 + 1，且有效时间持续久，在部分患者中不比二代、三代单独使用的抗组胺剂效果差。在玫瑰糠疹、鱼鳞病等止痒方面也有较为明显的效果。伪麻黄碱兴奋交感神经的作用非常弱，不及麻黄碱的 1/5，可作为临床上麻黄的替代品。

在我们的临床中，基本不用其他的抗组胺剂，盐酸伪麻黄碱缓释胶囊（一定要注意不是片剂，片剂的叫氨麻美敏片，作用不太一样，且有一定的毒副作用）是一种非常安全的药物，价廉物美，皮肤病临床中应该要重视。尤其是伴有较为明显的瘙痒症状时，我们一般都用此药。

二、苓术剂

在皮肤病中常用的苓术剂包括苓芍术甘汤、苓桂术甘汤和五苓散等。健脾利湿，既除外湿，又利内湿，还治生湿之源——脾虚。因此，苓术剂也是治疗皮肤病的要方。

伴有真菌感染，且胃功能不好者，多用苓桂术甘汤，便秘严重者用苓芍术甘汤。五苓散多用于缓解期善后，有一定的防止复发的作用，按《伤寒论》经验当研磨为末，也可以加阿胶共研，服用方便。

三、茵陈蒿汤

茵陈蒿汤是治疗黄疸的代表性方药，但茵陈蒿有明显的清利湿热和增强药物疗效的作用（详见茵陈蒿汤条），且方中还有栀子和大黄。因此对于实热较重，皮脂腺分泌旺盛，油光满面，可适当考虑合用茵陈蒿汤。

四、甘草泻心汤

甘草泻心汤由甘草、黄芩、黄连，干姜、半夏、人参、大枣，方中甘草剂量最大为四两，黄连最小为一两，其他均约为三两。甘草及其提取物甘草酸苷片是皮肤黏膜病中较为常用的药物，且本方也调理治疗脾胃病（痞证）的作用。很明显，这也是治疗皮肤黏膜病的要方。的确，在《金匮要略·百合狐惑阴阳毒病脉证并治第三》指出此方可以治疗狐惑病，狐惑病类似于皮肤黏膜溃疡类的病证。临证时一定要注意，方中的甘草剂量要大，否则方是开对了，结果疗效不如意。

五、皮肤黏膜病需要配合提高免疫力和外用的药物

部分皮肤黏膜病与人体免疫力功能低下有一定的关系，造成迁延不愈，反复感染，形成恶性循环。因此，切实有效地提高患者的免疫功能，增强固有免疫的天然屏障，有助于患者早日解除病痛。胸腺素和转移因子有一定的作用，但我们从中医理论出发，配制的桑精酵素有一定的提高免疫力作用，是我们解决皮肤病并发有感染的有力武器。读者也可以按照我们的经验自己配制，结合病情的需要，辨证论治，适当加减。

皮肤病由于反复迁延不愈，或多或少伴有一定的细菌或真菌感染。因此，我们一定要注意外用药在皮肤疾病中的特别作用。但黏膜病如宫颈HPV感染，我们不主张用刺激性强的外用药，防止黏膜坏死脱落，反而不利于黏膜的修复。

皮肤外用中药不仅要有抗菌消炎的作用，而且还要具有敛疮生肌、燥湿止痒的功效，制剂应该具有一定的油性为佳，适当的肉桂油可以使用。

（一）提高免疫力的桑椹、黄精发酵品

为应对HPV持续感染，我们根据厥阴病的发病特点（详见“厥阴病篇”）配制桑椹、黄精等发酵品，有提高免疫力的作用。

从中医角度来看，HPV持续感染属于虚实夹杂，寒热错杂的胶着状

态。其治疗当以扶正为主，祛邪为辅，同时用药宜轻清透达，引邪出表。一味地清，一味地补，均不能彻底清除病邪。根据以上原理，我们配制成含有桑椹、黄精、桑叶等的桑精酵素方。桑椹味甘酸，性微寒，入心、肝、肾经，具有补血滋阴，生津止渴等功效。现代研究证明桑椹含有丰富的活性蛋白、维生素、氨基酸、胡萝卜素、矿物素等，常吃桑椹能显著提高人体免疫力，具有延缓衰老、美容养颜的功效。黄精入脾、肺、肾三经，填精髓、补中益气、滋阴、安五脏、除风湿、补肾、助筋骨、益脾胃、润心肺。现代研究证明黄精多糖是黄精主要生物活性成分，具有增强免疫功能、抗炎、抗病毒等多种作用。

桑椹、黄精配伍总体上有“偏补，清透之力欠佳，且碍胃气”的缺点。从《伤寒论》和《金匮要略》来看，古人采用一种特别的发酵工艺，如清浆水、酸浆水、百合、豉、苦酒（醋）等解决方药“壅补”的缺点，突出清透、开胃作用。如百合富含糖分，需泉水浸泡后有白沫生成，才可取用药，适合心肺阴虚的百合病机制。因此把桑椹、黄精长时间发酵，降低二药的“滋腻”之性，具“补中兼清”之效。整方具有滋而不腻，清不伤正的“扶正祛邪，清宣透达”优点，特别适合厥阴病阶段的正虚邪恋病机特点。

从《伤寒论》和《金匮要略》来看，张仲景不仅提供了许多药物的剂型，如汤、散、丸、膏、熏、洗、栓、摩散等，而且还提供了许多药物的炮制和深加工过程，在缺少化学原理的东汉末年，古人的智慧还是值得称道的。

需要提一笔的是，植物发酵后的产物（酵素）在日本风靡多时。2018年中华人民共和国工业和信息化部发布第67号文[1]，明确提出食用植物酵素是“经微生物发酵制得的含有特定生物活性成分可供人类食用的酵素产品”，并就感官要求、理化指标以及特征性指标规范了行业标准，把酵素作为一个产业（那些全盘否定保健品作用的人大概都是否定中医的人）。

桑椹、黄精配制酵素时，可以根据病人的体质和辨证内容，把相应的方药与它们共同发酵。如当归、肉桂、赤白芍、炙甘草、细辛、吴茱萸、人参、西洋参、连翘、绞股蓝、丹皮、丹参、麦冬、覆盆子、三七、玛卡、天麻、川贝等，但口感可能不太好，宜多用糖、蜜调制。尤其川贝粉，特别适合皮肤黏膜伴有赘生物者，但价格较贵，可以和酵素混合服下。

上述发酵之品，经低温干燥提取后，可以制成黏稠膏直接使用，也可以吹粉压片，大致每次服用相当于30 ml酵素液，富含膳食纤维，有一定的通便效果，但不如原浆好。这种剂型的好处是显而易见的，服用、携带、

[1] http://www.miit.gov.cn/n1146295/n1652858/n1652930/n4509607/c6567069/content.html（见附件：365项行业标准编号、名称、主要内容等一览表）

取量均方便，一般都需要服用较长时间才能达到效果。

（二）解毒燥湿敛疮的外用止痒剂

将具有清热解毒，敛疮止痒，祛腐生肌的地肤子、蛇床子、天葵子、土槿皮、土茯苓、苦参、栀子、肉桂、连翘、苦楝皮、射干、黄柏、白及等配伍起来，制作外用乳膏，对于皮肤细菌和真菌感染有较好的作用。一般将上述各药等份，先打成粗末，50% 的医用乙醇醇沉 72 小时，目的是除去蛋白和其他高分子化合物，防止加重皮肤疮面的过敏，负压过滤，50℃真空旋转蒸发除去乙醇和浓缩。加适量薄荷油、柠檬草油、薰衣草油、肉桂油、冰片（给人清凉的感觉），调匀，再加入化妆品级凡士林搅拌 30 分钟，密封保存。

如疮面渗出较明显时，可加入适量的滑石粉；脓液明显时，可加金银花、七叶一枝花；疮面伴有裂隙时，可加白及。

第十二章 / 常见皮肤黏膜病的经方治疗

我常常跟学生们讲，单从中医药角度来看，生活在中华大地上的人民是非常幸福的。许多中医搞不好的病，西医可以治，而许多西医搞不定的病，中医可以试一试。我们在诊疗皮肤黏膜病过程中感受颇深，接诊的部分患者，是从国内非常著名的皮肤黏膜病专科或专门医院转诊而来，有的疗效还是挺满意的。当然，许多病例是个案性质的，上升到理论高度还有很长的路要探索。但不管怎么说，为疾病提供多种治疗方法，为患者提供优质服务，让病人满意，是医护工作者的共同责任和追求，抛弃门户之见，避免相互倾轧，取长补短，是我们应有的态度。

本书皮肤黏膜病例的编排参考了张学军教授主编的《皮肤性病学》[1]，张志愿、俞光岩教授主编的《口腔科学》[2]和谢幸、苟文丽教授主编的《妇产科学》[3]的内容。所选案例有代表性，也较典型，并附上部分失败的治验。

一、皮炎、湿疹和荨麻疹

（一）激素依赖性皮炎

病案1 范某，男，50岁。

现病史：病人激素依赖性皮炎数年，丘疹，面红，瘙痒，脱皮，久治效不显，含激素类药膏（外用）有改善作用，但是停药后复发甚至加重，刻下面部、颊、鼻头、口周红斑丘疹伴皮屑，结痂。舌质淡苔腻，脉弦滑。（图12-1A、B）

辨证：脾虚湿盛，湿毒郁表。

治法：健脾利湿，敛疮解毒。

方药：苓术剂加减。因为病人常住工地不方便，遂选用免煎剂。方如下：

赤芍15 g，白芍15 g，炙甘草30 g，茯苓20 g，白术30 g，麦冬10 g，连翘15 g，黄柏10 g，生龙骨15 g，生牡蛎15 g。7剂。

[1] 张学军.皮肤性病学［M］.北京：人民卫生出版社，2013.
[2] 张志愿，俞光岩.口腔科学［M］.北京：人民卫生出版社，2013.
[3] 谢幸，苟文丽.妇科科学［M］.北京：人民卫生出版社，2013.

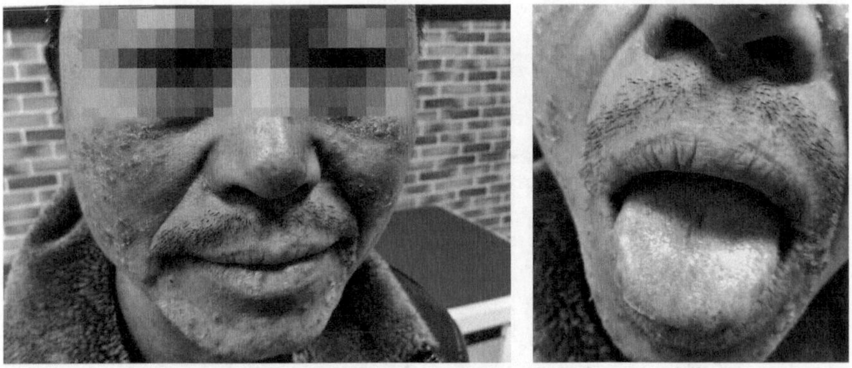

A　　　　B

图 12-1　治疗前的皮损及舌苔

因为有比较明显的瘙痒，加服盐酸伪麻黄碱胶囊 8 粒（1 粒，qd），而没有用其他的抗组胺剂。

随访：1 周后，皮损改善明显（图 12-2），上方巩固 1 周。

病情得到了控制，但若干时间后有可能复发，建议五苓散健脾利湿巩固一段时间。

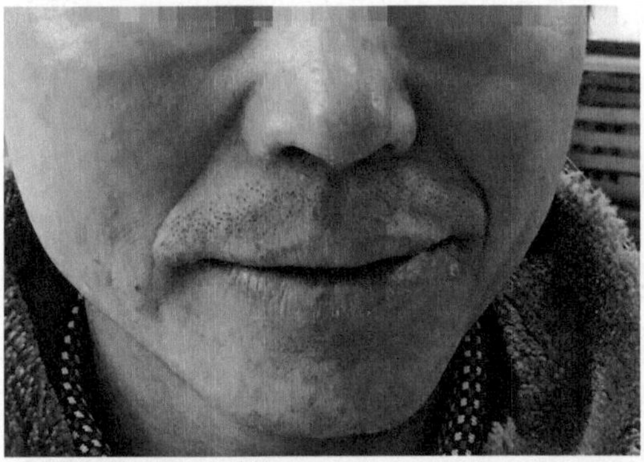

图 12-2　治疗后的面部情况

病案2　杨某，女，48 岁。

初诊（2018 年 3 月 24 日）

现病史：病人激素依赖性皮炎 10 余年。刻下面部充血发红，自觉热烫，斑丘疹，瘙痒，紧绷，遇冷则舒，年轻时常用激素类软膏，病情反反复复。舌红偏腻，脉弦。（图 12-3A、B）

辨证：血虚生风（为本），湿毒郁结。

治法：养血疏风散寒，凉血解毒。

方药：桂枝汤合苓术剂加减。方如下：

当归 10 g，肉桂 6 g，赤芍 10 g，白芍 10 g，炙甘草 30 g，茯苓 30 g，白术 40 g，蒲公英 30 g，龙胆草 10 g，川牛膝 15 g，牡丹皮 30 g，丹参 30 g。5 剂，大火烧开，小火煎煮 1 小时。

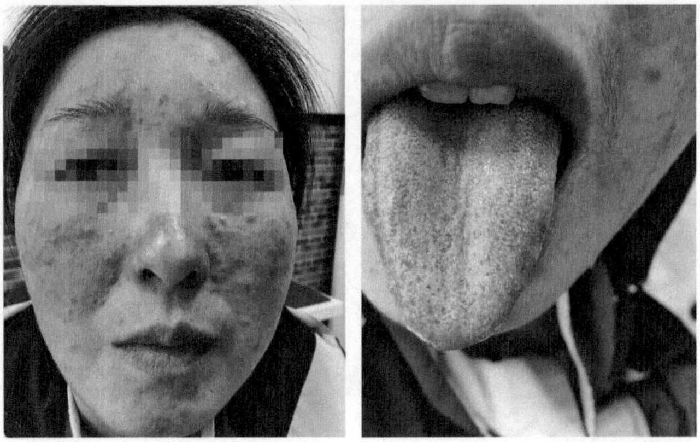

图 12-3　治疗前的皮损及舌苔

另服盐酸伪麻黄碱胶囊 8 粒（1 粒，qd）。

因为此病人患病年数较长，有十余年之久，故用了一些温热药，意在反激，加重充血状态，促进局部血液循环，有助于炎症细胞在病患处的聚集，对消除斑丘疹疙瘩等可能有一定的好处（这样的反激疗法从中医角度来看是成立的，病证由里出表，由阴转阳，多为向好的方向转化，需要注意的是若是紫癜则不可以这样处理）。

病人服药数天后反馈皮损有所好转，又按此方续服。

复诊（2018 年 5 月 5 日）

上方服用 2 周后，斑丘疹疙瘩明显变平，皮肤变光滑些，但充血状态还是比较明显（图 12-4）。鉴于病情总体改善较为明显，瘙痒减轻，改用苓术剂，5 剂（图 12-5）。5 剂服完后取效，只是热尚盛，加栀子、大黄引

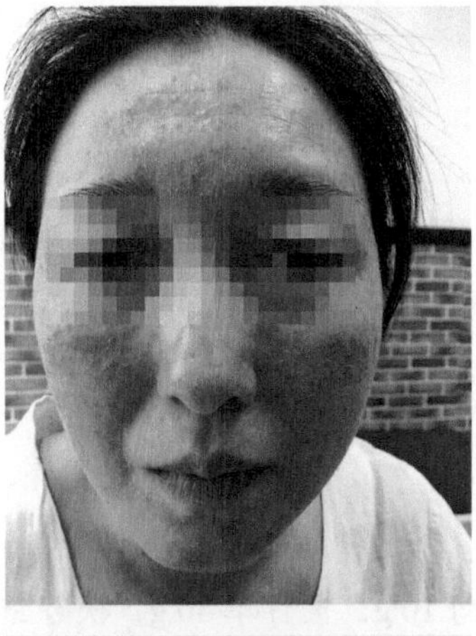

图 12-4　斑丘疹改善，皮肤变得光滑，仍有充血

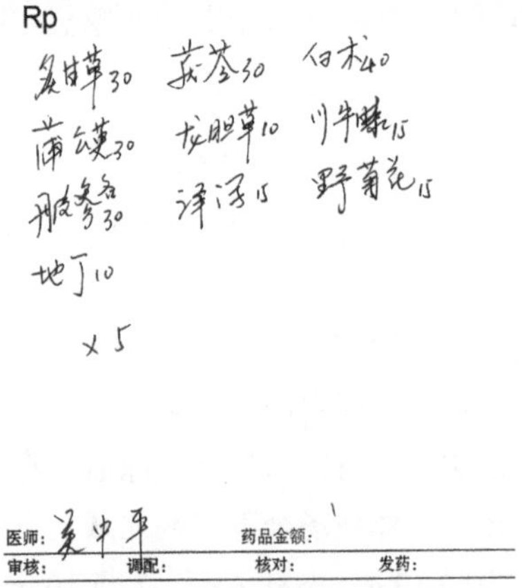
Rp
炙甘草30　茯苓30　白术40
蒲公英30　龙胆草10　川牛膝15
败酱草30　泽泻15　野菊花15
地丁10
×5

医师：　药品金额：
审核：　调配：　核对：　发药：

图 12-5　苓术剂加减

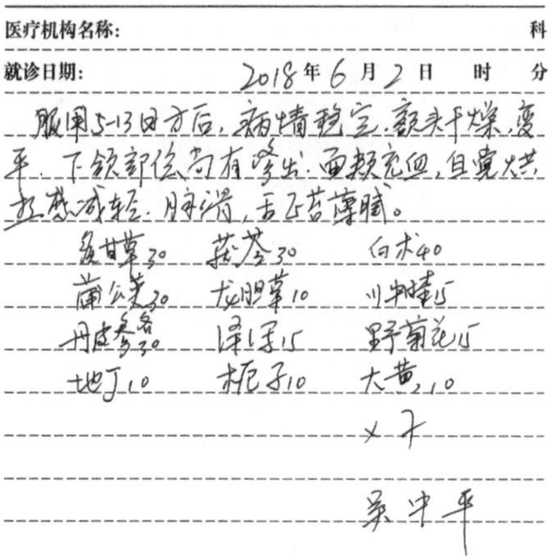
医疗机构名称： 科

就诊日期： 2018年6月2日 时 分

服用5-13日方后，病情稳定，额头干燥，度平。下颌部位尚有些出，面颊充血，自觉火烘热感减轻。脉滑，舌苔薄腻。

炙甘草30 茯苓30 白术40

蒲公英30 龙胆草10 川牛膝15

丹皮参各30 泽泻15 野菊花15

地丁10 栀子10 大黄10

×7

吴中平

图 12-6 在前方苓术剂基础上加清热泻火之品

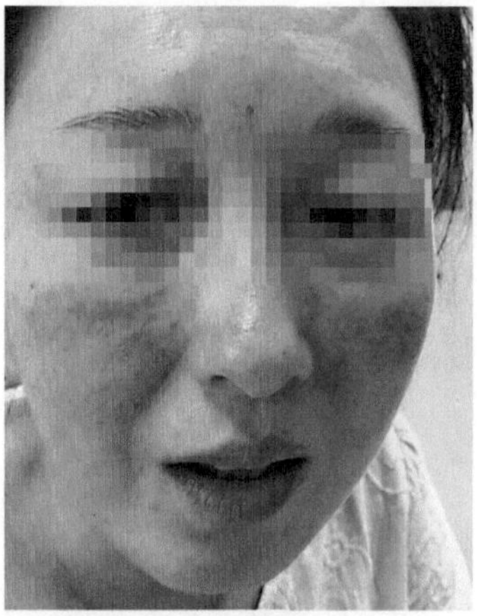

图 12-7 治疗后的面部情况

火下行，7 剂（图 12-6）。

随访：上方服 1 个月，间加阿胶 10 g（自备牛筋代替），基本痊愈（图 12-7）。此病人 1 年后症状又有反复，宜服五苓散巩固一段时间。

（二）颜面复发性皮炎

病案 吴某，女，17 岁。

初诊（2019 年 3 月 12 日）

现病史：病人于 3 年前，面部发红发烫，丘疹，水疱，伴瘙痒，病情反复数年（比图 12-8A 严重），曾在多家皮肤专科医院治疗过，但病情始终没有改善，几乎到了要休学的境地。内服药和外用药都用过（内服药有吲哚美辛肠溶片、维生素 E 胶丸、四环素片、甲硝唑片、硫酸羟氯喹、甲氧苄啶片、盐酸赛庚啶片、桂利嗪片、螺内酯片、酮替芬片、奥硝唑、消旋山莨菪碱片、维生素 C 片、甲泼尼龙、盐酸左西替利嗪、盐酸多西环素、丹参酮胶囊。外用药有硅油软膏、克林霉素磷酸酯凝胶、夫西地酸钠、曲安奈德益康唑乳膏、乳酸依沙吖啶、炉甘石洗剂、维生素 E 软膏、替硝唑凝胶、他克莫司软膏）。

由于治疗效果不好，皮损处在外院做过镜检，主要拟诊断为螨虫感染或激素依赖性皮炎等，且始终意见不统一（图 12-8B、C、D、E、F）。舌淡苔薄腻，脉滑。

辨证：血虚寒凝为本，风毒郁表为标。

治法：温经养血散寒，疏风解毒，引血下行。

方药：温经汤加减。拟方如下：

当归 15 g，肉桂 10 g，赤芍 10 g，白芍 10 g，细辛 10 g，吴茱萸 15 g，炙甘草 30 g，川牛膝 15 g，菊花 30 g，栀子 10 g。3 剂，大火烧开，小火煎煮 1 小时。

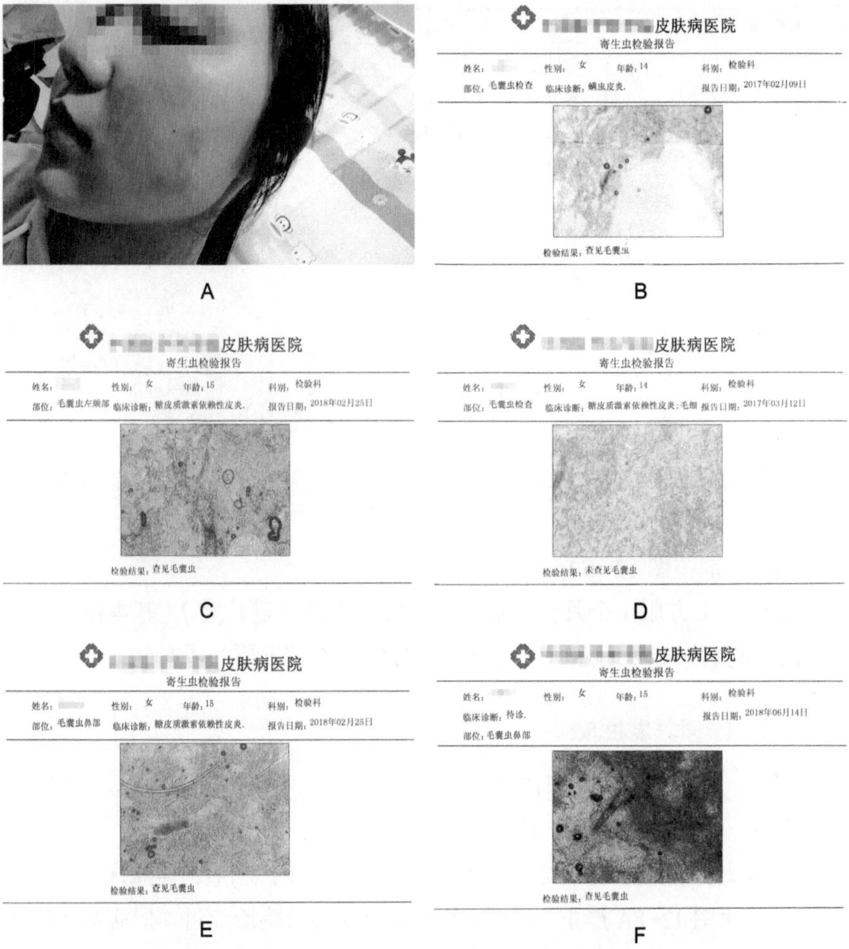

图 12-8　颜面部症状及外院检查结果

A　治疗前面部情况；B、C、D、E、F　面部皮损镜检结果

复诊（2019 年 3 月 23 日）

服用上方 1 剂后，面部发烫热感就明显好转，3 剂尽，病人及家属甚觉满意，予苓术剂加减，并加服盐酸伪麻黄碱缓释胶囊（1 粒，qd）。

调理半个月，基本上面部不再发烫，丘疹和水疱也减少了。3 月 23 日方加丹参 15 g、牡丹皮 15 g，14 剂，另服盐酸伪麻黄碱缓释胶囊（1 粒，qd）。

症状基本得到控制，面部偶有红斑、丘疹伴瘙痒（图 12-9A，3 日左右发 1 次，涂他克莫司后消退）。舌苔薄腻，脉弦滑，予苓术剂加减（图 12-9B）。

复诊（2019 年 6 月 15 日）

服上方约 2 个月，症状已大为改观，面部不再有明显的发热发烫，但每周仍发一次丘疹兼小水疱，伴瘙痒，他克莫司涂抹后 10 余分钟消失，增加茯苓、白术各至 100 g（图 12-9C）。

复诊（2019 年 9 月 21 日）

服用上方后，症状进一步改善，2 周内偶发，后又加重茯苓、白术至各 120 g，病情稳定。后改为五苓散原方（图 12−9D），服用方便，面部丘疱疹偶发，停外用药。病情基本痊愈，五苓散改为 1 日 1 次收功。

随访：截至 2020 年 3 月，丘疹没有再发作。

按：该病人先前也在其他地方服用过中药，多采用清热泻火、凉血解毒之品，但无效果，故我们不能再走老路了。考虑当时发病才 14 岁，此病应该是与月经初潮有一定的关系，予温经汤加减。因为在温经汤证中也提到“发热”“烦热”“唇口干燥”等热象，此方亦为甘温除热代表方之一（桂枝汤本身就治疗皮炎的要方，见前述）。

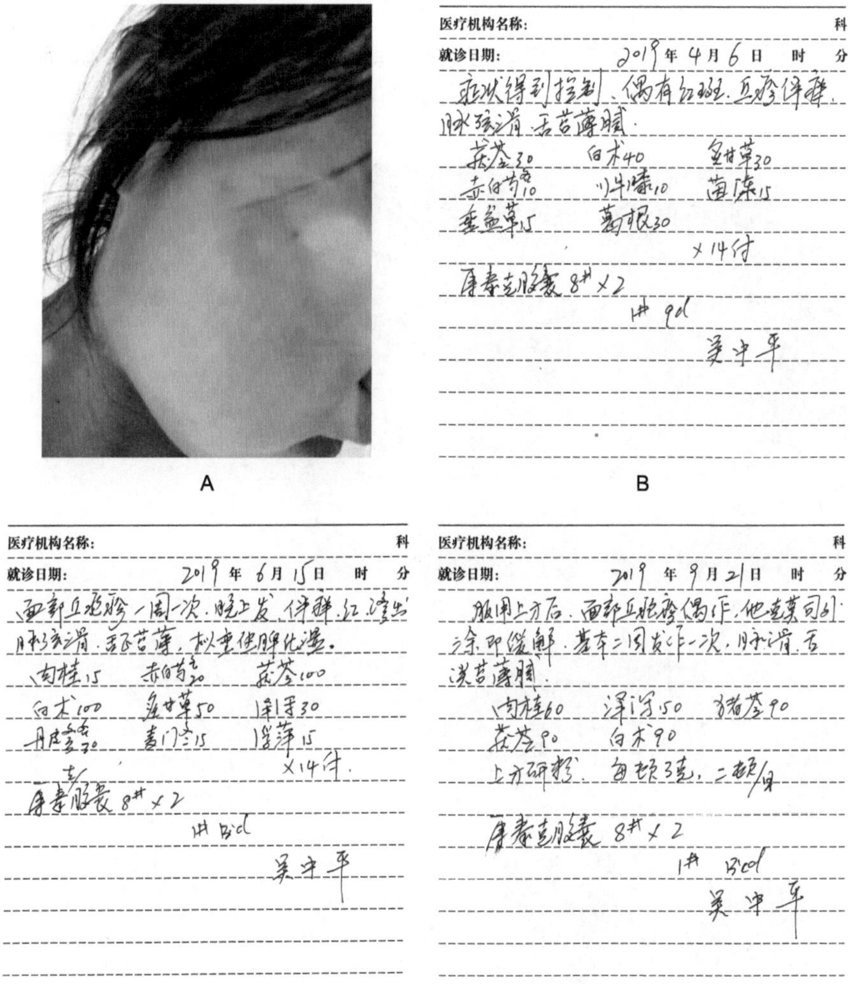

图 12−9　颜面复发性皮炎治验

A　治疗后面部情况；B、C、D　治疗处方

（三）湿疹

病案1 孙某，男，40余岁。

初诊（2019年5月25日）

现病史：湿疹伴日光性皮炎数年（也有诊断为慢性光化性皮炎）。病人早年因日光暴晒后面颈部出现红色皮疹伴痒，经治疗没有很好地控制。且因喝酒熬夜渐扩至后背四肢，夏重冬轻，常年瘙痒。刻下面红、充血，脱皮，颈部斑丘疹，渗出，四肢皮肤粗糙，浸润性暗红斑，全身瘙痒。舌质淡，苔白腻，脉弦滑。（图12-10）

辨证：脾虚湿盛，湿毒郁表。

治法：健脾利湿，清热解毒。

方药：苓术剂合茵陈蒿汤加减。方如下：

茵陈蒿30 g，垂盆草30 g，茯苓40 g，白术40 g，炙甘草30 g，蒲公英30 g，姜半夏30 g，川牛膝15 g，野菊花30 g，栀子10 g，龙胆草10 g。

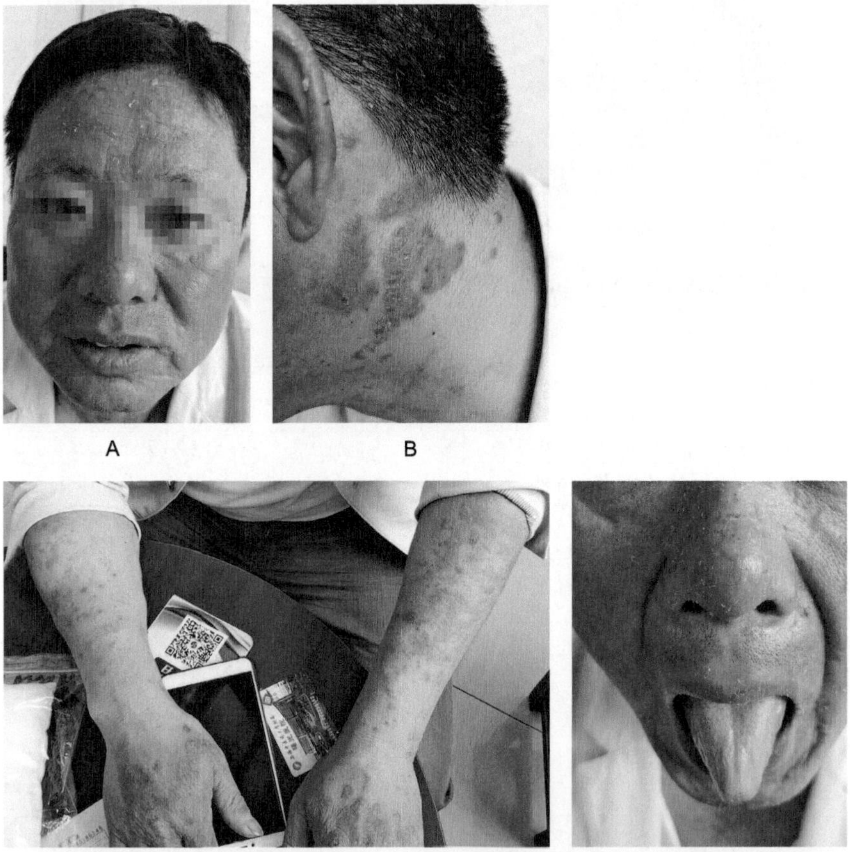

图12-10　治疗前的皮损情况及舌象

7剂。大火烧开，小火煎煮1小时。

另服盐酸伪麻黄碱胶囊8粒 ×2盒（1粒，bid）。

复诊（2019年6月3日）

服用5剂后，瘙痒明显减轻，皮损明显改善（图12-11A、B）。原方去茵陈蒿、垂盆草、栀子、龙胆草、野菊花，加麦冬20 g、阿胶10 g，7剂，盐酸伪麻黄碱胶囊如前（图12-12）。加阿胶的目的是进一步帮助修复皮损。

随访：再服用1周后，皮损恢复良好（图12-13）。

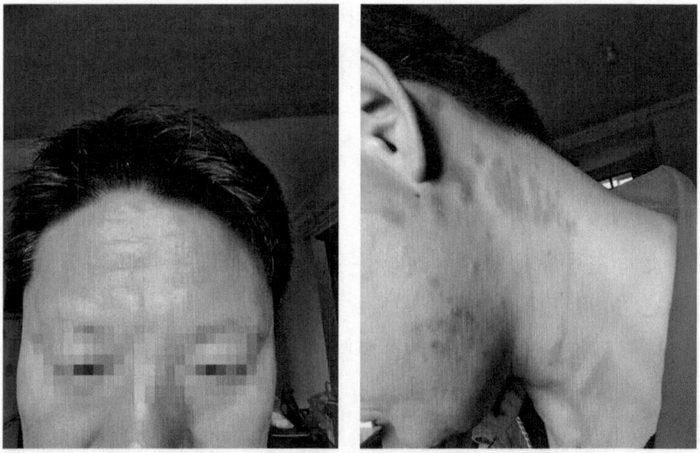

A B

图12-11 服药5日后的皮损改变状况

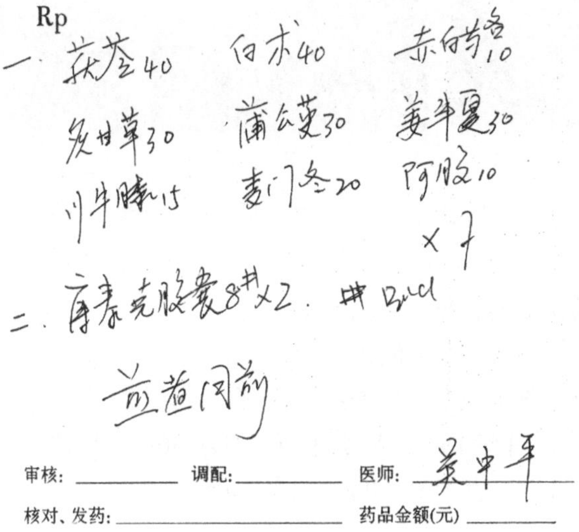
Rp
一. 茯苓40 白术40 赤白芍各10
炙甘草30 蒲公英30 姜半夏30
川牛膝15 麦门冬20 阿胶10
×7
二. 康泰克胶囊8#×2 bid
煎煮同前
审核: 调配: 医师: 吴中平
核对、发药: 药品金额(元)

图12-12 苓术剂加阿胶处方

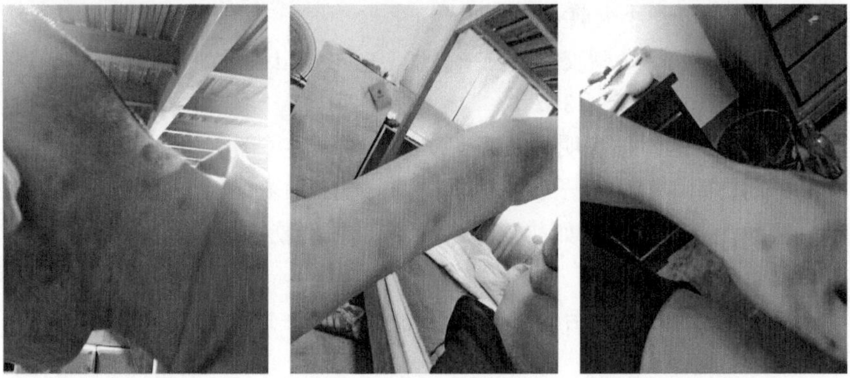

A　B　C

图 12-13　治疗后的皮损情况

病案2　陈某，女，72 岁。

初诊（2019 年 3 月 1 日）

现病史：左手掌湿疹 3 年余。左手掌大鱼际处干燥（需要每日涂金霉素软膏润之），暗红斑，皴裂，脱皮，局部浸润肥厚，边界清楚，病灶处瘙痒难忍，伴有口周炎。舌质红，苔厚腻，脉细弱。（图 12-14）

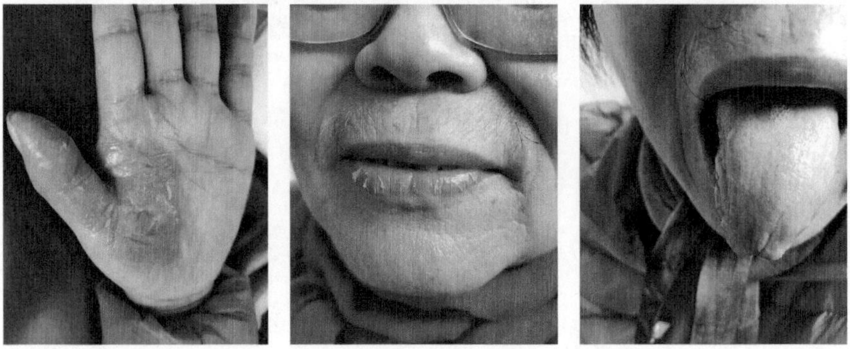

A　B　C

图 12-14　治疗前的皮损情况及舌象

辨证：脾虚湿盛，津亏夹风。

治法：健脾利湿，养阴润燥。

方药：苓术剂加减。方如下：

赤芍 10 g，白芍 10 g，茯苓 20 g，白术 30 g，炙甘草 30 g，蒲公英 30 g，生龙骨 10 g，生牡蛎 10 g，麦冬 10 g。7 剂。大火烧开，小火煎煮 1 小时。

另服盐酸伪麻黄碱胶囊 8 粒（1 粒，qd）。

复诊（2019 年 3 月 8 日）

1 周后复诊，症状明显改善，瘙痒充血明显减轻，裂隙减少，但仍有脱皮（图 12-15A）。

在 3 月 1 日方基础上，守方加阿胶 10 g，共 14 剂。并配外用药，加七叶一枝花等。

随访：疮面完全恢复，口周炎也消失（图 12-15B）。

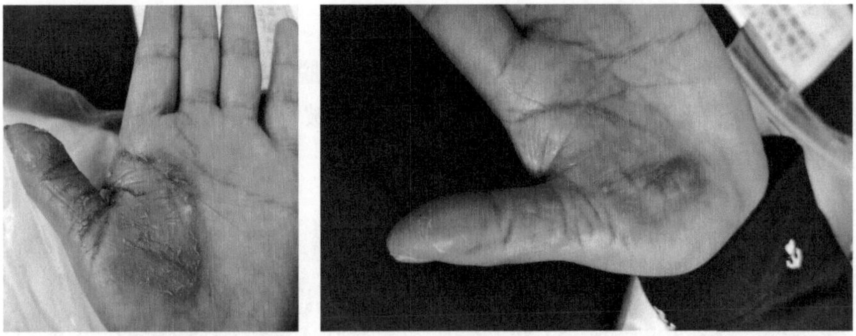

A　　　　　　　　　　B

图 12-15　治疗后的皮损变化

A　治疗 1 周后的皮损情况；B　治疗 3 周后的皮损情况

按：油性外用药物此时非常重要，祛腐生肌，敛疮止痒，配合内服中药，内外兼调，收功快捷。由于此病情时间较长，不可断然停药，宜服五苓散缓图巩固。

病案3　张某，男，28 岁。

初诊（2020 年 2 月 10 日）

现病史：阴囊湿疹数年。阴囊部位皮肤浸渍变白，皱褶变平，瘙痒，脱屑（图 12-16A），严重依赖激素方可缓解症状，以前工作环境潮湿。舌淡，苔水滑，脉滑有力。

辨证：脾虚湿盛，湿毒下注。

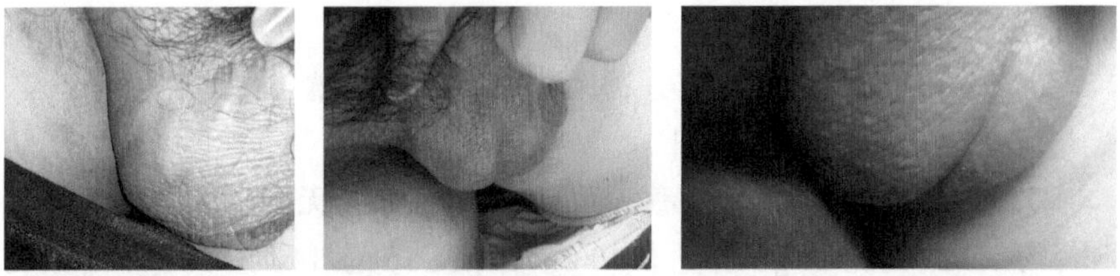

A　　　　　　B　　　　　　C

图 12-16　阴囊湿疹治疗前后的皮损变化

A　治疗前的皮损情况；B、C　治疗后的皮损情况

治法：健脾利湿（内服），疏风解毒（外用）。

方药：五苓散合外用药涂抹。外用方主要药物有地肤子、川楝皮、蛇床子、土槿皮、土茯苓、苦参、黄柏等。

随访：1 周后症状明显减轻，瘙痒轻，脱屑少，阴囊皮肤皱褶恢复，再巩固一段时间（图 12–16B、C）。

病案4　（湿疹治疗失败）女，70 多岁。

初诊（2018 年 12 月 14 日）

现病史：全身湿疹 2 年余。病人整个面部脱皮，鳞屑，轻度渗出，皮肤粗糙，瘙痒，双手掌尺面浸润性暗红斑，伴皴裂，口干。舌苔薄腻偏黄，脉弦细。（图 12–17）

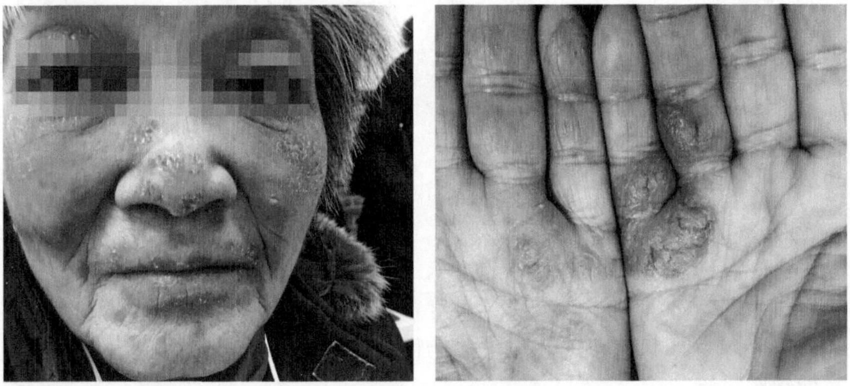

A　　B

图 12–17　治疗前的皮损情况

辨证：脾虚湿盛，津亏生风。

治法：健脾利湿，疏风养阴。

方药：桂枝汤合苓术剂加减。方如下：

肉桂 10 g，赤芍 10 g，白芍 10 g，炙甘草 15 g，茯苓 30 g，白术 40 g，蒲公英 30 g，生龙骨 15 g，生牡蛎 15 g，川牛膝 15 g，麦冬 10 g。7 剂。大火烧开，小火煎煮 1 小时。

由于年龄偏大，没有用复方盐酸伪麻黄碱缓释胶囊。

复诊（2018 年 12 月 28 日）

吃完 7 剂后，湿疹反复，瘙痒稍有改善，但皮损无明显好转，去肉桂，加泽泻 15 g、菊花 15 g、潞党参 10 g、姜半夏 15 g。14 剂。加服马来酸氯苯那敏（2 mg，qd）。

服用上方后，面部皮损明显加重，发红，蜕皮，尤其是肘部及上臂表皮粗糙，脱屑，苔藓样变，病有加重趋势（图 12–18）。怀疑病人对龙骨过

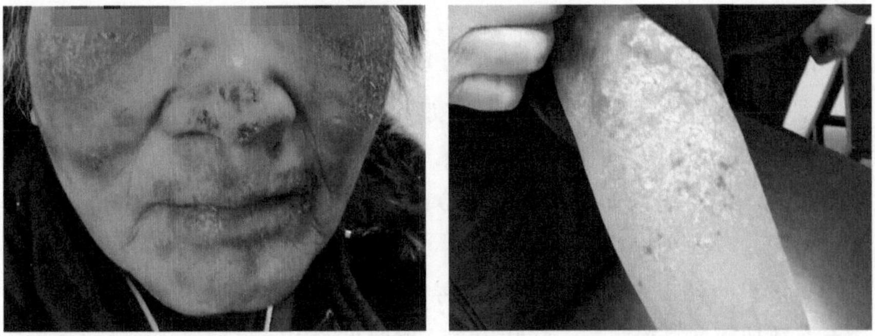

A　　　　B

图 12-18　治疗后的皮损情况（加重，泛发）

敏，去之，改方如下：

菊花 15 g，赤芍 10 g，白芍 10 g，炙甘草 15 g，茯苓 30 g，白术 40 g，柴胡 10 g。3 剂。

随访：服用后，症状无明显改善，遂停服中药。

按：考虑此病人由于年纪较大，又没有用盐酸伪麻黄碱胶囊，健脾利湿的苓术剂效果也不太好，最大的失误是没有配合外用药。另外，2 周面诊 1 次，对于较重的湿疹，是不合适的（虽然这个病人在治疗期间有好几日好转）。宜在病情稳定的前提下，才使用苓术剂。

（四）荨麻疹

病案　黄某，女，35 岁。

初诊（2019 年 12 月 7 日）

现病史：四肢、腹、背反复起风团 1 年余，服用抗组胺剂效果也不甚理想。刻下风团仍间断发作，傍晚及饭后明显，患者胃肠功能本欠佳，时有便秘。舌正苔薄，脉弦滑。（图 12-19）

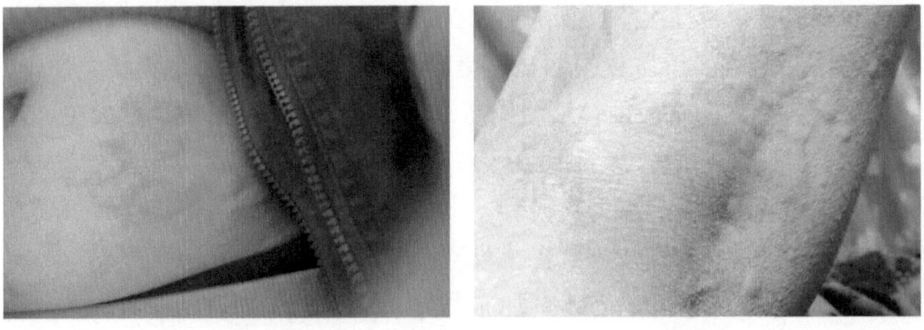

A　　　　B

图 12-19　治疗前的皮损情况

A　腹部风团；B　臂部风团

辨证：脾虚湿盛为本，风邪袭表为标。

治法：疏风健脾。

方药：桂枝汤合苓术剂加减。方如下：

肉桂 15 g，茯苓 30 g，白术 30 g，炙甘草 30 g，赤芍 10 g，白芍 10 g，蒲公英 30 g，生龙骨 10 g，生牡蛎 10 g。

另服盐酸伪麻黄碱胶囊 8 粒（1 粒，qd）。

随访：服药 1 周，症状明显改善，偶发 1 次。自行停药 2 周后复发，予五苓散加连翘打粉服用，症状控制。治验见图 12-20。

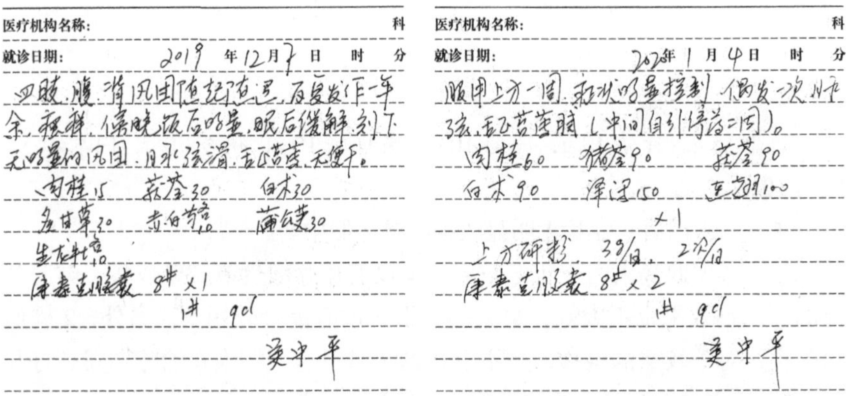
医疗机构名称： 科
就诊日期： 2019 年 12 月 7 日 时 分
四肢、腹、背风团随起随退，反复发作一年余，夜甚，偶晚饭后明显，眠后缓解，刻下无明显的风团，脉弦滑，舌红苔薄，无便干。
肉桂 15 茯苓 30 白术 30
炙甘草 30 赤白芍各 10 蒲公英 30
生龙牡各 10
康泰克胶囊 8# ×1
1# qd

医疗机构名称： 科
就诊日期： 2020 年 1 月 4 日 时 分
服用上方一周，症状明显控制，偶发一次，脉弦，舌红苔薄（中间自行停药二周）。
肉桂 60 猪苓 90 茯苓 90
白术 90 泽泻 150 连翘 100
×1
上方研粉，3 g/日，2 次/日
康泰克胶囊 8# ×2
1# qd

图 12-20 荨麻疹处方

按：慢性荨麻疹善后，宜以五苓散打粉散服为佳，健脾利湿，一般 6 个月内未再发作才能停药。

（五）特应性皮炎

病案 男小童，7 岁。

初诊（2019 年 8 月 10 日）

现病史：全身性湿疹反复 7 年（自幼就有）。病人全身瘙痒，四肢散在丘疹和多形皮损，手掌皮损明显，呈暗红色，脱皮，苔藓样粗糙，便干，过敏原检查阴性，嗜酸性粒细胞偏高，其母述无哮喘、过敏性鼻炎史。舌苔薄腻，脉弦细。（图 12-21A、B、C、D）

辨证：脾虚湿盛，湿毒夹风。

治法：健脾化湿，燥湿解毒，疏风止痒。

方药：因为有便干，苓术剂加赤白芍等。方如下：

茯苓 30 g，赤芍 10 g，白芍 10 g，白术 30 g，炙甘草 30 g，蒲公英 30 g，苦参 15 g，牡丹皮 10 g，丹参 10 g。7 剂。大火烧开，小火煎煮 1 小时。

另服复方盐酸伪麻黄碱缓释胶囊8粒（1粒，qd）。由于瘙痒比较明显，故用量也稍大，也无碍。

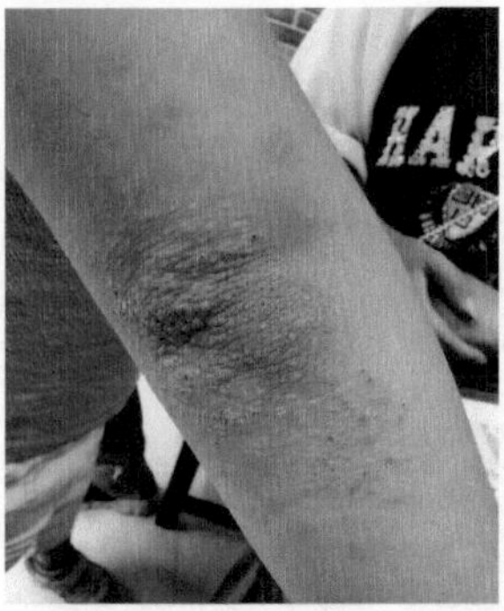

A

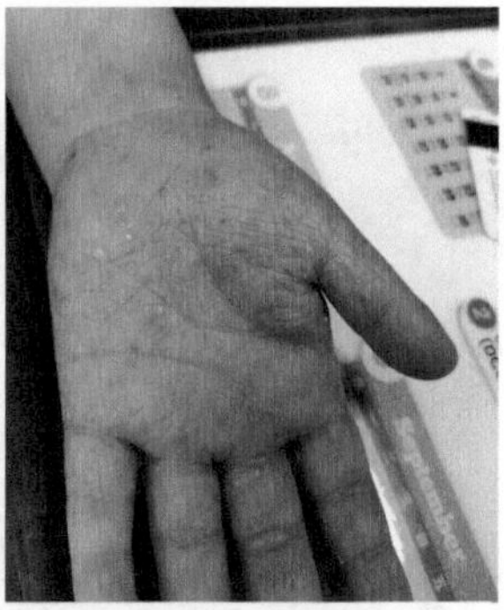

B

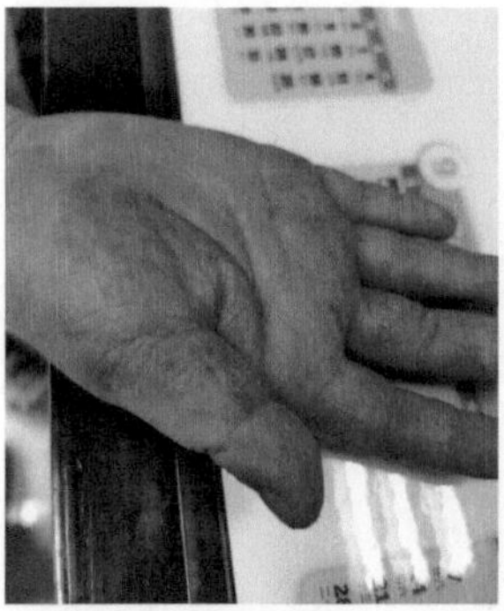

C

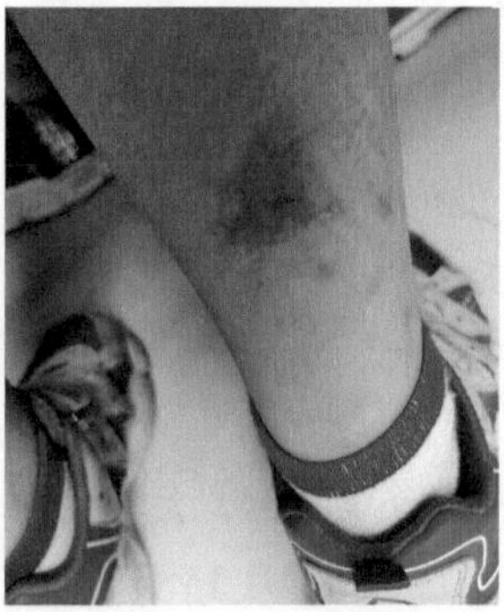

D

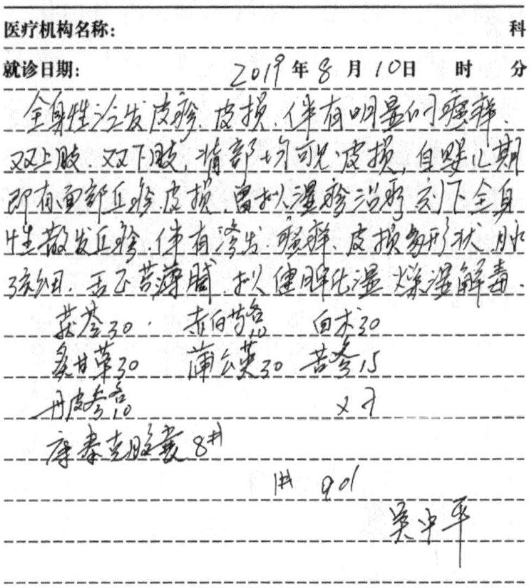

医疗机构名称：　　　　　　　　　　　　　　　　科

就诊日期：　2019年8月10日　　时　　分

全身性泛发皮疹、皮损，伴有明显的瘙痒。双上肢、双下肢、背部均可见皮损，自婴儿期即有面部丘疹皮损，曾按湿疹治疗，刻下全身性散发丘疹，伴有渗出、瘙痒，皮损多形状，脉弦细，舌红苔薄腻，拟健脾化湿、燥湿解毒。

茯苓30　赤白芍各10　白术30

炙甘草30　蒲公英30　苦参15

丹皮参各10　　×7

康泰克胶囊8#

1# qd

吴中平

E

图 12-21　特应性皮炎治验

A、B、C、D　治疗前皮损情况；E　特应性皮炎处方

复诊（2018 年 8 月 17 日）

服药后症状明显改变，皮损减轻，尤其是瘙痒得到很大的缓解，上方继续巩固 2 周（图 12-22）。

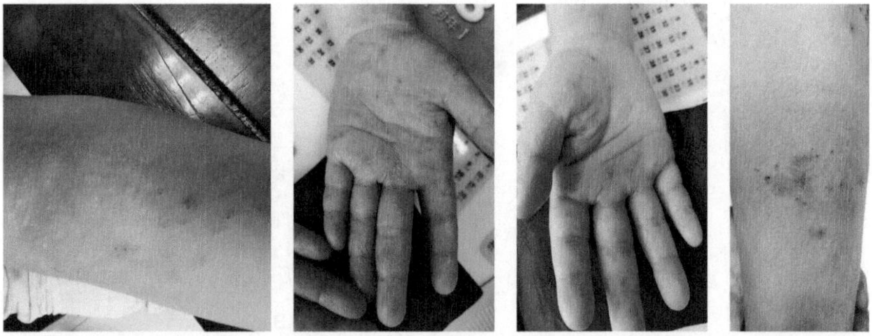

A　　B　　C　　D

图 12-22　治疗后皮损的情况

随访：症状继续好转，改服用五苓散，1 次 2 g，每日 2 次。

（六）神经性皮炎

病案　陈某，男，大学生。

初诊（2019 年 11 月 15 日）

现病史：肘膝关节苔藓样变 10 余年。病人肘膝关节瘙痒，斑丘疹，皮损明显（其他部位尚可），质地硬，皮肤紧绷，部分白化，刻下因为使用过无极膏瘙痒明显减轻，便不干。舌正苔薄，脉弦细。（图 12-23）

辨证：脾虚湿盛，湿郁成毒。

治法：健脾化湿，加强解毒燥湿作用。

方药：考虑皮肤较为干燥，且此病发生与神经精神因素有很大的关系，故以桂枝汤合苓术剂加减。桂枝及桂枝汤是治疗情志疾患的重要方药，见前述桂枝汤条。方如下：

茯苓 30 g，白术 30 g，炙甘草 30 g，赤芍 20 g，白芍 20 g，肉桂 10 g，蒲公英 30 g，苦参 30 g，栀子 10 g，龙胆草 10 g。7 剂。由于此学生不方便煎药，故用免煎剂配制。

另外，由于皮损较为明显，当外用乳膏涂抹，外用方主要药物有地肤子、蛇床子、土槿皮、土茯苓、苦参、黄柏、白及、射干等。

瘙痒较轻，故不用抗组胺剂了。

随访：1 周后症状明显改善，无新发病灶，且紧绷感消失，斑丘疹明显变薄。1 个月后改善更为明显（图 12-24）。

由于寒假来临，内服方改为五苓散，继续巩固。

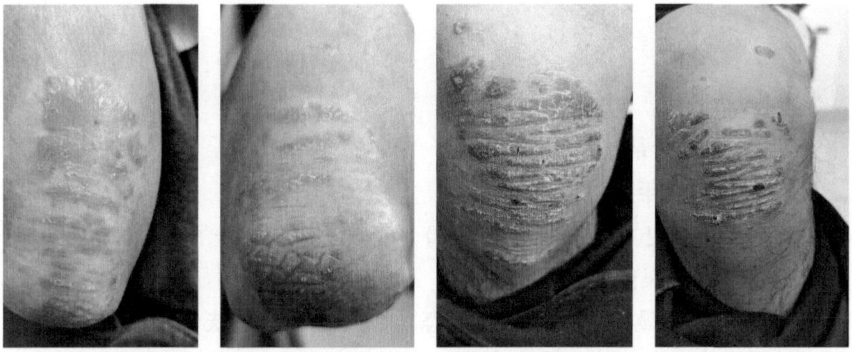

A B C D

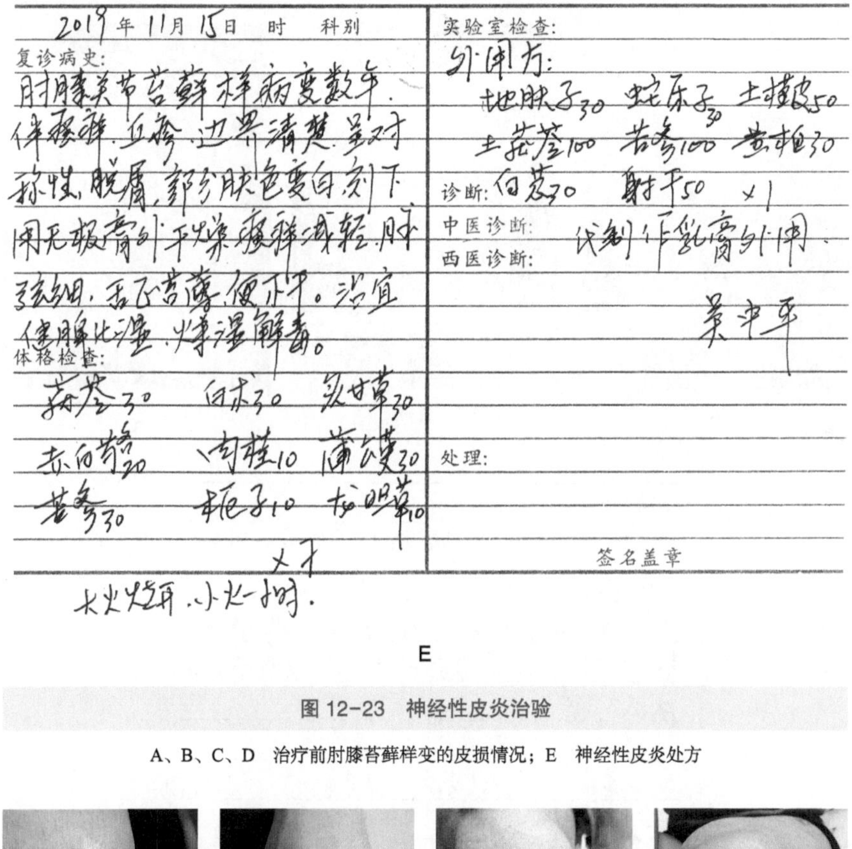

2019年11月15日 时 科别

复诊病史:

肘膝关节苔藓样病变数年，伴瘙痒，丘疹，边界清楚，呈对称性，脱屑，部分肤色变白，刻下用无极膏外用，干燥瘙痒减轻，脉弦细，舌红苔薄，便干。治宜健脾化湿，燥湿解毒。

体格检查:

苍术30 白术30 炙甘草30

赤白芍各20 肉桂10 蒲公英30

黄芩30 栀子10 龙胆草10

x7

大火烧开，小火一时。

实验室检查:

外用方:

地肤子30 蛇床子30 土槿皮50

土茯苓100 苦参100 黄柏30

诊断: 白芨30 射干50 x1

中医诊断: 代制作乳膏外用。

西医诊断:

吴中平

处理:

签名盖章

E

图 12-23 神经性皮炎治验

A、B、C、D 治疗前肘膝苔藓样变的皮损情况；E 神经性皮炎处方

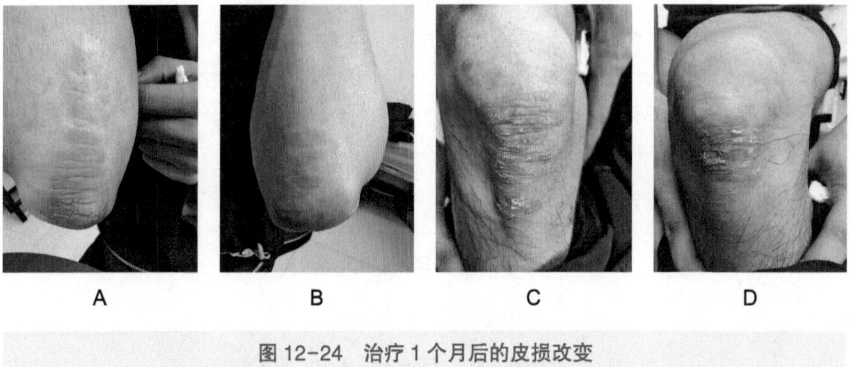

A B C D

图 12-24 治疗 1 个月后的皮损改变

二、红斑丘疹鳞屑性皮肤病

（一）银屑病

病案1 于某，女，38岁。

初诊（2017年12月9日）

现病史：全身性寻常型银屑病10余年，四肢先发，后向身体发展，瘙痒难忍，无明显发热和淋巴结肿大，四季均发作，无明显季节差异。刻下双上肢斑丘疹明显，红色，呈多形态，而胸腹背部皮肤干燥，脱屑明显，轻刮鳞屑有蜡滴样现象。舌正苔薄，脉弦。（图12-25A、B、C）

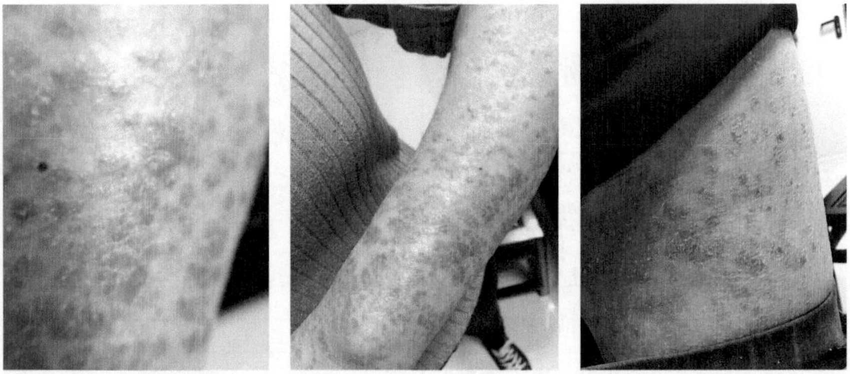

A　　B　　C

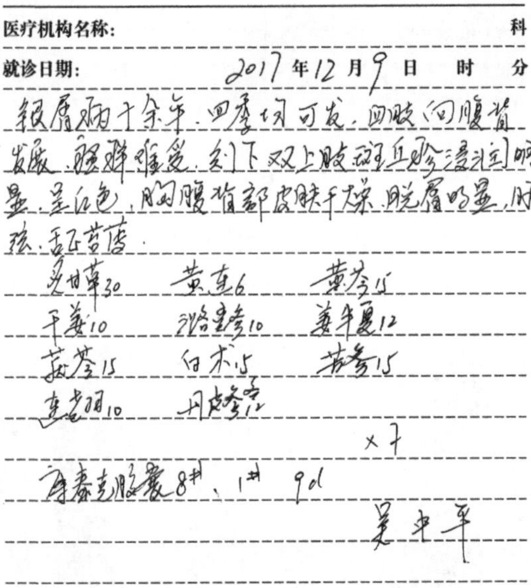

医疗机构名称：　　科

就诊日期：2017年12月9日　时　分

银屑病十余年，四季均可发，四肢向腹背发展，瘙痒难忍，刻下双上肢斑丘疹浸润明显，呈红色，胸腹背部皮肤干燥，脱屑明显，脉弦，舌正苔薄。

炙甘草30　黄连6　黄芩15

干姜10　潞党参10　姜半夏12

茯苓15　白术15　苦参15

连翘10　丹参12

×7

D

图12-25　银屑病治验

A、B、C　治疗前上肢、背部皮损情况；D　银屑病处方辨证：寒热错杂，湿热郁表。

治法：清热利湿，寒温并用，辛开苦降。

方药：当重用甘草，以甘草泻心汤合苓术汤加减（图 12-25D）。方如下：

炙甘草 30 g，黄连 6 g，黄芩 15 g，干姜 10 g，潞党参 10 g，姜半夏 12 g，茯苓 15 g，白术 15 g，苦参 15 g，连翘 10 g，牡丹皮 12 g，丹参 12 g。7 剂。

因为瘙痒明显，斑丘疹皮损肿胀、渗出，故加服盐酸伪麻黄碱缓释胶囊 8 粒（1 粒，qd）。

复诊（2017 年 12 月 23 日）

服用上方后，症状控制，瘙痒明显减轻，斑丘疹变平，脱皮（图 12-26A），续服 1 周。但关节部位屈侧、伸侧有新发病灶，其他部位皮损减轻，原方案加减，拟疏风养血，苓术剂加阿胶（图 12-26B）。因为阿胶养血生肌，有修复皮损的作用。

随访：治疗 1 月余，病情基本控制，复发少。后以苓术剂巩固，备用盐酸伪麻黄碱胶囊。病情控制满意，基本不再有皮损发生（图 12-27）。

按：这种皮肤病要彻底断药不现实，用五苓散类服用方便，费用少，能控制病情不发作，是较为理想的方案。

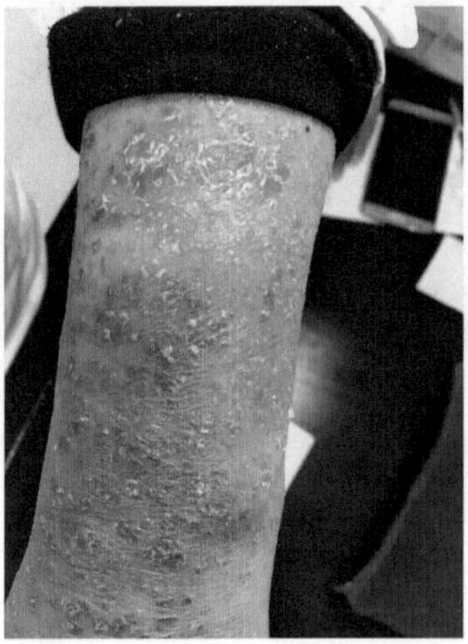

A

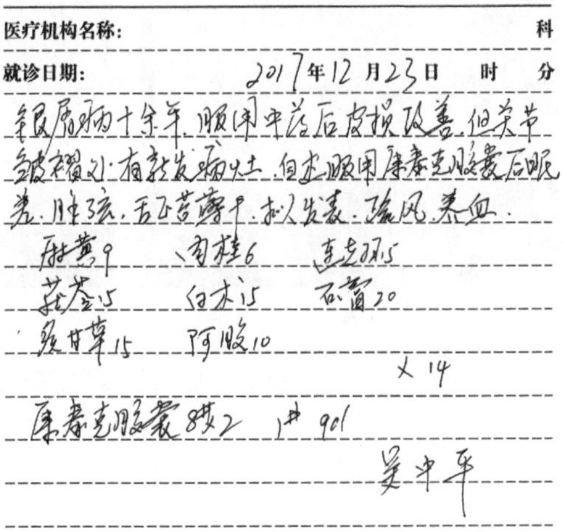

医疗机构名称：　科

就诊日期：2017年12月23日　时　分

银屑病十余年，服用中药后皮损改善，但关节皱褶处有新发病灶，自述服用康泰克胶囊后眠差，脉弦，舌红苔薄黄，拟发表，疏风养血。

麻黄9　桂枝6　连翘15

茯苓15　白术15　石膏20

炙甘草15　阿胶10

×14

康泰克胶囊8粒　1# qd

吴中平

B

图 12-26　银屑病治验

A　治疗 2 周后皮损情况；B　苓术剂加阿胶处方

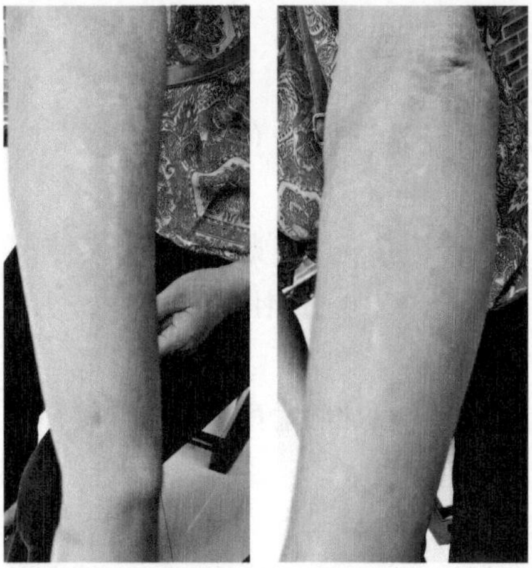

A　　B

图 12-27　病情恢复良好，多年无新发皮损

（图片拍摄于 2019 年 8 月 10 日）

病案2（银屑病治疗失败）女，70 余岁。

初诊（2018 年 12 月 14 日）

现病史：银屑病 20 余年，反复发作，全身皮损严重，四肢、腹、背、乳头均有皮损溃烂，便干，有高血压病、冠心病、2 型糖尿病史。舌红苔薄腻，中间水滑苔，脉弦滑。（图 12-28）

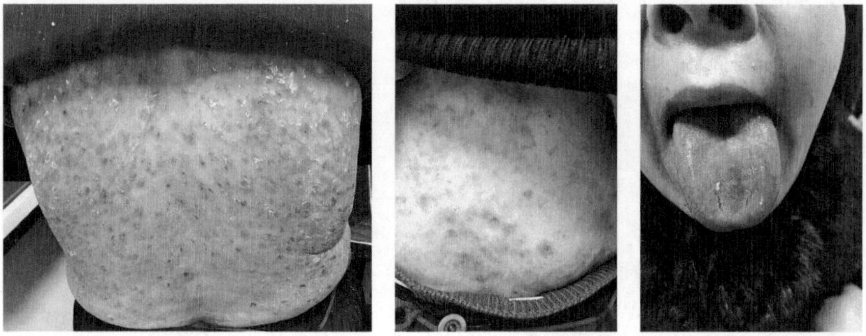

A　　B　　C

图 12-28　银屑病背、腹皮损情况及舌象

辨证：脾肾阳虚，水湿泛溢，湿毒郁表。

治法：温阳利水、健脾解毒。

方药：真武汤加减。方如下：

炮附子 30 g，赤芍 20 g，白芍 20 g，白术 40 g，茯苓 30 g，麦冬 10 g，大黄 15 g，牡丹皮 15 g，丹参 15 g，全瓜蒌 30 g，薤白 30 g，菊花 30 g，龙胆草 10 g，吴茱萸 15 g。7 剂。

随访：此人有冠心病史（属少阴证），故没用麻黄和甘草，服用上方后，病情明显加重（图 12-29），遂停服中药。

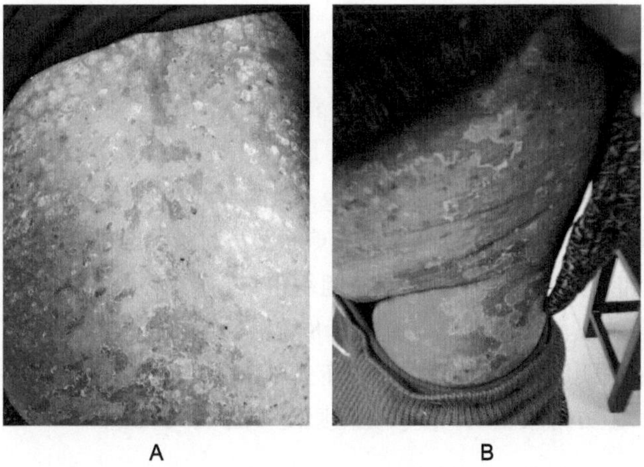

图 12-29　治疗后皮损加重

按：此人年事已高，处方贪大求全，面面俱到，既想治银屑病，又想改善冠心病，实属没有必要。病处于进行期，处方应有更强的针对性，也要用一些抗组胺剂。

（二）玫瑰糠疹

病案　张某，女，22 岁。

初诊（2018 年 4 月 22 日）

现病史：玫瑰糠疹半年余，初发时玫瑰色红斑，瘙痒，经西替利嗪、氯雷他定，外用激素类药膏，症状不能明显缓解。刻下胸背斑丘疹散在，边界清楚。家长网上代为求诊。（图 12-30）

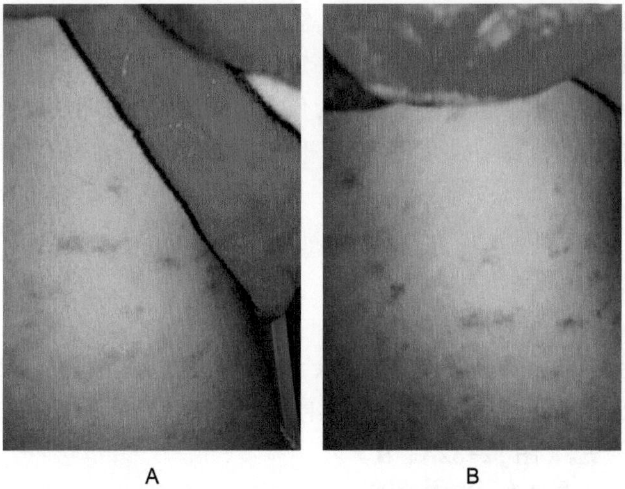

图 12-30　治疗前的皮损情况

辨证：血虚生风。

治法：疏风养血。因此病程有半年余，真正病根在于脾胃虚弱，气血生化无源，桂枝汤调和脾胃，疏风解表。

方药：桂枝汤加阿胶加减。方如下：

肉桂 15 g，赤芍 10 g，白芍 10 g，炙甘草 10 g，阿胶 9 g，入姜 3 片，大枣 6 枚剥开。7 剂，大火烧开，小火煎煮 1 小时。另服维生素 C 和鱼肝油，维生素 A 和维生素 C 都是促进结缔组织生长、发育的重要物质。

另服复方盐酸伪麻黄碱缓释胶囊 8 粒（1 粒，qd）。

随访：服用 4 剂后，痒明显减轻，但原来皮损的部分明显充血（图 12-31A）。上方再服 1 周，皮损完全康复（图 12-31B）。

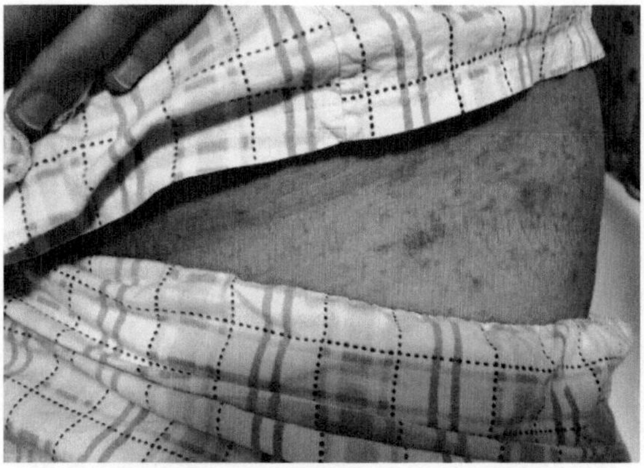
A

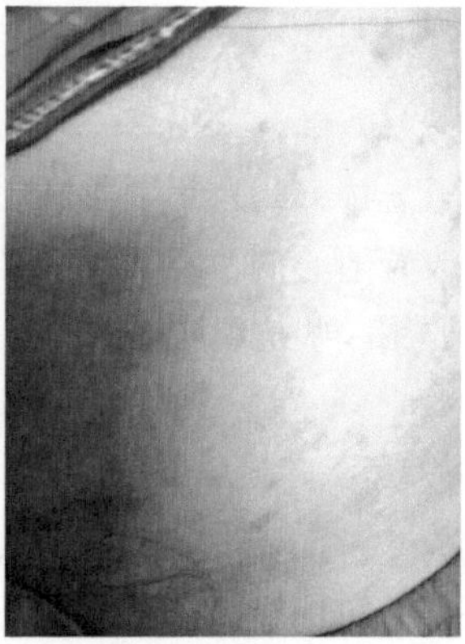
B

图 12-31　服药后的皮损变化

A　服药后皮损充血、变红；B　皮损恢复正常

按：该病病程较长，皮损明显，需要反激，中医认为此法可以促使病证由“阴证转阳，里病出表”是有一定道理的。陈旧性皮损在临床治疗时可以考虑用“反激”这样的治法，为什么这样说呢？陈旧性皮损部位没有炎症细胞的浸润，吞噬和组织重塑，机化后的组织是不容易改变的。

（三）多形红斑

病案　刘某，男，68 岁。

初诊（2019 年 2 月 10 日）

现病史：双手背多形红斑半年余，瘙痒明显，刻下双手背发红，皮肤增厚，表面粗糙，肿胀，红斑呈靶形伴有少量丘疹等。舌苔偏腻，脉弦滑。有油漆接触史。（图 12-32A、B）

辨证：脾虚湿盛，湿毒郁表。

治法：健脾利湿，解毒燥湿。

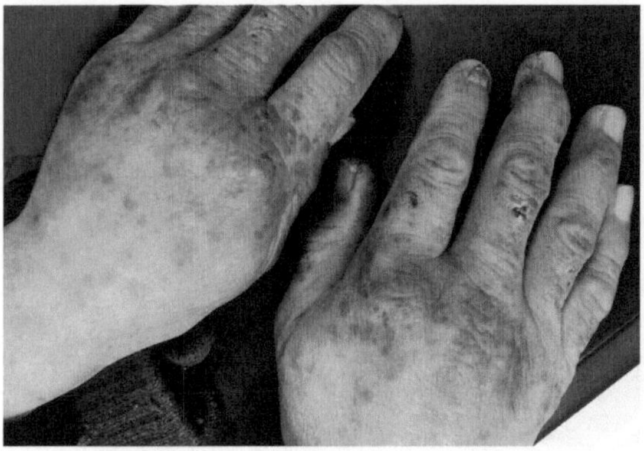

A

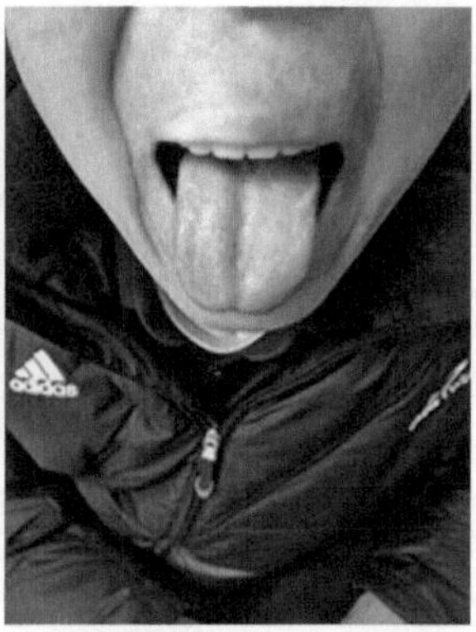

B

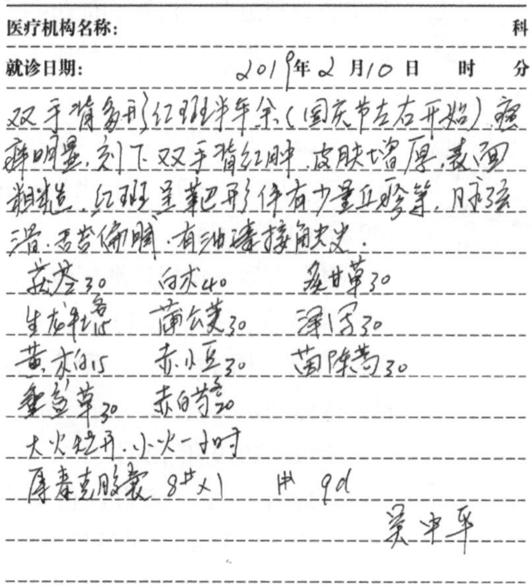

医疗机构名称： 科

就诊日期： 2019年2月10日 时 分

双手背多形红斑半年余（国庆节左右开始）瘙痒明显，刻下双手背红肿，皮肤增厚，表面粗糙，红斑呈靶形伴有少量丘疹等，脉弦滑，舌苔偏腻，有油漆接触史。

茯苓30 白术40 炙甘草30

生龙牡各15 蒲公英30 泽泻30

黄柏15 赤小豆30 茵陈蒿30

垂盆草30 赤白芍各20

大火烧开，小火一小时

康泰克胶囊 8#×1 用 qd

吴中平

C

图 12-32 多形红斑治验

A 治疗前的皮损情况；
B 舌象；
C 处方

方药：苓术剂合茵陈蒿加减（图 12-32C）。方如下：

茯苓 30 g，白术 40 g，炙甘草 30 g，生龙骨 15 g，生牡蛎 15 g，蒲公英 30 g，泽泻 30 g，黄柏 15 g，赤小豆 30 g，茵陈蒿 30 g，垂盆草 30 g，赤芍 20 g，白芍 20 g。试服 5 剂（因为在其他地方也服过中药，效不显），大火烧开，小火煎煮 1 小时。

另服复方盐酸伪麻黄碱缓释胶囊 8 粒（1 粒，qd）。

复诊（2019 年 2 月 15 日）

服完 5 剂后，皮损改善明显，色淡，肿消，不痒（图 12-33）。由于冬天寒冷，此

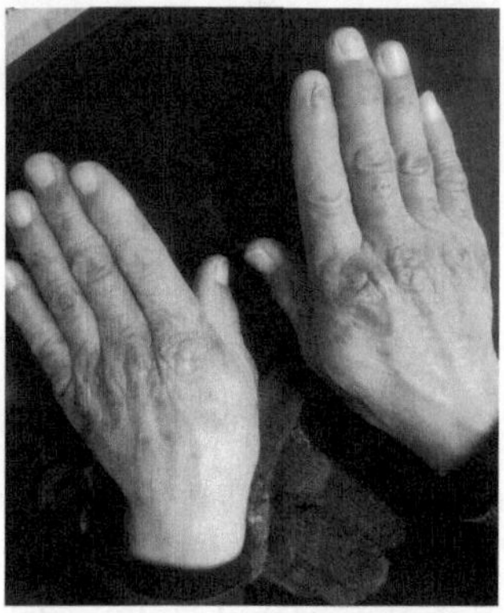

图 12-33 服药后皮损减轻

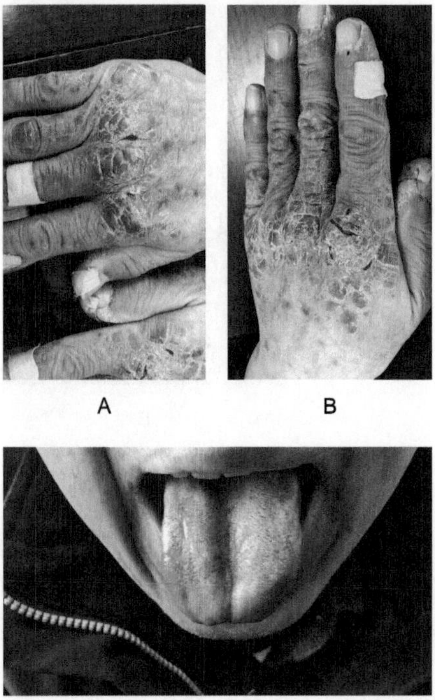
A B
C

图 12-34 服用当归四逆汤后的情况

A、B 皮损加重；C 舌象

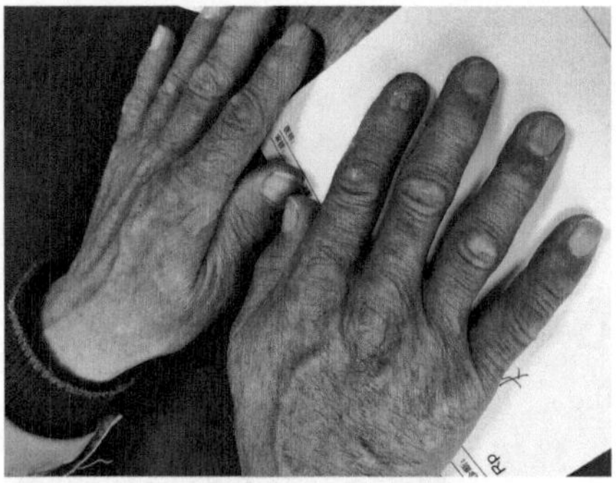
图 12-35 治疗后双手背皮肤恢复正常

病人手足冰凉，拟以当归四逆汤加减，不料症状反而加重，双手背皮肤增厚，皴裂，瘙痒（图 12-34A、B、C）。考虑到第一次健脾利湿法有效，故稍作加减。方如下：

茵陈蒿 30 g，垂盆草 30 g，肉桂 15 g，赤芍 15 g，白芍 15 g，麦冬 30 g，茯苓 20 g，白术 30 g，炙甘草 30 g，阿胶。7 剂，煎煮同前。较以前增加了阿胶，目的是促进皮肤裂隙愈合，这是其他药物不能代替的。阿胶也算作一种血肉有情之品。

另服复方盐酸伪麻黄碱缓释胶囊 8 粒（1 粒，qd），复合维生素 B 100 粒（1 粒，tid）。

服上方后，皮损逐渐好转，皮肤裂隙愈合，共服用 14 剂，基本恢复正常（图 12-35）。适天气转暖，遂停药。

复诊（2019 年 12 月 21 日）

2019 年冬季，病人病情又发作了（图 12-36A），予健脾利湿，解毒燥湿，苓术剂合茵陈蒿等原来方案。服药 1 周后，症状没有缓解，反而有加重的趋势，发红，瘙痒，肿胀等（图 12-36B），原方基础上加当归、肉桂等，症状也没有明显改善。遂改为当归四逆汤加苓术剂，方如下：

当归 15 g，肉桂 10 g，赤芍 10 g，白芍 10 g，细辛 15 g，通草 6 g，炙甘草 10 g，茯苓 20 g，白术 30 g，垂盆草 30 g。3 剂，煎煮同前。

另服复方盐酸伪麻黄碱缓释胶囊 8 粒（1 粒，qd）。

3 剂药吃完，手指肿胀明显消退，瘙痒减轻（图 12-36C），继续上述治疗方案 2 周。

按：同样的病人，同样的病情，治疗方案不变，结果却相差悬殊。通过分析，主要原因可能有以下几点。

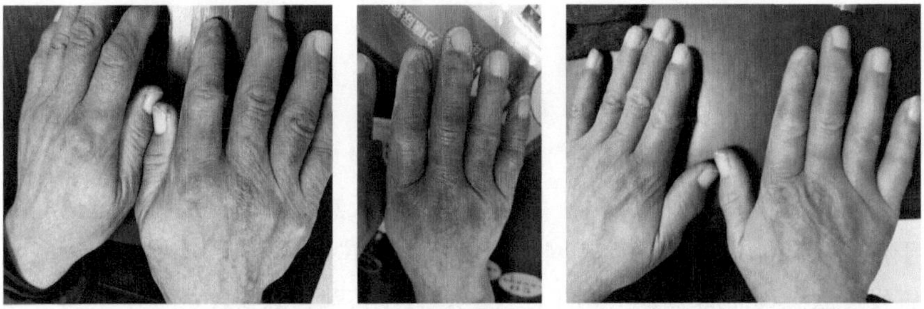

A　　B　　C

图 12-36　治疗后手部皮损情况

（1）中药饮片质量控制不严，差异较大。因为这一次门诊有个囊肿型痤疮的病人，也是在同一地方抓的药，疗效不满意，家属遂换了一家抓药，结果疗效明显。显而易见，对囊肿型痤疮药物是否起效是可以观察的。

（2）对于多形红斑，细辛是一味针对性的药物，剂量不宜太小，需 12 g 以上。大火烧开，小火多煎煮一些时间，无碍。

（四）面部红斑

病案　王某，男。

初诊（2017 年 8 月 10 日）

现病史：病人于 3 个月前摔到，面部挫伤后形成红斑，用西药外用治疗 2 个月无效，斑不消褪。刻下红斑边界清晰，无渗出，不痒。舌正常，脉数。（图 12-37）

辨证：血虚生风。

治法：养血疏风。

方药：这种类型的皮肤病损，不需要过多考虑辨证和其他因素，用桂枝汤加减，并加阿胶修复受损皮肤，几日后情况有较好的改观（图 12-38A）。

随访：原方巩固，续服 1 周，痊愈（图 12-38B）。

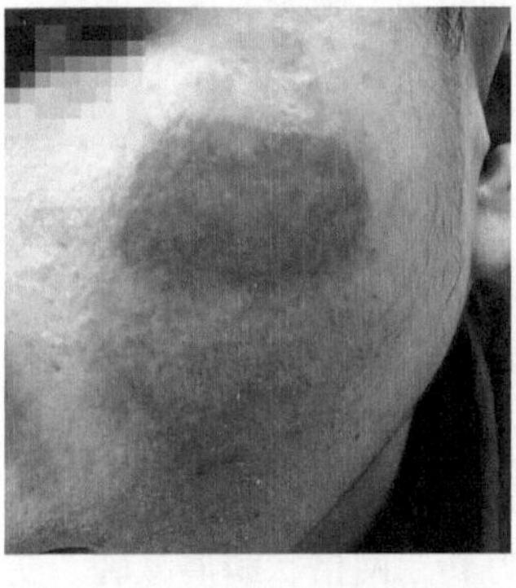

图 12-37　治疗前面部红斑情况

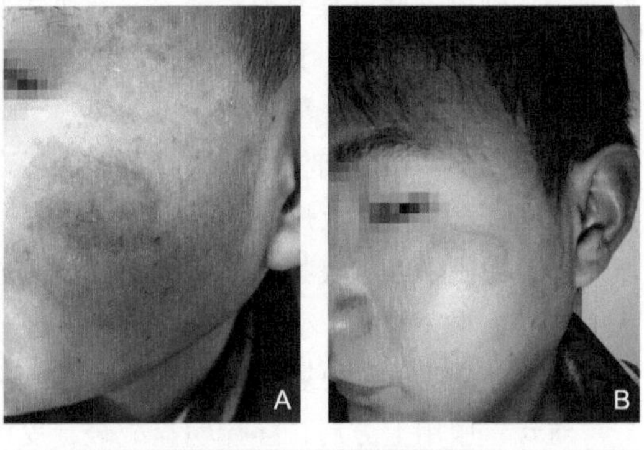

图 12-38　治疗后的皮损情况

（五）鱼鳞病

病案 周某，男，17岁，中学生。

初诊（2017年7月20日）

现病史：寻常型鱼鳞病，天冷发病重，天热则舒缓，四肢明显，皮肤干燥，瘙痒，皮损为深褐色网格状鳞屑，无其他明显不适，因瘙痒过度，继发皮肤感染而局部糜烂（图12-39）。舌正苔薄，脉弦数。

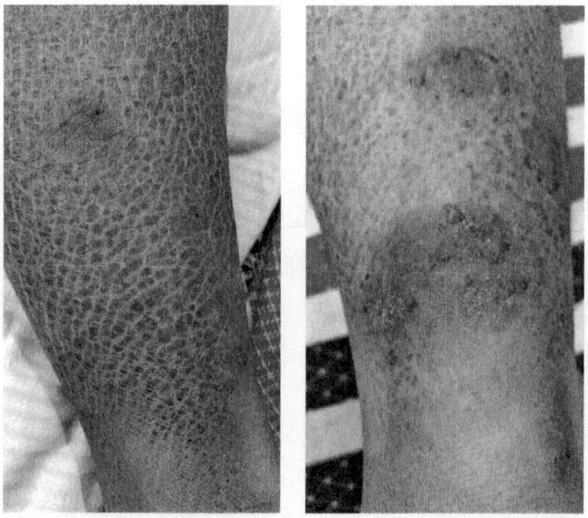

A　　B

图12-39　治疗前的皮损情况

辨证：血虚生风为本，湿毒郁表为标。

治法：先治标，清热燥湿，解毒为主。

方药：先解决其皮肤糜烂问题，予四妙散加减。方如下：

苍术15 g，白术15 g，黄柏15 g，薏苡仁30 g，川牛膝15 g，红藤30 g，牡丹皮15 g，丹参15 g，炙甘草10 g。7剂。

复诊（2017年7月27日）

服用上方后破溃处不再有明显的渗出，但皮肤干燥、瘙痒，改用当归四逆汤加阿胶。此方具有温经散寒，养血活血的作用，阿胶有明显的促进皮肤组织修复的作用。予以下综合治疗措施：

（1）鱼肝油和维生素C各1粒，qd。

（2）当归20 g，肉桂15 g，赤芍10 g，白芍10 g，炙甘草15 g，红藤30 g，败酱草30 g，牡丹皮15 g，丹参15 g，野菊花30 g，阿胶15 g，苍术10 g，白术10 g，茯苓10 g，川牛膝15 g，姜5片，大枣6枚剥。14剂。大火烧开，小火煎煮1小时。

（3）瘙痒明显，加复方盐酸伪麻黄碱缓释胶囊1粒，qd。

随访：服用上方后，瘙痒明显减轻，皮损好转，网格状鳞屑减轻、变平（图12-40A、B）。

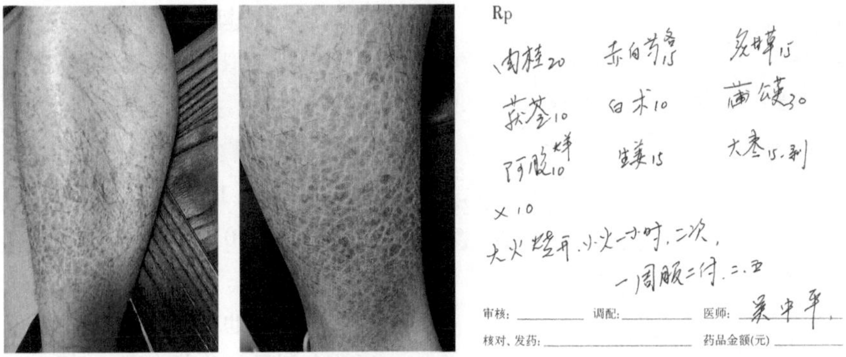

A　　B　　C

图 12-40　鱼鳞病治疗后的皮损及后续巩固方

按：鱼鳞病属常染色体显性遗传病，目前还没有特效药，当归四逆汤有发汗和改善末梢血液循环的作用，阿胶有促进皮肤修复的作用。此病服药期间，症状明显改善，停药后易于复发，故制作成膏方服用特别方便（请参见膏方的制作），或者 1 周服用 2 次，也有较好的防止病情复发作用，方药见图 12-40C。

（六）急性痘疮苔藓样糠疹

病案　万某之女，13 岁。

初诊（2019 年 8 月 24 日）

现病史：全身丘疹似痘，瘙痒 10 余日，拟以水痘诊治，抗病毒治疗无明显效果，后拟诊为急性痘疮样苔藓样糠疹，治以倍他米松类乳膏、醋酸泼尼松片等疗效不佳。刻下全身斑丘疹，似痘，瘙痒，便干数日未解，纳呆，夜低热。舌正苔薄偏红，脉弦细。（图 12-41）

辨证：湿毒郁结，脾虚风盛。

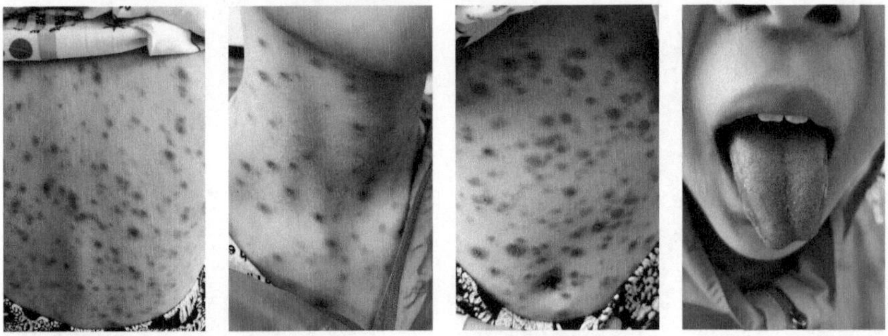

A　　B　　C　　D

图 12-41　治疗前情况

A、B、C　全身散发痘疹；D　舌象

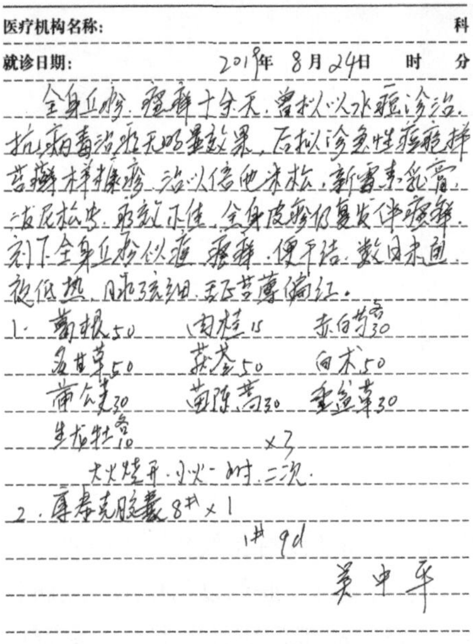
医疗机构名称： 科

就诊日期： 2019年 8月24日 时 分

全身丘疹、瘙痒十余天。曾於外院诊治，抗病毒治疗无明显效果，后拟诊急性痘疮样苔藓样糠疹，治以倍他米松、新霉素乳膏、泼尼松片，效果不佳。全身皮疹仍复发伴瘙痒。刻下全身丘疹似痘，瘙痒，便干结，数日未通，夜低热，脉弦细，舌苔薄偏红。

1. 葛根50 肉桂15 赤白芍各30
炙甘草50 茯苓50 白术50
蒲公英30 茵陈蒿30 垂盆草30
生龙牡各30 ×3
大火烧开，小火一小时，二次。

2. 康泰克胶囊 8# ×1
1# qd

图 12-42 急性痘疮样苔藓样糠疹处方

治法：健脾化湿，解毒疏风。

方药：拟以葛根汤加苓术剂治疗，3 剂，并用复方盐酸伪麻黄碱缓释胶囊（没有用其他的抗组胺剂）（图 12-42）。

复诊（2019 年 8 月 27 日）

刚开始，服药后夜里身瘙痒好转，瘙痒也有所局限，大便得通（大剂量的芍药作用），但痘疹仍有新发，家属不放心，遂转诊西医治疗，服用复方甘草酸苷片（2 片，tid）、醋酸泼尼松（4 片，qd）、西替利嗪（1 粒，qN），以及倍他米松乳膏外用，症状也没有明显控制，痘疹增加，融合成片，部分发黑（图 12-43）。遂又转中医诊治。

考虑到病人胃纳欠佳及体质虚弱，原方中增加西洋参 5 g，并加清热解毒的栀子、菊花和石膏等，西药治疗方案不变。

随访：病情仍没有控制，并且有发热的症状，病理显示符合急痘糠疹（图 12-44），遂入院治疗。3 个月后，我们作了一次回访，患儿痘疹有部分消失，但仍有新发，激素减为原来的一半用量（10 粒减为 5 粒），但不能停。

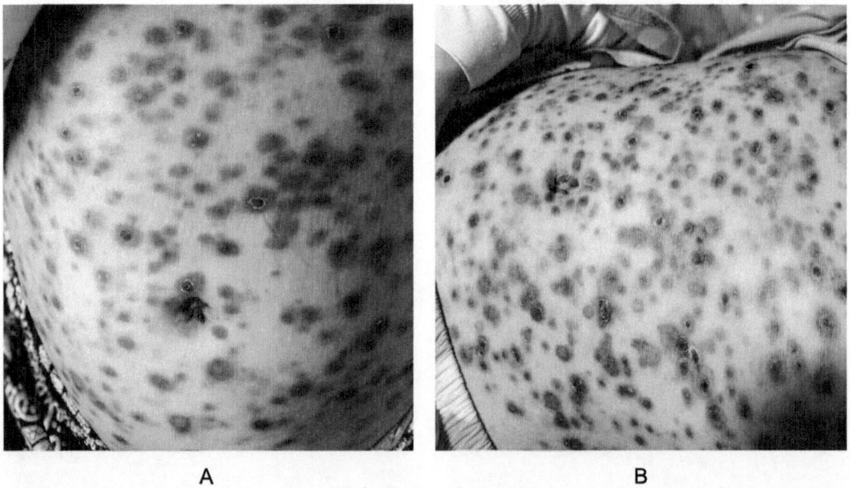
A B

图 12-43 痘疹增多，加重

此病本身发病机制复杂，治疗周期长，治疗方案应该可以再完善一些。

按：此患者体质素虚，胃纳不佳，大便干燥，数日一行，拟以葛根汤加苓术剂发表、通便，调和脾胃，调整免疫状态，用复方盐酸伪麻黄碱缓释胶囊代替其他抗组胺剂止痒也有一定的效果。治疗策略应该是没有问题的，服药期间也无明显的发热情况，但服药时断时续，且发病时还吃生冷，家长对中医药有所顾虑，可能对控制病情也有影响。

[redacted]皮肤病医院
病理检验报告单

病理标本号：1914575

姓名：[redacted]　性别：女　年龄：13 岁　送检科室：皮外科门诊
住院号：　病床号：　门诊号：0008421204
取材部位：上肢（左）^普通病理　送检医师：[redacted]
临床诊断：急性痘疮样苔藓样糠疹　申请日期：2019-08-26

光镜所见：

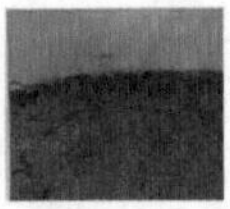

镜下检查：角化过度伴灶性角化不全，表皮呈乳头瘤样增生，表皮内见散在角化不良细胞，局灶性基底细胞液化变性，真皮乳头水肿，浅层血管扩张，可见红细胞外溢，血管周围淋巴细胞及组织细胞浸润，部分血管壁纤维蛋白样变性。

病理诊断：
切片呈痘疮样苔藓样糠疹改变，建议完善免疫组化检查明确诊断

图 12-44　皮损病理报告

三、药疹和天疱疮

（一）剥脱性皮炎型药疹

病案　赵某，男，73 岁。

初诊（2018 年 1 月 26 日）

现病史：服解热镇痛药后出现剥脱性皮炎型药疹 10 余日，四肢掌跖大面积脱皮。外用红霉素软膏、曲安奈德益康唑软膏、丹皮酚软膏效不显。病人就诊时无发热，黄疸等，表现为单纯性的脱屑。舌淡苔白水滑。（图 12-45）

我们没有治疗过此类型药疹的经验，阅读了此类型药疹的发病机制后，总结出如下的治疗策略：

（1）肝脏的解毒功能是一个重要环节，解毒、排毒是治疗的一个主要环节。故茵陈、垂盆草等要用。

（2）桂枝汤加茯苓、白术（这是皮肤病基本配方）。

（3）阿胶肯定要用，有助于表皮、组织修复（第一次暂不用）。

（4）复方盐酸伪麻黄碱缓释胶囊要用（有独特的抗炎作用）。

针对此治疗策略，提供如下方药，见图 12-46。加服复合维生素 B 的作用是降低致炎因子对皮肤的损害。

3 剂后，情况好转，原来脱皮的部位又红又紧，明显好转，恢复较快，其他部位仍散发脱皮。前方中加阿胶 10 g，再 3 剂。

病情控制，考虑垂盆草利水利湿，有伤津液之虞，加麦冬养阴润燥，麦冬是有特殊作用的药物（如在炙甘草汤中，可参阅中篇相关章节），再 3 剂，皮损完全恢复正常（图 12-47）。

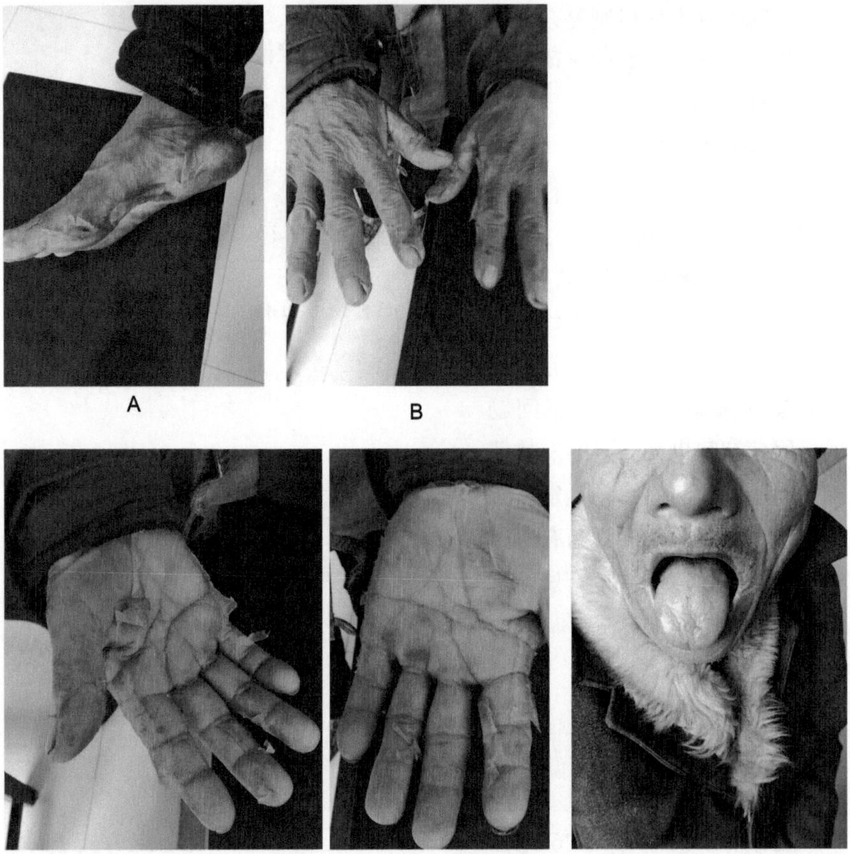

图 12-45 治疗前皮损情况

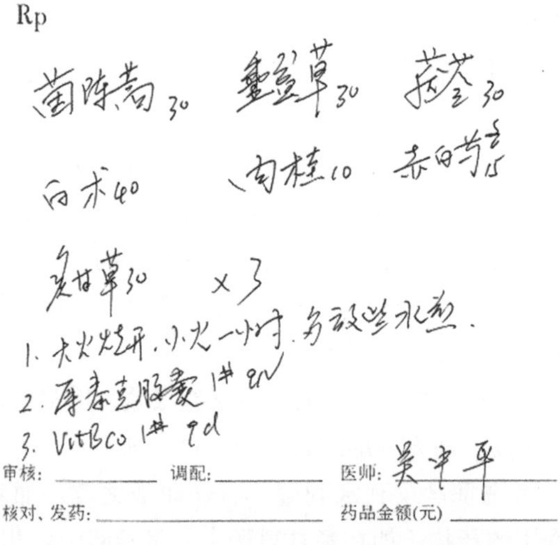

Rp

茵陈蒿30 垂盆草30 茯苓30

白术40 肉桂10 赤白芍各15

炙甘草30 ×7

1. 大火烧开，小火一小时，分3次兑水热。
2. 厚朴总胶囊 1# qn
3. VitBco 1# qd

审核：______ 调配：______ 医师：吴中平

核对、发药：______ 药品金额(元) ______

图 12-46 剥脱性皮炎型药疹处方

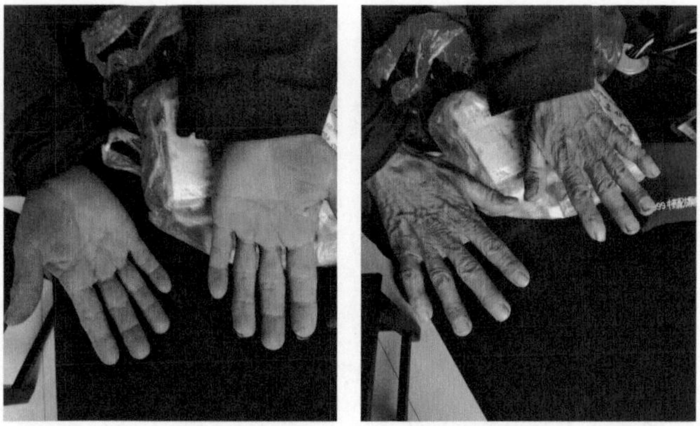

图 12-47　治疗后皮损恢复情况

（二）寻常型天疱疮

病案　吴某，男，32 岁。

初诊（2019 年 9 月 1 日）

现病史：全身散发水疱，水疱皮很薄，易破溃结痂，痂面潮湿半年余不愈合，病情呈加重趋势，伴有低热。刻下胸、背、鼻、毛发、手指散在结痂性皮损，部分疮面渗出明显，多处见有小水疱，病理示：表皮基底层上及毛囊周围上皮棘层松解性水疱，真皮浅层较多淋巴细胞及少量嗜酸性粒细胞浸润，符合寻常型天疱疮病理特点，直接免疫荧光示表皮细胞间 IgG（+），IgA（−），C3（+）。舌红苔偏干，脉弦滑。该患者有化工产品运输接触史。（图 12-48）

此病凶险，死亡率极高，当要慎重。

辨证：脾虚湿盛，郁毒成疮。

治法：健脾利湿，解毒疏风。

方药：结合其病史和病理机制，与药疹有相同之处，处方也类似，茵陈蒿汤合苓术剂加减，另加复方盐酸伪麻黄碱缓释胶囊抑制炎症因子（图 12-49），并保持联系。

复诊（2019 年 9 月 15 日）

服用上方后，低热症状消失，鼻部皮损好转，偶有新发病灶，旧病灶结痂、脱落、出血再结痂（图 12-50A）。我们给这个患者配了外用药后，疮面恢复良好。外用方主要药物有生甘草、蒲公英、地肤子、蛇床子、土槿皮、土茯苓、苦参、射干等。

后患者出差外地，约半个月没有洗浴，导致新皮损增加。在前方基础上加龙胆草 10 g、野菊花 30 g、黄柏 15 g、肉桂 15 g、薏苡仁 15 g。14 剂。

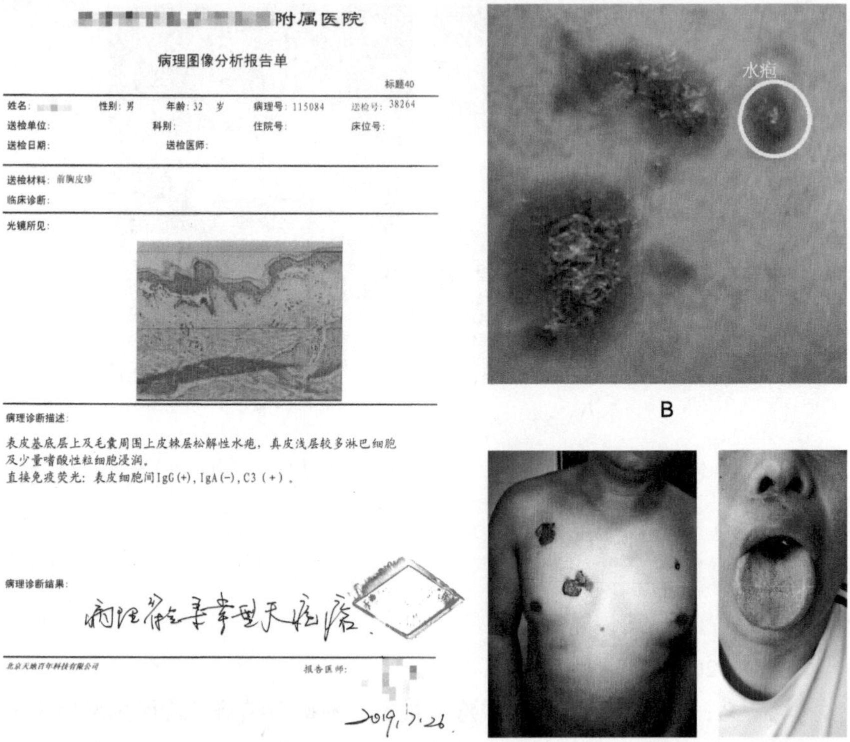
[redacted]附属医院

病理图像分析报告单

标题40

姓名：[redacted] 性别：男 年龄：32 岁 病理号：115084 送检号：38264
送检单位： 科别： 住院号： 床位号：
送检日期： 送检医师：

送检材料：前胸皮疹
临床诊断：
光镜所见：

病理诊断描述：
表皮基底层上及毛囊周围上皮棘层松解性水疱，真皮浅层较多淋巴细胞及少量嗜酸性粒细胞浸润。
直接免疫荧光：表皮细胞间IgG(+)，IgA(-)，C3(+)。

病理诊断结果：
病理符合寻常型天疱疮

北京天域百年科技有限公司 报告医师：[redacted]
2019.7.26

A B C D

图 12-48 治疗前的皮损情况及舌象

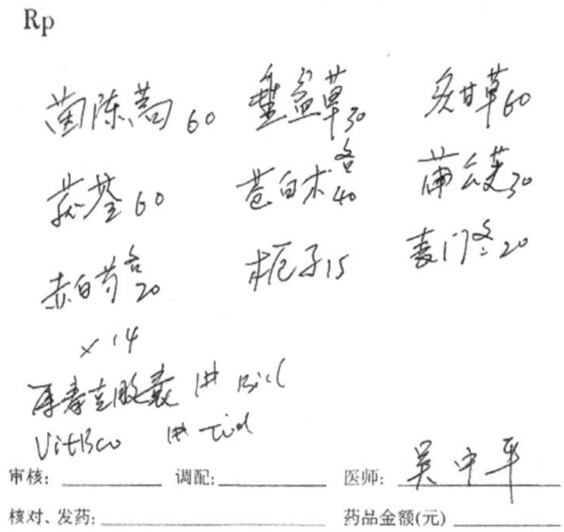
Rp

茵陈蒿60 益母草30 炙甘草60
茯苓60 苍白术各40 萆薢30
赤白芍各20 栀子15 麦门冬20
×14
[illegible]胶囊 1# bid
VitBco 1# tid

审核：________ 调配：________ 医师：吴中平
核对、发药：________ 药品金额(元)________

图 12-49 天疱疮治疗处方

随访：目前病情稳定，偶有新发病灶，在没有使用激素的前提下，疗效是令人满意的。2020 年因某些原因中断服药，病情复发，皮损明显加重，有低热（图 12-50B），遂恢复服用中药，病情得到控制，无明显发热，旧皮损恢复良好，新皮损极少发。目前我们仍在跟踪此病例。

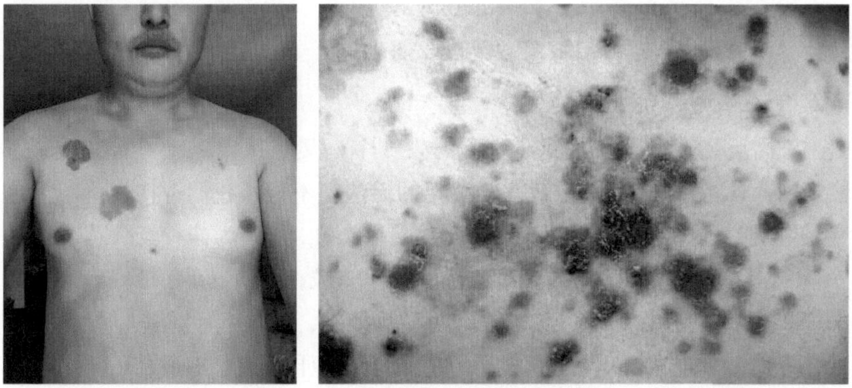

A　　　　　　B

图 12-50　治疗后的皮损情况

A　胸前痂脱落，疮面不再出血和结痂；B　停药后皮损复发（腹部）

（三）老年性类天疱疮

病案　张某，女，72 岁。

初诊（2019 年 7 月 5 日）

现病史：双下肢反复水疱 1 年，起始皮肤出现丘疹，瘙痒，后发水疱，需要刺破，不会自然消退，否则越长越大（可至鸽蛋大小）。冬天无，夏天发。西医拟诊断为大疱性类天疱疮，抗 BP 180 为 1.72 μg/ml，抗 BP 230 为 5.58 μg/ml，但抗桥粒芯糖蛋白 1 和 3 抗体均为阴性，IgE 也正常，醋酸泼尼松内服和卤米松软膏、复方多黏菌素 B 软膏、利凡诺溶液等外用无效。舌红苔腻，脉弦滑。（图 12-51）。

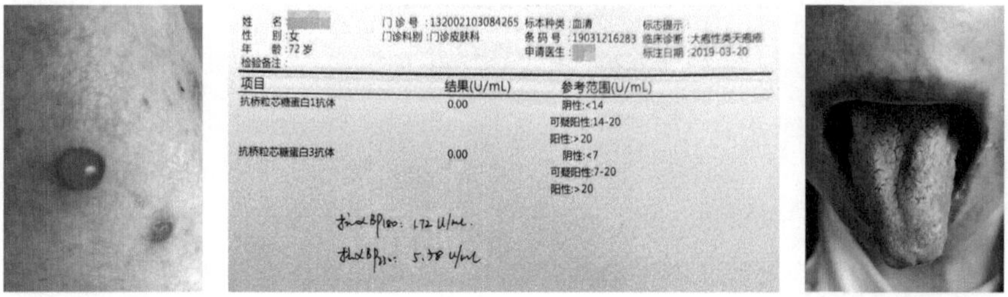

A　　　　　　B　　　　　　C

图 12-51　治疗前的皮损情况及检查

患者曾服用解毒疏风，健脾化湿类的方药（苦参 15 g，生地黄 9 g，黄芪 9 g，白术 9 g，天麻 9 g，苍术 9 g，知母 9 g，葛根 15 g，徐长卿 15 g，菟丝子 9 g，女贞子 9 g，地肤子 15 g，预知子 15 g，佛手 6 g，陈皮 6 g 等），效不显。

辨证：考虑此为湿热下注。

治法：清热燥湿解毒。

方药：予龙胆泻肝丸（8 粒，tid）。

复诊（2019 年 7 月 12 日）

1 周后复诊，症状加重（水泡增发 3 个，又痛又痒，最大的直径超过 1.5 cm，自行刺破）。考虑解毒化湿类的治法行不通，我们拟初步诊断为与免疫机制失调有关联的大疱性老年性类天疱疮，遂改为桂枝汤、苓术剂加茵陈蒿等，加服复方盐酸伪麻黄碱缓释囊（1 粒，qd），见图 12-52A。

随访：服用上方后，症状得到明显的控制，即使起小疱，也可自行吸收不长大，上方共服 14 剂，未见新发水疱，拒再服药。1 个月后随访也未再发。（图 12-53B、C）

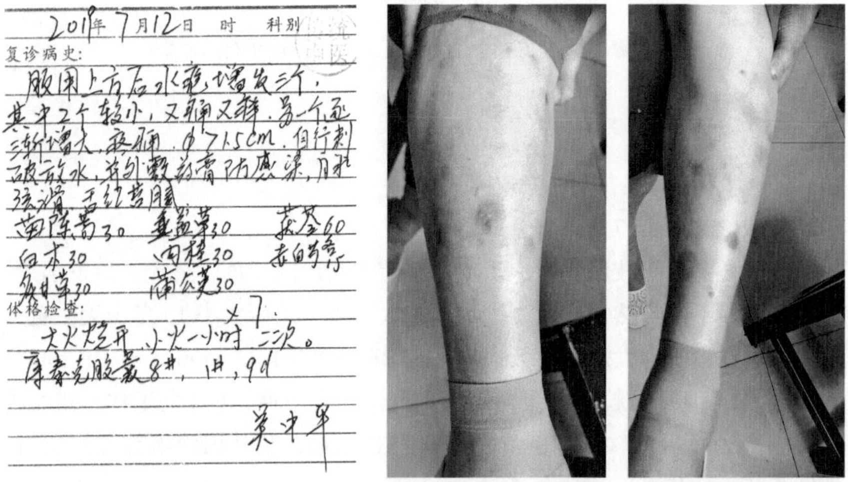

A　　B　　C

图 12-52　老年性类天疱疮治验

四、过敏性紫癜和皮肤红斑狼疮

（一）过敏性紫癜

在我们所诊治的儿童过敏性紫癜中，采用桂枝汤合苓术剂加减，加服复方盐酸伪麻黄碱缓释胶囊，均取得较好的疗效，且随访一两年均无复发。但对成人的过敏性紫癜，此治疗方案未见明显效果。

病案1　患儿，男，8 岁。

初诊（2017 年 9 月 13 日）

现病史：单纯型过敏性紫癜 10 余日，用复方芦丁、复方甘草酸苷片和外用药，没有控制住。刻下小腿伸侧，大腿后侧散在较多紫癜，触之碍手，但无发热。舌苔白腻。（图 12-53）

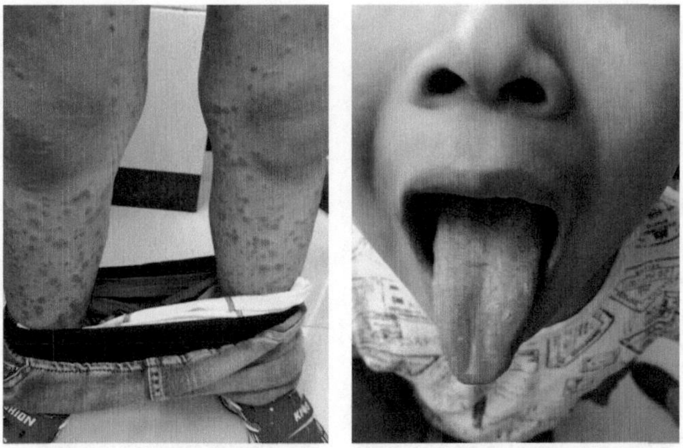

A　　B

图 12-53　紫癜情况及舌象

辨证：脾虚湿盛，风毒溢表。

治法：此患儿虽有紫癜，看似热象，但舌苔白腻，故不宜采用对抗治疗方案，如清热解毒、凉血止血法等。本病机制为 IgA 介导的超敏反应，为小血管炎症，血管壁通透性增加，麻桂剂是合适的，当疏风解表、健脾利湿。

方药：桂枝汤合苓术剂加减，加服复方盐酸伪麻黄碱缓释胶囊（图 12-54）。

复诊（2017 年 9 月 15 日）

2 日后复诊，大部分皮疹已变成灰颜色，小腿后面尚有少量新起的红点，比服药前少，面积也小了（图 12-55）。

随访：4 日后，无新发紫癜，不再服用中药，只吃复方盐酸伪麻黄碱缓释胶囊（1 粒，qN），共服用 16 粒，痊愈（图 12-56）。嘱以后一旦感冒发热，立即服用含伪麻黄碱的药物较为可靠。

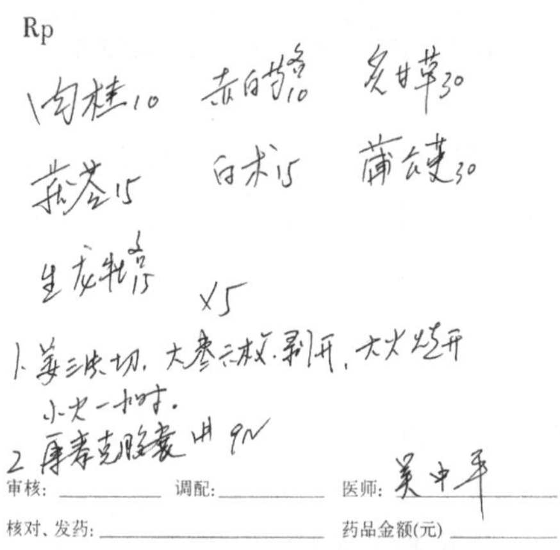

图 12-54　过敏性紫癜处方

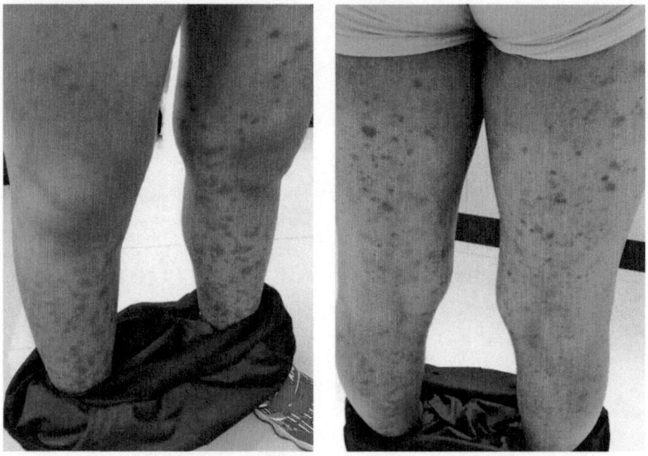

A　　B

图 12-55　治疗 2 日后皮疹渐退，少有新发

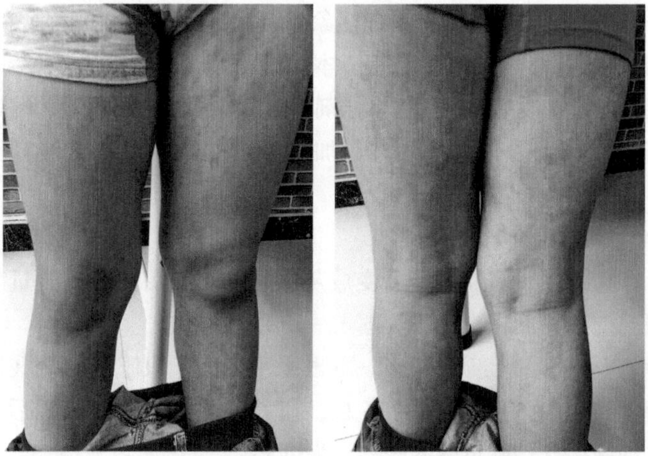

A　　B

图 12-56　治疗 6 日后皮损恢复正常

按：此患儿治疗过程中始终使用复方盐酸伪麻黄碱缓释胶囊，它含有 90 mg 伪麻黄碱，4 mg 氯苯那敏，因此从理论上推断此胶囊非常适合过敏性紫癜。从我们的用药经验来看，它也比单纯使用抗组胺剂效果好，较稳定、可靠。

病案2　邢某，男，12 岁。

初诊（2017 年 12 月 23 日）

现病史：过敏性紫癜伴发热 10 余日，白细胞高（17.58×10^9/L），双下肢及背、臀、腹部有出血点，体温时达 39℃以上，病势较凶险，曾住院治疗。西替利嗪片、氯雷他啶糖浆、维生素 C、醋酸泼尼松片、地奈德乳膏、头孢替胺粉针均用过，效不显。目前出血点扩大，白细胞仍高（15.9～17.78）$\times 10^9$/L。舌苔白腻。（图 12-57）

辨证：脾虚湿盛，风毒溢表。

治法：健脾利湿，疏风解表。

方药：与前述病案相似，患儿舌苔白腻，不宜采用对抗性治疗策略，如清热凉血等。我们以桂枝汤合苓术剂为底方加减，配合复方盐酸伪麻黄碱缓释胶囊等。方如下：

肉桂 10 g，赤芍 10 g，白芍 10 g，炙甘草 30 g，茯苓 15 g，白术 15 g，蒲公英 15 g，生龙骨 15 g，生牡蛎 15 g。3 剂。

另服复方盐酸伪麻黄碱缓释胶囊 8 粒（1 粒，qd）。

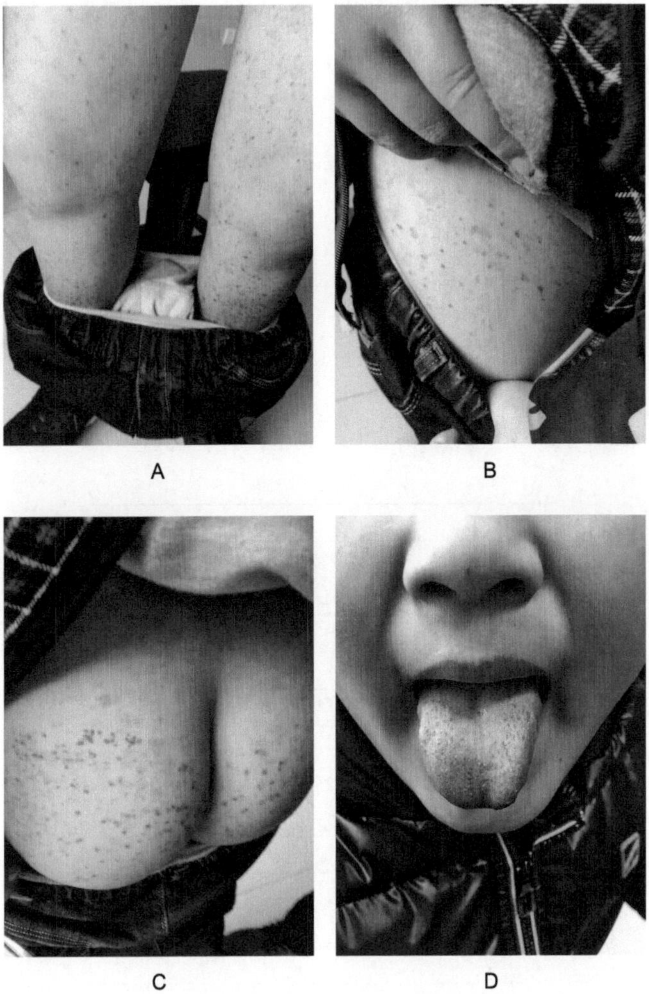
A B C D

图 12-57　过敏性紫癜及舌象

复诊（2017 年 12 月 26 日）

服药后，旧的皮疹没有大的变化，但也没有新起的皮疹，舌苔干腻，说明治疗有效（图 12–58）。

服药后，虽无新发，但疹退不干净。经面诊后（2018 年 1 月 6 日），守方加半夏、连翘、川牛膝和牡丹皮、丹参等（图 12–59）。方如下：

肉桂 10 g，赤芍 10 g，白芍 10 g，炙甘草 20 g，茯苓 15 g，白术 15 g，蒲公英 30 g，半夏 15 g，连翘 20 g，川牛膝 15 g，生龙骨 15 g，生牡蛎 15 g，牡丹皮 15 g，丹参 15 g。7 剂。

续用复方盐酸伪麻黄碱缓释胶囊（1 粒，qd），另加维生素 C（3 粒，qd）。

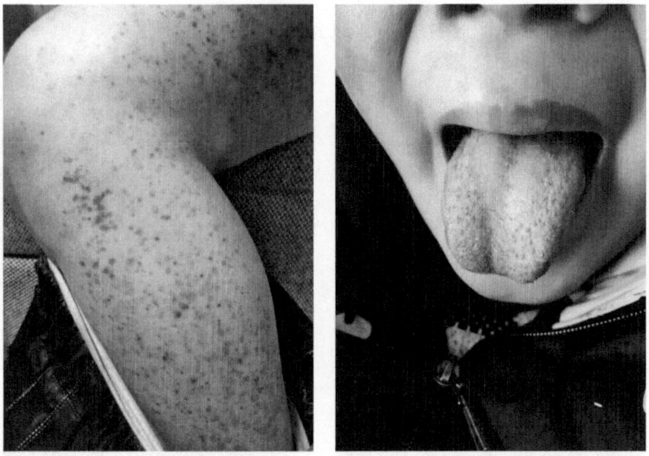

A　　　　B

图 12–58　治疗 3 日后无新发皮疹，原疹变灰暗

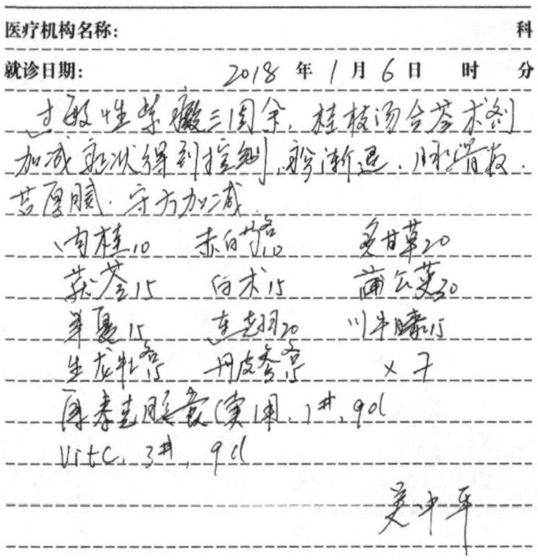

医疗机构名称：　　　　科

就诊日期：2018 年 1 月 6 日　时　分

过敏性紫癜三周余，桂枝汤合苓术剂加减，症状得到控制，疹渐退，脉滑数，苔厚腻，守方加减

肉桂10　赤白芍各10　炙甘草20

茯苓15　白术15　蒲公英30

半夏15　连翘20　川牛膝15

生龙牡各15　丹皮参各15　×7

伪麻黄碱缓释胶囊 1#，qd

VitC，3#，qd

图 12–59　面诊后治疗方案稍作调整

随访：服完 7 剂，皮疹完全消退（图 12-60）。

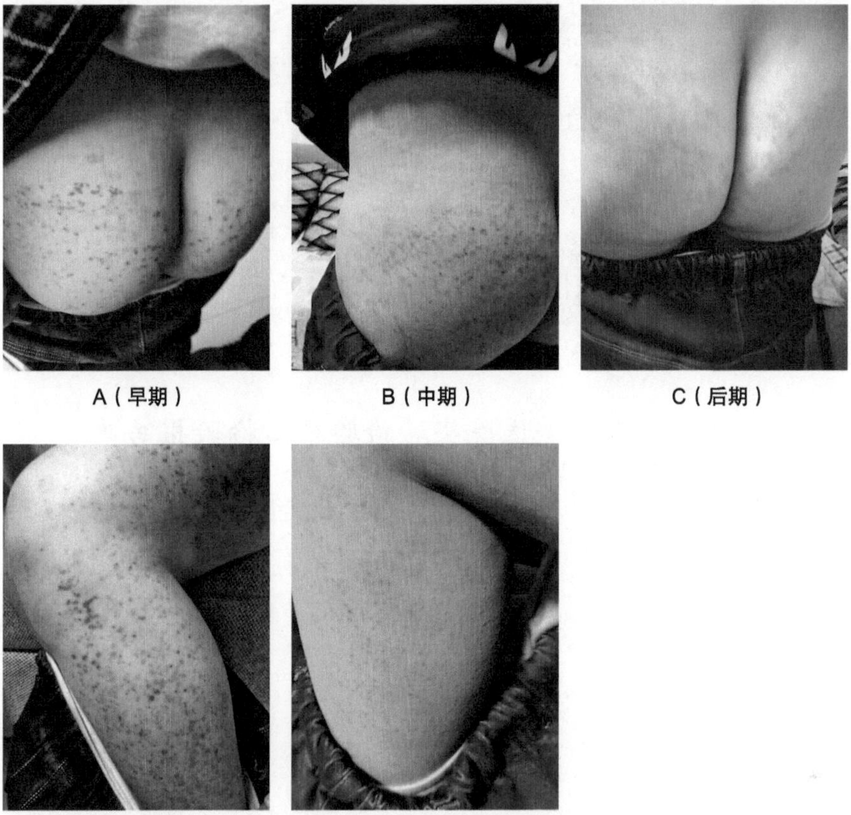

A（早期） B（中期） C（后期）

D（早期） E（后期）

图 12-60 臀部及小腿外侧治疗前后皮疹对比

按：此病人病情是比较凶险的，紫癜伴有高热，住院治疗后病情没有得到很好地控制，家长颇为着急，我们依旧还是使用了桂枝汤合苓术剂，加服复方盐酸伪麻黄碱缓释胶囊，服药 3 日后就控制了新疹再发，守方为主，稍作调整，病情得到控制。随访 1 年余，没有再发。

病案3 张某，男，9 岁。

初诊（2018 年 11 月 16 日）

现病史：过敏性紫癜 1 年余，紫癜散发，发作时伴有腹痛，大便隐血（+），尿隐血（+），尿蛋白（+），确诊为混合型过敏性紫癜（腹型 + 肾型）。查找过敏原（−），激素和抗组胺剂都在使用。由于病人肠道出血，故面色萎黄。舌淡苔白腻。（图 12-61）

辨证：脾虚湿盛，风毒溢表。

治法：健脾利湿，疏风解表兼止血。

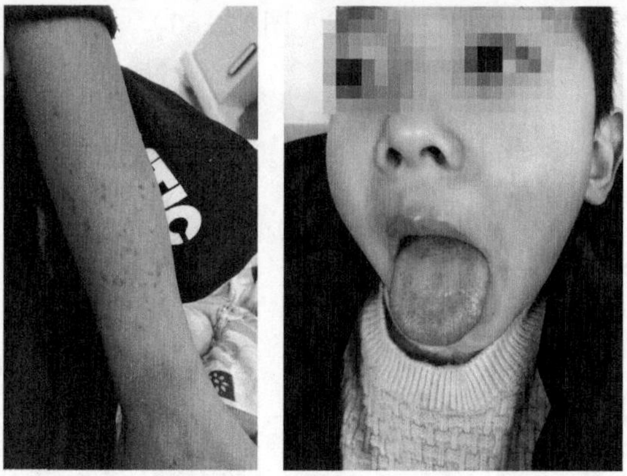

A　　　　　　B

[redacted]医院实验检验中心检验报告单

姓名：[redacted]	病员号：61643280	标本种类：粪便	样本编号：20181120G0
性别：男	科室：　急诊室	采集时间：2018-11-20	临床诊断：过敏性紫癜
年龄：9岁3月	床号：	送检医生：[redacted]	

No	项　目	结　果		参考区间	单位
1	颜色	黄			
2	硬度	糊			
3	血液	-		阴性	
4	粘液	-		阴性	
5	白/脓细胞	-		无或偶见	/HP
6	红细胞	-		无	/HP
7	脂肪滴	-		无	
8	淀粉颗粒	-		无	
9	潜血（OB）	阳性	↑	阴性	
10	其它	-			

C

图 12-61　混合型过敏性紫癜治疗前检查

A　治疗前紫癜情况；B　舌淡苔白腻；C　大便隐血（+）

Rp

桂枝10　赤白芍各10　炙甘草20

茯苓20　白术20　蒲公英30

生龙牡各10　葛根30　仙鹤草15

姜3片 枣6枚 大火烧开 小火 ×7

一时

康泰克胶囊 8粒×1 用 9d

审核：＿＿＿＿　调配：＿＿＿＿　医师：吴中平

核对、发药：＿＿＿＿　药品金额(元)＿＿＿＿

图 12-62　混合型过敏性紫癜处方

方药：考虑病人有大便出血的情况，以葛根汤合苓术剂加仙鹤草（7剂。大火烧开，小火煎煮1小时），再配合复方盐酸伪麻黄碱缓释胶囊（图 12-62）。

随访：此方服用1个月左右，紫癜未再发作（随访1年也未再发），大便隐血试验也恢复正常（图 12-63A）。由于大便出血停止，故病人面色转好，渐红润，但蛋白尿和尿隐血始终不能转阴，遂转入肾病专科治疗（图 12-63B）。

[redacted]中医医院检验报告单

姓名：[redacted]　病人类型：门诊　床号：　送检日期：2018-12-24
性别：男　住院号：18065144　临床诊断：体检　送检医生：
年龄：9 岁　科别：儿科　样本种类：大便　备注：

序号	项目	结果	参考值
1	颜色	棕黄色	
2	性状	软	
3	白细胞	0　个/HP	阴性
4	红细胞	0　个/HP	阴性
5	上皮细胞	-	
6	巨噬细胞	0　个/HP	阴性
7	食物残渣（脂肪）	阴性	
8	食物残渣（淀粉颗粒）	阴性	
9	真菌	-	阴性
10	虫卵	阴性	阴性
11	粪便隐血免疫法	阴性	阴性

A

[redacted]中医医院检验报告单

姓名：[redacted]　病人类型：门诊　床号：　送检日期：2018-12-17
性别：男　病员号：18065144　临床诊断：过敏性紫癜　送检医生：[redacted]
年龄：9 岁　科别：儿科　样本种类：尿液　备注：

	项目	结果	单位	参考值
尿干化学分析	葡萄糖	-	mmol/l	-
	尿潜血	2+	cell/ul	-
	白细胞	-	cell/ul	-
	蛋白质	+	g/l	-
	亚硝酸盐	-		-
	尿胆原	Normal		-
	胆红素	-		-
	酮体	+		-
	酸碱度（PH）	7.0		5~7.5
	比重	1.020		1.01~1.03
	维生素 C	-	mmol/l	0~0.4

B

图 12-63　混合型过敏性紫癜治愈后残留肾小球肾炎

病案4　（成人过敏性紫癜治疗失败）男 40 岁。

初诊（2019 年 12 月 8 日）

现病史：色素性紫癜性皮炎 2 周余，双下肢、腹、背明显（图 12-64A）。复方芦丁片、氯雷他定片治疗无效，皮损呈扩大趋势，寻求中医治疗。苔白腻（图 12-64B）。

辨证：脾虚湿盛，风毒溢表。

治法：健脾利湿法加减。

方药：苓术剂合用复方盐酸伪麻黄碱缓释胶囊（图 12-64C），但病情无明显改善（图 12-64D）。

按：此类方药用于儿童的过敏性紫癜均有较好的疗效，且不易复发。本例为色素性紫癜性皮炎，其发病机制与过敏性紫癜类似，但效果不佳，同样的治疗方案对其他的成人过敏性紫癜也疗效不佳，其原因我们还需要作进一步的研究。

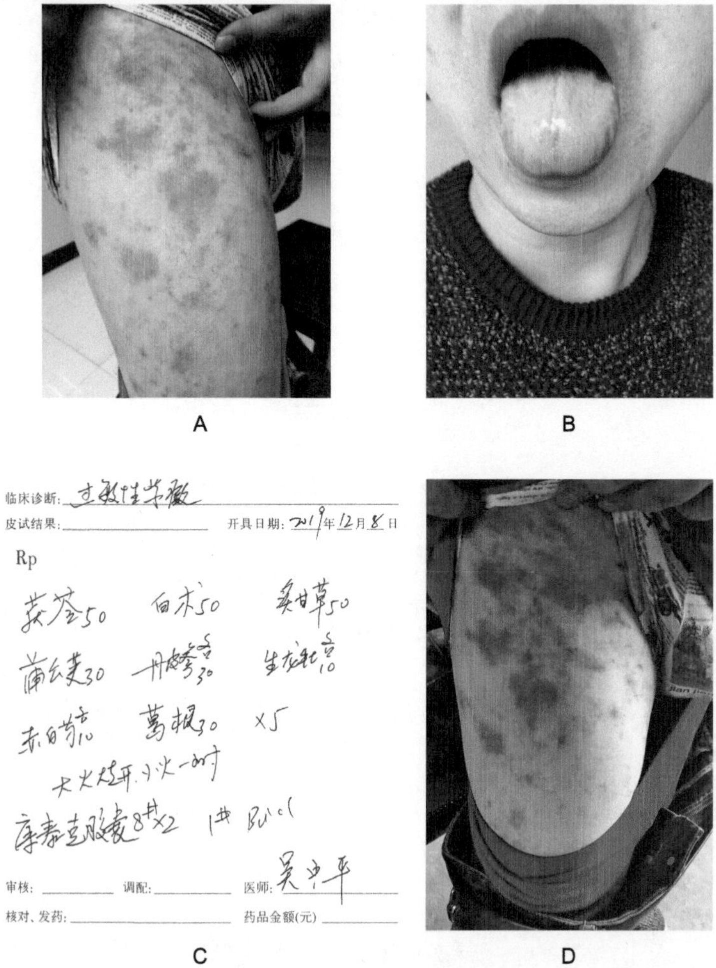

图 12-64　成人过敏性紫癜治疗失败经验

A　治疗前紫癜情况；B　舌苔；C　处方；D　治疗后紫癜情况

（二）皮肤型红斑狼疮

病案1　盛某，女，37 岁。

初诊（2019 年 2 月 22 日）

现病史：皮肤型红斑狼疮 8 年余（抗核抗体阳性），服用激素曲安西龙片 4 mg×4 片 / 日维持，面红斑始终不能很好地改善，并影响肾功能，伴有血沉异常和双下肢紫癜（夏天明显）。舌苔白腻，脉滑。（图 12-65）

辨证：脾虚湿盛，热毒郁表。

治法：这种结缔组织的病变在激素控制的基础上，可以使用健脾利湿法加减。

方药：本证拟以葛根汤合苓术剂加减，另加复方盐酸伪麻黄碱缓释胶囊（1 粒，qd）和自购阿胶 10 g（图 12-66）。

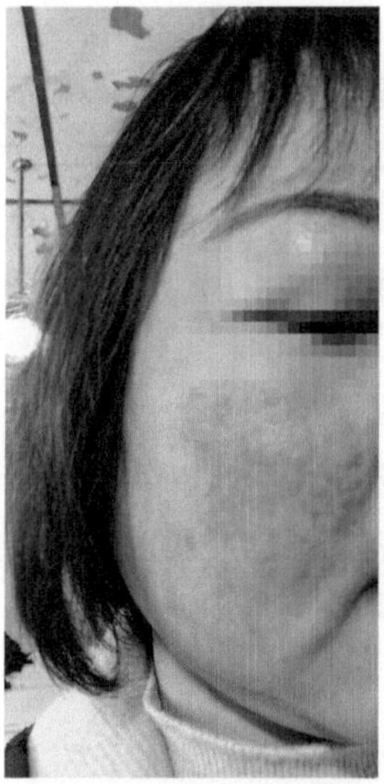

A

[redacted]皮肤病医院免疫检验 LIA 报告单

检验编号：11
姓名：[redacted]
性别：女
年龄：30 岁
床号：
病历号：
科别：
标本种类：
临床诊断：

NO	项目	结果	
1	ds-DNA 抗双链 DNA	阴性	
2	Nucleosomes 核小体	阴性	
3	抗 SmD1 抗体	阳性+	
4	PO 抗体	阴性	
5	Histones 组蛋白	阴性	
6	U1-snRNP 抗体	阳性+	
7	SS-A/Ro60KD	阴性	
8	SS-A/Ro52KD	阴性	
9	La/SSB 抗体	阴性	
10	Sc170 抗体	阴性	
11	CENP-B 着丝点抗体	阴性	
12	Jo-1 抗体	阴性	

检验日期：2011-03-30　报告日期 2011-03-30

B

[redacted]皮肤病医院临床免疫学检验报告　标本号：0060

姓名：[redacted]　病人类型：门诊　科室：　标本类型：
性别：女　病历号：0006349038　床号：　采样时间：2019-04-15 10:35
年龄：37 岁　备注：　诊断：红斑狼疮

代号	项目名称	结果	单位	参考值
ANA	抗核抗体	1:320		<1:40
IF-MP	免疫荧光核型	颗粒型		
IgG	免疫球蛋白 G	10.30	g/L	8.0-17.0
IgA	免疫球蛋白 A	2.18	g/L	0.7-4.29
IgM	免疫球蛋白 M	0.60	g/L	0.29-3.4
C3	补体 C3	0.62 ↓	g/L	0.78-2.1
C4	补体 C4	0.10 ↓	g/L	0.17-0.4
RF	类风湿因子	<9.5	IU/ml	0-15.9
dsDNAIgG	抗双链 DNAIgG 抗体定量	6.00	IU/ml	0-25

C

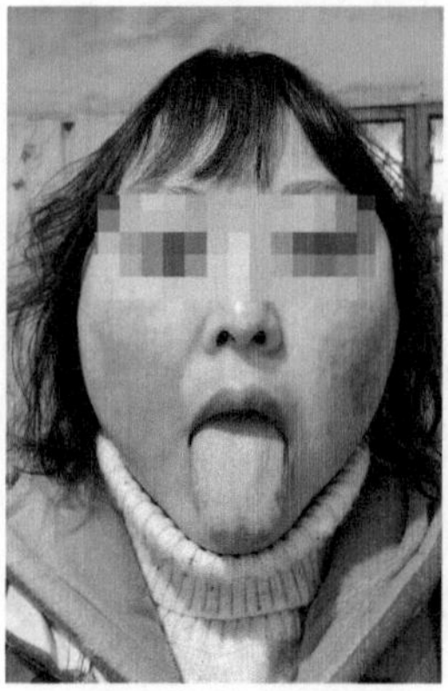

D

[redacted]皮肤病医院血沉试验检验报告　标本号：0008

姓名：[redacted]　病人类型：门诊　科室：　标本类型：
性别：女　病历号：0006349038　床号：　采样时间：2019-02-11 11:18
年龄：37 岁　备注：　诊断：红斑狼疮

代号	项目名称	结果	单位	参考值（女）		参考值（男）	
				<=50(岁)	>50（岁）	<=60(岁)	>60（岁）
ESR（仪器法）	血沉（仪器法）	64	mm/h	<26mm/h	<38mm/h	<21mm/h	<43mm/h

E

图 12-65　皮肤型红斑狼疮（CLE）治疗前皮损、舌苔及外院理化检查

Rp

赤白芍各10　茯苓40　白术40
炙甘草30　蒲公英30　丹皮参各15
葛根50　阿胶烊10　肉桂10

×28

康赛迪胶囊8#×4 卅 qd

审核：______　调配：______　医师：吴中平
核对、发药：______　药品金额(元)______

图 12-66　皮肤型红斑狼疮处方

复诊（2019 年 3 月 15 日）

服用上方后，患者自觉身体轻松许多，面肿明显好转，纳可。仍以原方加减，调理。截至 2019 年底，皮肤红斑控制得非常好，现在面部红斑基本消失，下肢紫癜也未出现，激素已减量（2 粒 / 日）。因为葛根有扩血管作用，服药期间有过头痛症状，去之消失。后由于蛋白尿（+），原方稍作调整，加金蝉花 9 g，以巩固疗效。

按：此类病证，使用麻黄益处多。首先，伪麻黄碱有非常明显的抗炎效果，尤其是平息细胞因子风暴的作用（参见麻黄汤条）。再次，伪麻黄碱可以有效减轻激素的副作用如库欣综合征的发生，有明显的瘦脸效果，并防止水肿的发生。另外，这类疾病在慢性期阶段，阿胶有非常好的保护脏器和促进组织修复的作用。

五、皮肤附属器类疾病

（一）皮脂腺炎

病案 王某，女，成年人。

初诊（2018 年 3 月 6 日）

现病史：患皮脂腺炎 1 月余。脸面颊、鼻部丘疹明显，但无脓点，以前曾采用清热解毒类的治法，效不显，面部红点丘疹不能消除。舌淡苔水滑。（图 12-67）

辨证：风毒郁表。

治法：此患者丘疹红点看似有热象，但舌淡苔水滑，说明单纯清热解毒类的治法并不合适，当辛温发表，凉血解毒。

方药：前面说过肉桂是治疗皮脂腺感染、排泄不畅的优良药物（参见桂枝汤条），故拟桂枝汤加牡丹皮 30 g、丹参 30 g、蒲公英 30 g、野菊花 30 g、川牛膝 10 g。4 剂。

随访：症状改善明显（图 12-68）。

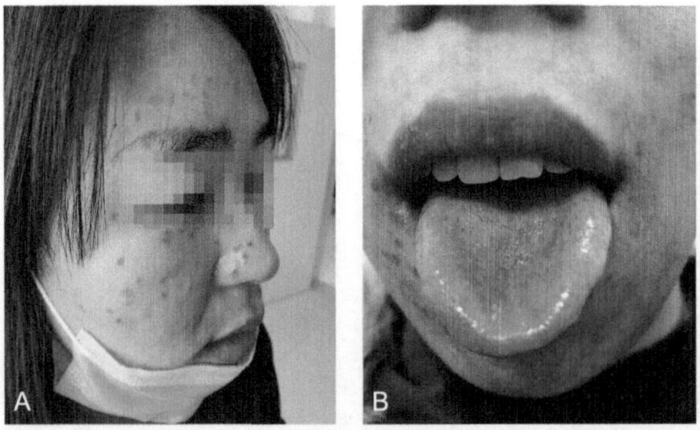

图 12-67 治疗前的皮损情况及舌苔

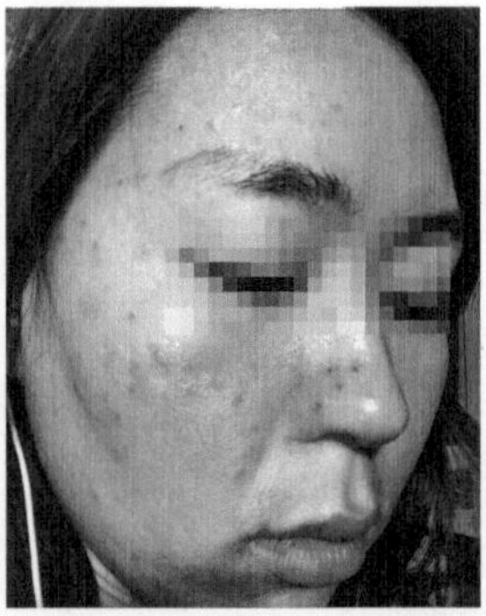

图 12-68 治疗后的情况

（二）痤疮

病案1 王某，女，55岁。

初诊（2019年3月23日）

现病史：玫瑰痤疮数年。平素面部皮肤红斑伴皮疹，自觉面部烘热、痒，遇热加重。刻下双颊、下颌、鼻部发红，伴丘疹，瘙痒明显，见风更明显。舌质红，苔薄腻，脉弦滑。（图12-69）

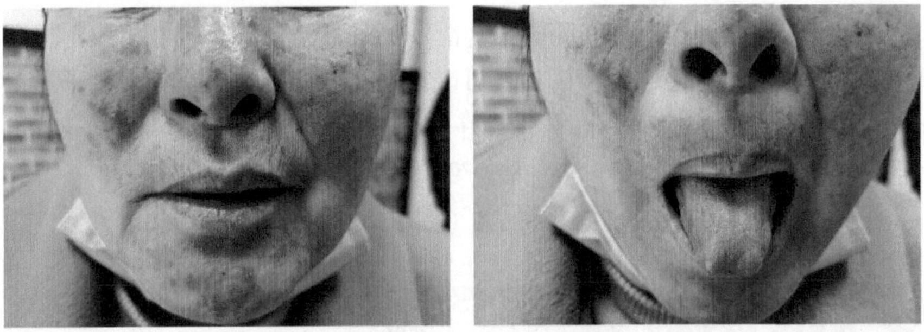

A　　　　B

图12-69　治疗前的皮损情况及舌苔

辨证：脾虚湿盛，热毒郁表。

治法：健脾利湿，清火解毒。

方药：苓术剂加减。考虑面部瘙痒明显，故使用复方盐酸伪麻黄碱缓释胶囊抗炎止痒（图12-70）。

复诊（2019年4月6日）

1周后，皮损改善明显，上方去川牛膝，加阿胶10 g，7剂。

随访：巩固1周，基本痊愈（图12-71）。

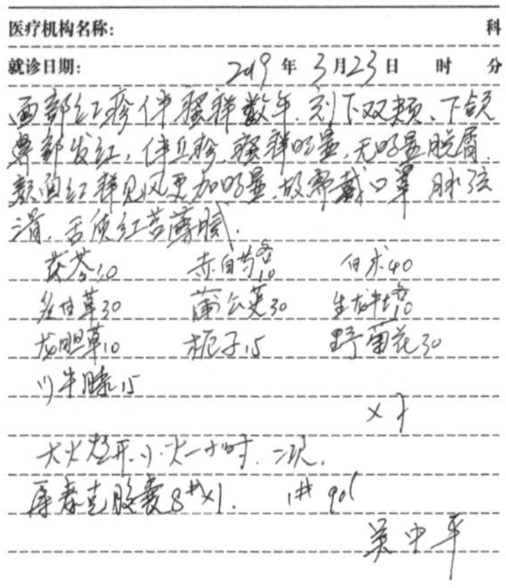

医疗机构名称：　　　　科
就诊日期：2019年3月23日　时　分
面部红疹伴瘙痒数年，刻下双颊、下颌、鼻部发红，伴丘疹，瘙痒明显，无明显脱屑，颜面红痒见风更加明显，故常戴口罩，脉弦滑，舌质红苔薄腻。
茯苓10　赤白芍各10　白术40
生甘草30　蒲公英30　生地榆各10
龙胆草10　栀子15　野菊花30
川牛膝15
×7
大火烧开，小火一小时，二次。
康泰克胶囊8粒×1。
吴中平

图12-70　玫瑰痤疮处方

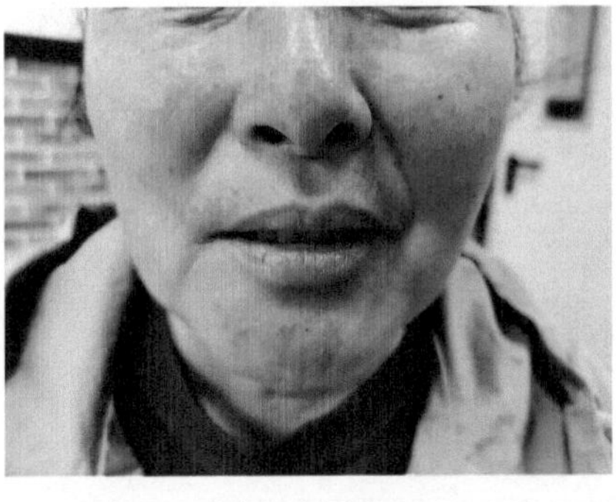

图12-71　治疗2周后的面部情况

病案2　赵某，男，16 岁。

初诊（2019 年 7 月 6 日）

现病史：反复性囊肿型痤疮 1 年余，此起彼伏。曾服用异维 A 酸软胶囊（泰尔丝）等，症状有所缓解。刻下颜面痤疮，伴有结节，无明显脓疱，部分痤疮已经破溃结痂，但服用泰尔丝时间较久（半年余），导致唇干脱皮等副作用。舌淡苔薄白腻，脉弦细。（图 12-72）

家长担心长时间服用泰尔丝副作用大，故寻求中药治疗。

辨证：热毒郁表，兼脾虚湿困。

治法：前面讲过，皮脂腺感染排泄不畅时，桂枝汤有较好的改善作用（参见桂枝汤条）。由于服用泰尔丝可能有损伤肝功能的副作用，栀子不仅有清热解毒疗疮的功能，也有非常好的保肝作用，故此病非用栀子不可。舌质无明显热象，苔偏腻，治宜辛温发表散湿，解毒健脾利湿。

方药：方用桂枝汤合苓术剂加减（图 12-73）。

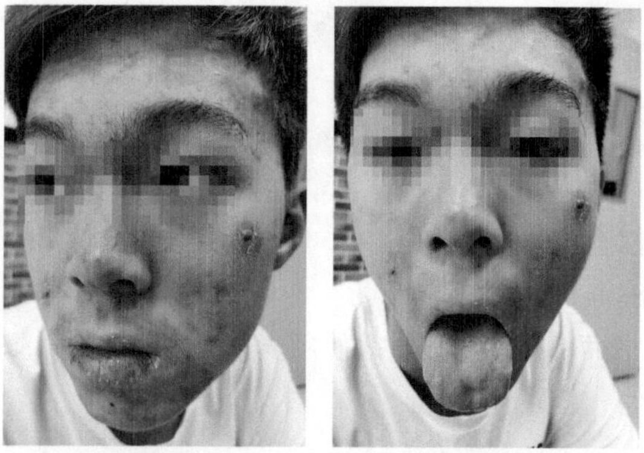

A　　B

图 12-72　治疗前的皮损情况

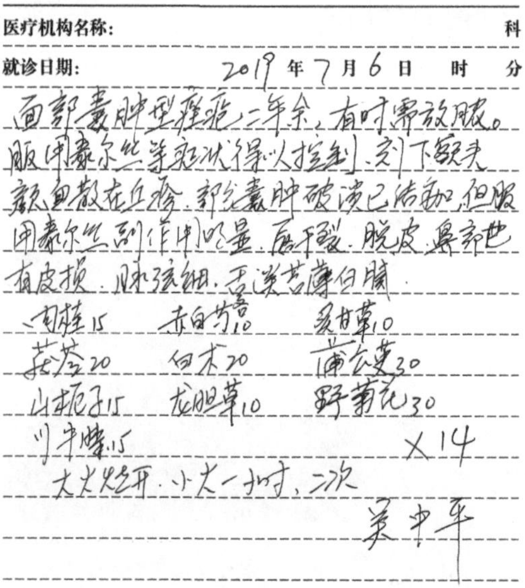

医疗机构名称：　　科

就诊日期：2019 年 7 月 6 日　时　分

面部囊肿型痤疮二年余，有时需放脓。服用泰尔丝等症状得以控制，刻下较为颜面散在丘疹，部分囊肿破溃已结痂，但服用泰尔丝副作用明显，唇干裂，脱皮，鼻部也有皮损，脉弦细，舌淡苔薄白腻。

桂枝 15　赤白芍各 10　炙甘草 10

茯苓 20　白术 20　蒲公英 30

山栀子 15　龙胆草 10　野菊花 30

川牛膝 15　×14

大火烧开，小火一小时，二次

吴中平

图 12-73　囊肿型痤疮处方

复诊（2019 年 7 月 20 日）

服用上方后，患者就停用泰尔丝。2 周后，症状改善较为明显，囊肿偶尔发作，配合外用药膏后，基本可以控制，尤其是唇炎口干改善明显（图 12-74）。本方的副作用腹泻在此病人处表现得非常明显，多的时候一日可达十数次，遂改为芍药苷另服（每次 200 mg），腹泻减轻。

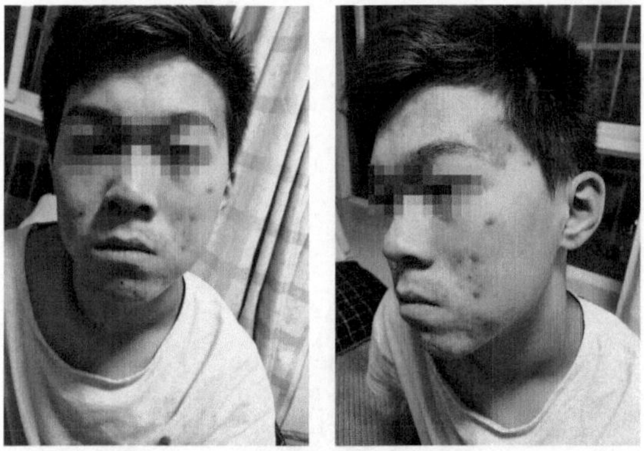

A　　B

图 12-74　囊肿型痤疮治疗后的情况

后予五苓散加减善后。方如下：

肉桂 90 g，泽泻 150 g，白术 100 g，茯苓 100 g，猪苓 100 g，丹参 200 g。

上方研磨，1 次 3 g，每日 3 次。病情得到了有效控制，半年内基本无明显发作。

复诊（2020 年 3 月 27 日）

病人因为寒假在家过食辛辣之品（尤其羊肉），脓疱明显增多，囊肿增加，桂枝汤合苓术剂加龙胆草、栀子、野菊花，另加 20 g 细辛宣透（曾用 3 g 细辛效不显），并结合外用药，病情得到了较好的控制。

（三）脂溢性皮炎伴真菌感染

病案　钱某，女，20 岁，大学生。

初诊（2019 年 8 月 10 日）

现病史：胸腹背部成片的小片糠秕状脱屑，伴有丘疹，瘙痒，揭开鳞屑下面疮面发红，出血，伴色素沉着。夏季减轻，冬天好发，胃纳欠佳，好胀气，面色不华，偏萎黄。舌淡苔薄腻，脉细。（图 12-75）

辨证：该病容易误诊，此前有诊断为玫瑰糠疹、角化病和湿疹等。从中医角度来看，此为脾胃虚弱，气血生化无源，故肤色不润（这个病，西医也提倡系统药物治疗，包括补充维生素、微量元素和抗真菌治疗等）。

治法：健脾、化湿、养血、疏风。

方药：桂枝汤合苓术剂加桑椹、黄精（图 12-76）。

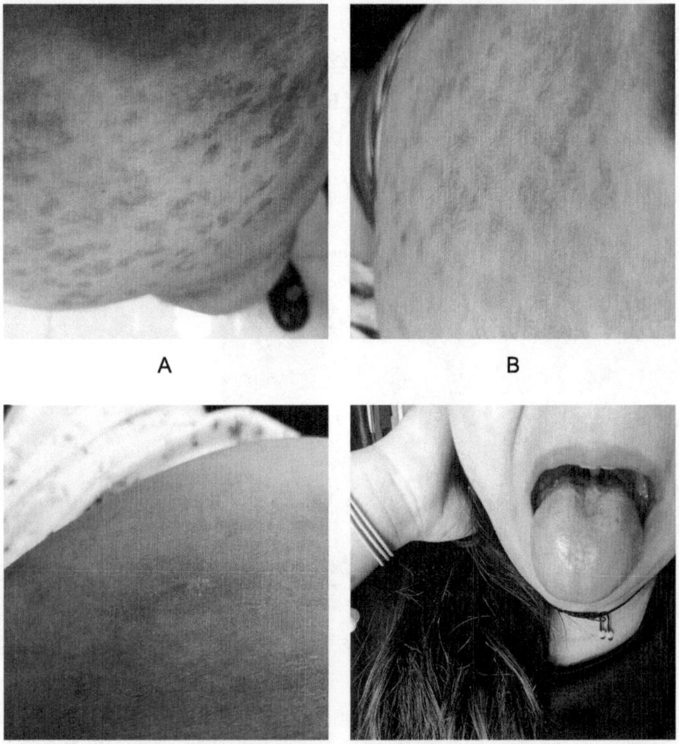

图 12-75 治疗前的皮损情况及舌象

A、B 腹背脂溢性湿疹的表现；C 伴真菌感染，鳞屑明显；D 舌象

医疗机构名称：　　　　　　　　科

就诊日期：2019 年 8 月 10 日　时　分

全身散在斑丘疹，腹、背尤为明显，部分脱屑，下面红，伴有出血点，秋冬季发作明显，夏季明显好转，刮下斑丘疹（片）伴有色素沉着，腹、背明显，有呈扩大趋势，汗出多，易腹胀，面色不华萎黄，脉细，舌淡苔薄腻。

肉桂10　赤白芍各10　炙甘草10
茯苓30　白术30　蒲公英30
生龙牡各10　[illegible]30　黄精30
×14

大火烧开，小火一小时，二次

吴中平

图 12-76 脂溢性皮炎伴真菌感染处方

随访：2 周后，症状明显改善，皮损减轻。再巩固 1 周，真菌感染消失，基本痊愈（图 12-77）。

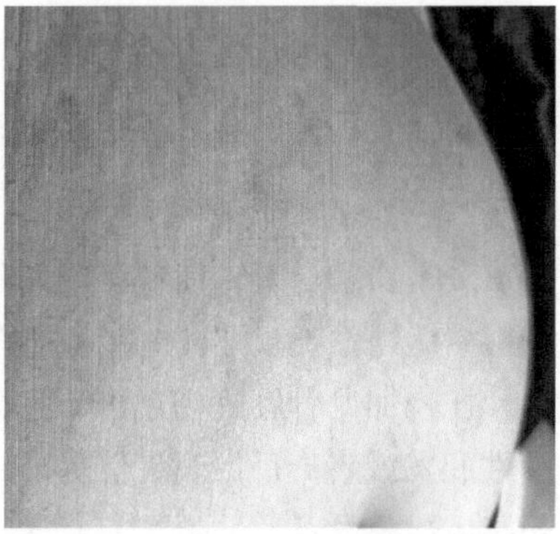

图 12-77 治疗后腹部情况，斑点（片）明显变淡，肤色好转

（四）酒渣鼻

病案 王某，女，45 岁。

初诊（2019 年 9 月 21 日）

现病史：鼻头皮肤潮红，时轻时重数年，使用过多种方法治疗（外用和鼻腔清洗等），疗效不明显。刻下鼻头部皮肤潮红，无丘疹、无脓疱，属于红斑期（图 12-78）。

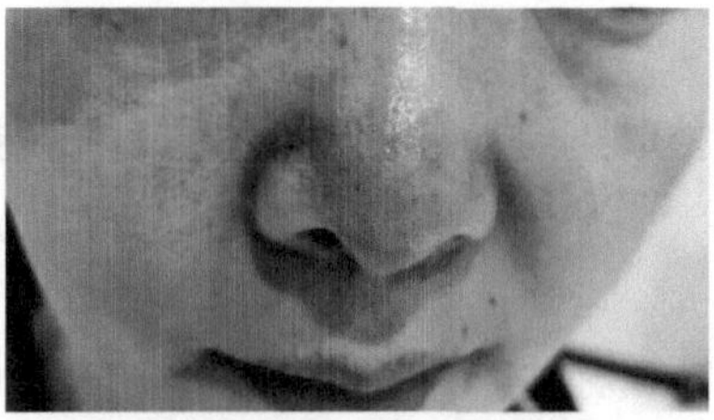

图 12-78 治疗前的皮损情况

该病人以前的治疗方案多偏重于肺热，以清热解毒等对抗性治疗为主，但效果不显。

辨证：热毒郁表兼脾虚湿盛。

治法：辛温发表散湿，兼解毒健脾利湿。

方药：酒渣鼻的发病机制与痤疮有相同的地方，也有与皮脂腺分泌和感染有关，当然可以桂枝汤合苓术剂加减，并配外用药（图 12-79）。

随访：内服加外用治疗后，明显改善（图 12-80），建议病情缓解后，服用五苓散巩固（肉桂 60 g，白术 90 g，茯苓 90 g，猪苓 90 g，泽泻 120 g，研细末。1 次 3 g，每日 2 次）。

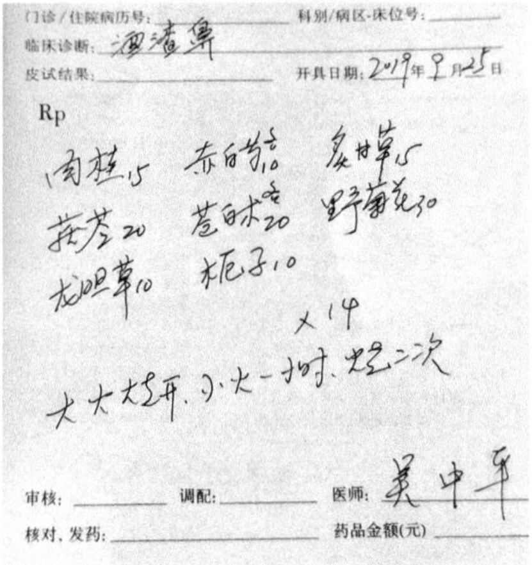

门诊/住院病历号：________ 科别/病区-床位号：________
临床诊断：酒渣鼻
皮试结果：________ 开具日期：2019年9月25日

Rp

肉桂15 赤白芍各10 炙甘草15
茯苓20 苍白术各20 野菊花30
龙胆草10 栀子10

×14

大火烧开，小火一小时，烧二次

审核：________ 调配：________ 医师：吴中平
核对、发药：________ 药品金额(元)________

图 12-79 酒渣鼻处方

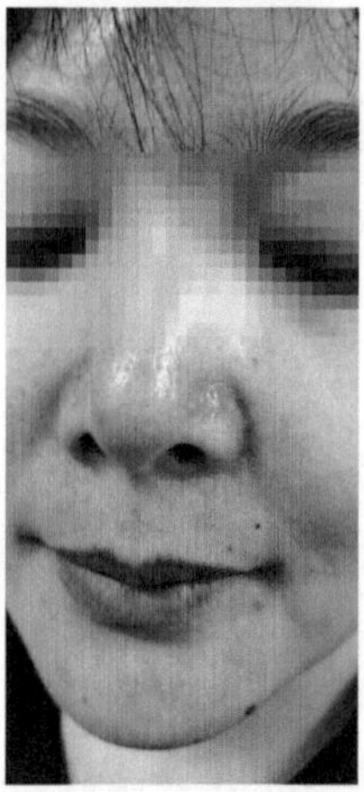

图 12-80 治疗后的鼻部情况

（五）脱发

单纯的紧张焦虑性脱发或者脂溢性脱发或者产后脱发，桂枝加龙骨牡蛎汤有一定的疗效（张仲景就是这么用的，见桂枝汤条），必要时加阿胶 10 g、丹参 30 g 等，但要慎用何首乌。如是学生功课紧张，可以甘麦大枣汤煎煮后当作茶频呷，也有一定的作用。

桂枝加龙骨牡蛎汤还可治疗男子失精，女子梦交，故本方特别适合焦虑性脱发或者产后脱发者。另外，肉桂可促进皮脂腺的排泄，故本方也适合脂溢性脱发者。

病案 常某，男，30 岁。

初诊（2019 年 10 月 25 日）

现病史：因工作压力较大，有焦虑情绪，脱发明显，尤其是沐浴时，能收集到一撮毛发。舌苔薄腻，脉弦细。

辨证：风木疏泄失常，脾虚湿困。

治法：养血疏肝，健脾利湿。

方药：桂枝加龙骨牡蛎汤加减（图 12-81A）。桂枝及桂枝汤是调节情志的重要方药，参见桂枝汤条。

随访：2 周后，脱发明显减轻（图 12-81B），目前仍以该方加减调理。

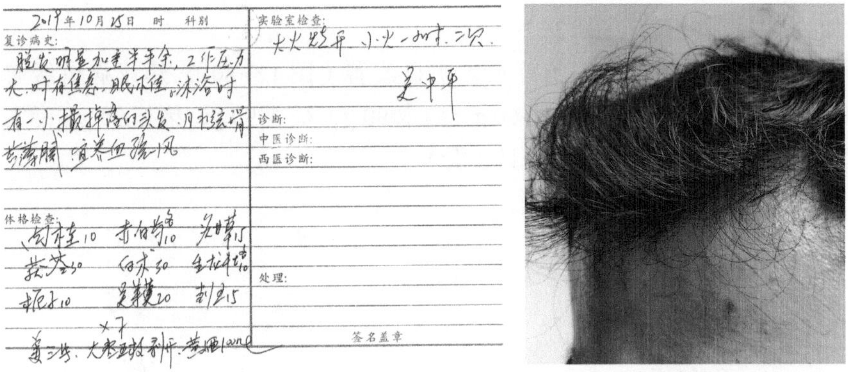

A　　B

图 12-81　脱发治验

六、感染性皮肤病

（一）带状疱疹后遗

病案 宋某之舅，男，60 余岁。

初诊（2016 年 3 月 13 日）

现病史：患带状疱疹瘢痕并发症 30 余年。初发时未有明显疼痛，后逐渐肩背、胸胁斑丘疹皮损高出皮肤 1～2 cm，成片状，发病部位色如熟枣，烧灼疼痛明显，30 余年苦不能眠，尽试诸药无功。舌淡偏腻，脉弦滑。

辨证：考虑此病年数甚长，不能安卧，心情烦躁。从六经角度来看，属于厥阴病中气血不足为本，虚实夹杂，寒热错杂。

治法：益气养血，寒温并用。

方药：以当归、肉桂、赤白芍、炙甘草、细辛、吴茱萸、太子参、全瓜蒌、连翘、牡丹皮、丹参、桑椹、黄精等发酵 3 个月后，浓缩酵液，每次服约 30 ml 的量，每日 3 次。

随访：服月余，肤色转常，也无烧灼感而夜可酣寐，然病发部位皮肤组织突起仍未见明显改善，后坚持续服 2 年，取得了较为满意的疗效。不仅症状明显缓解，突出的组织也得到修复（图 12-82）。

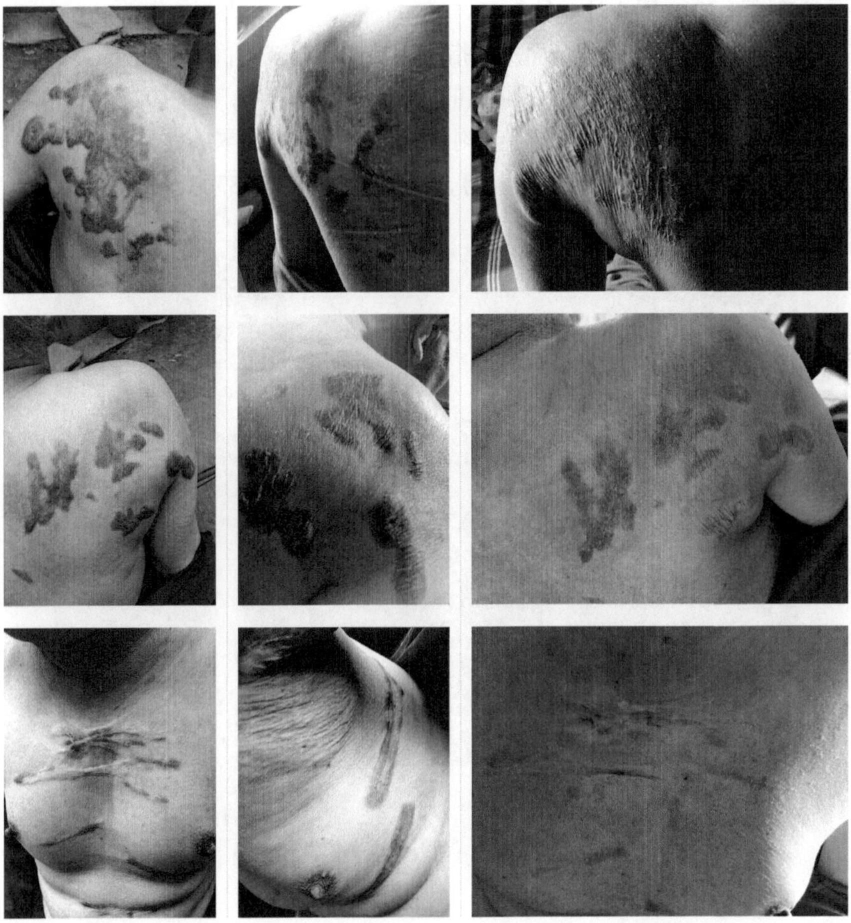

2016 年　　2017 年　　2018 年

图 12-82　带状疱疹后遗瘢痕及治疗后的皮损变化

按：当初看到病灶图片时，我们感觉非常震惊，尝试予桂枝汤加阿胶服用7剂，并无明显的改善作用，但也没有加重的现象。

治疗带状疱疹，有一味药值得关注，那就是全瓜蒌。从中医角度来看，全瓜蒌是治疗胸痹的要药，胸痹严重者可见胸痛彻背，而带状疱疹后遗症也可见胸背疼痛的症状，因此用全瓜蒌治疗带状疱疹符合中医基本理论。

全瓜蒌用量必须足够大[1]，在《伤寒论》的小陷胸汤和《金匮要略》的瓜蒌薤白白酒汤中张仲景用全瓜蒌一枚。我们建议全瓜蒌用量在150 g以上。

临床使用全瓜蒌需要注意捣碎后入水煎，尤其是瓜蒌仁必须捣碎，否则严重影响效果，最好加点酒同煎疗效更佳。

（二）疣

病案1 高某，女，18岁，高中生。

初诊（2019年4月6日）

现病史：因HPV感染而发跖指疣数年。此起彼伏，内服抗病毒药和免疫力提高药如胸腺素、转移因子和清热解毒的中药等，外用抗病毒药如哌特灵等，均无改善，反而加重。刻下双足跖疣，双手掌散发，常年四季手脚冰冷，纳可，便不干。舌正苔薄，脉弦细。（图12-83）

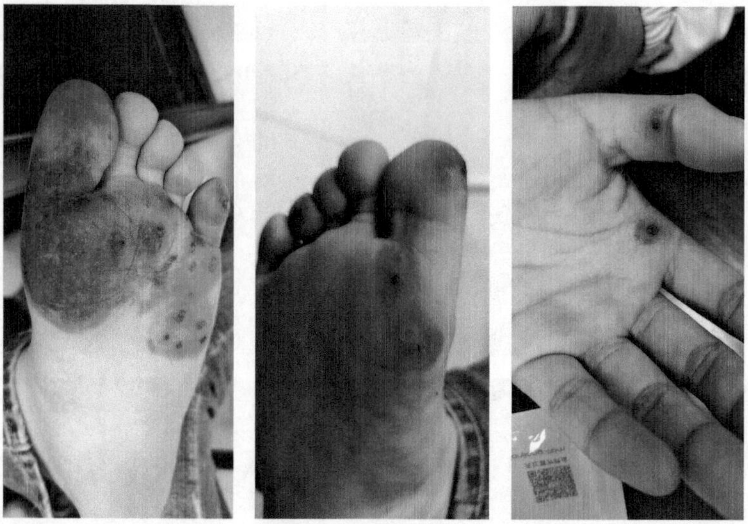

A B C

图12-83 跖指疣治疗前的情况

[1] 刘军，刘超越．瓜蒌红药甘草汤与西药治疗带状疱疹50例临床观察［J］．长春中医药大学学报，2010，26（4）：247.

辨证：肢端易发，脉弦细，符合《伤寒论》厥阴病当归四逆汤证的“手足厥寒，脉细欲绝”的特点。

治法：温经散寒，养血通络。

方药：当归四逆汤加减（图 12-84）。

随访：服药后，手足明显变暖，疣体明显减少（图 12-85），再巩固 14 剂。

按：跖指疣为病毒 HPV-1 感染所致，但一味地采用清热解毒的对抗策略，恐难奏效，该患者的治疗经历就是典型的例子。考虑病人四肢末端寒凉，为血虚寒凝，外毒侵袭所致，当先温经散寒，养血通络，加薏苡仁有较好的抗病毒作用，仅治疗 1 个月的时间，病人数年的病症就明显改善了。

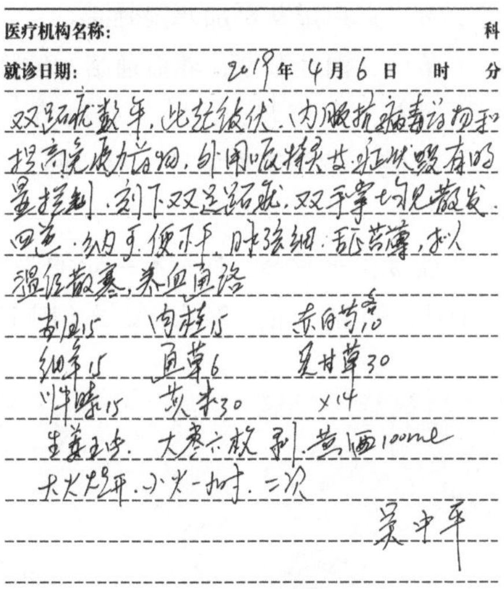
医疗机构名称： 科

就诊日期：2019 年 4 月 6 日 时 分

双跖疣数年，此起彼伏，内服抗病毒药物和提高免疫力药物，外用腐蚀类药，症状略有少量控制，刮下双足跖疣，双手掌均见散发，四逆，纳可，便不干，脉弦细，舌苔薄，拟以温经散寒，养血通络

当归15 肉桂15 赤白芍各10

细辛15 通草6 炙甘草30

川牛膝15 苡米30 ×14

生姜三片 大枣六枚 剥，黄酒100ml

大火烧开，小火一小时，二次

吴中平

图 12-84 跖指疣处方

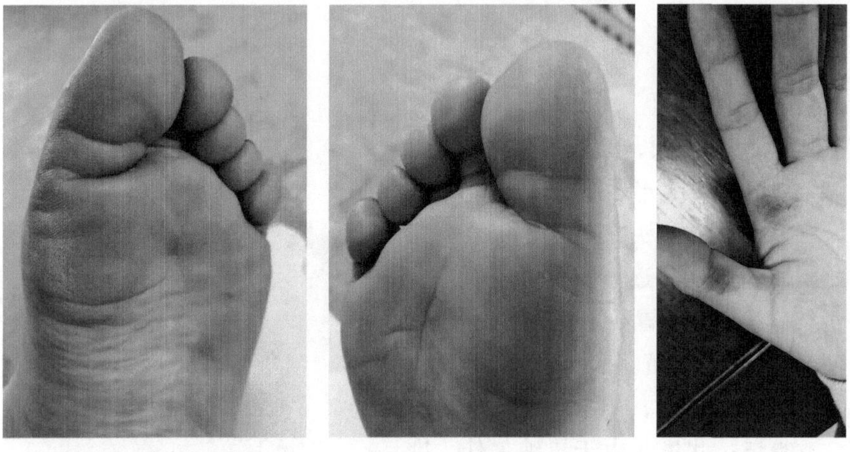
A B C

图 12-85 跖指疣治疗后的情况

病案2 朱某，男，33 岁。

初诊（2018 年 2 月 3 日）

现病史：常年在工地务工，久处湿地，患左足跖疣有 2 年余。内服抗病毒的中西药物，外用腐蚀性较强的药物如咪喹莫特乳膏，也采用激光、冷冻等多种方法试过，效果不显，病情反复。舌淡，苔水滑，脉弦紧。

辨证：血虚寒凝加寒湿凝滞。

治法：温经散寒，养血通络，健脾利湿

方药：以当归、肉桂、赤白芍、炙甘草、细辛、吴茱萸、茯苓、白术、桑椹、黄精等物发酵一段时间，浓缩酵液，每次服 30 ml 的量，每日 3 次。

随访：服月余，病情有一定的改善，小黑点数目明显减少，坚持服用 3 个月，病愈。随访 2 年未复发（图 12-86）。

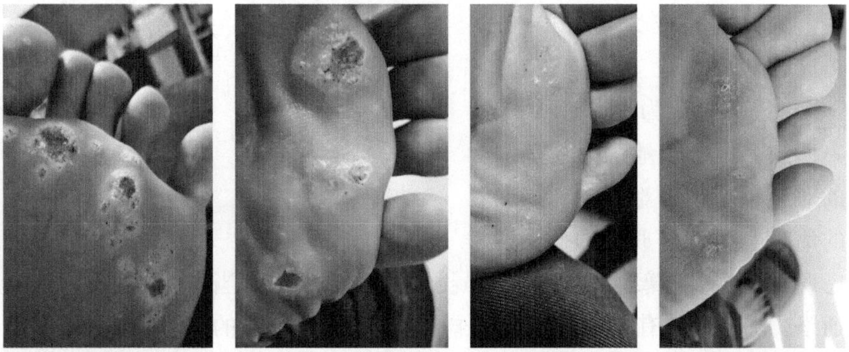

0 个月　　1 个月　　2 个月　　3 个月

图 12-86　跖疣治疗后的皮损改变情况

（三）花斑癣

病案　女，8 岁。

初诊（2018 年 4 月 12 日）

现病史：额头花斑癣 1 年余。开始点状斑疹，后逐渐扩大，表面有少量秕糠状鳞屑。胃纳不佳，挑食严重，便干，面色萎黄。舌苔薄腻，脉弱（图 12-87）

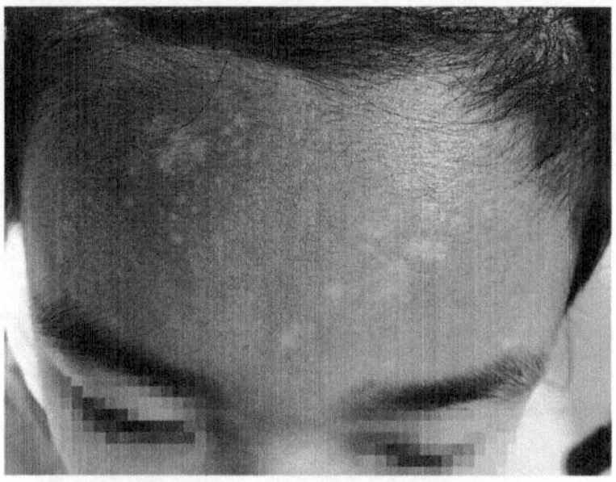

图 12-87　治疗前的皮损情况

辨证：此患儿由于胃纳欠佳，挑食严重，面色萎黄，符合虚劳病证的特点。

治法：温中健脾，益养气血。

方药：以小建中汤加减，并服桑椹发酵后的酵液促进消化，每日 30 ml（图 12-88）。

随访：中气既健，气血生化有源，2 周后，症状明显改善，皮损淡化（图 12-89）。再巩固 1 周。

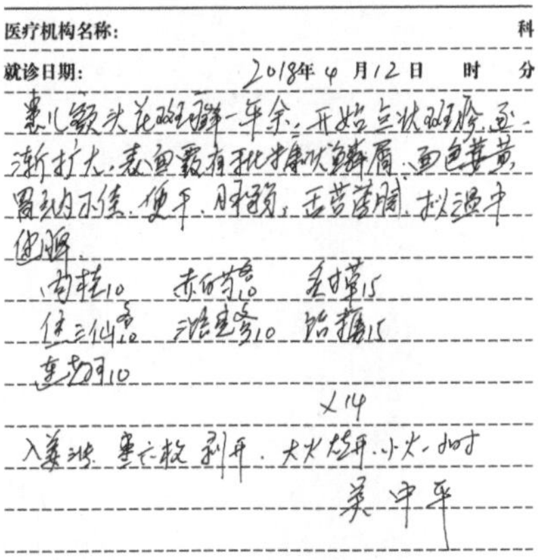
医疗机构名称：　　　　　　　　　　科
就诊日期：2018年4月12日　时　分
患儿额头花斑癣一年余，开始点状斑疹，逐渐扩大，表面覆有糠秕状鳞屑，面色萎黄，胃纳不佳，便干，脉弱，舌苔薄腻，拟温中健脾。
肉桂10　赤白芍各10　炙甘草15
焦三仙各10　淮山药10　饴糖15
[illegible]10
×14
入药汁，枣6枚，剥开，大火烧开，小火1小时
吴中平

图 12-88　花斑癣处方

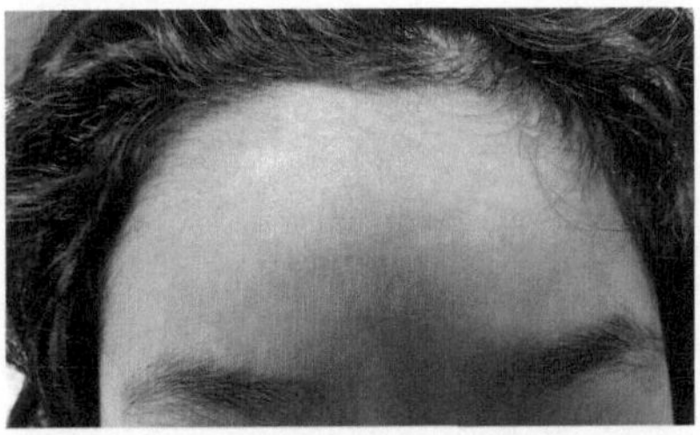

图 12-89　治疗后的皮损情况

七、黏膜病

（一）唇炎（口周炎）

病案　顾某，女，28岁。

初诊（2019年12月11日）

现病史：患唇炎反复发作2年余。刻下上唇明显肿胀，充血，瘙痒，无明显脱屑、开裂现象，便干。舌正苔薄腻，脉滑。（图 12-90）

辨证：脾虚湿盛，风毒郁表。

治法：当健脾利湿，疏风止痒。

方药：桂枝汤合苓术剂加减，加复方盐酸伪麻黄碱缓释胶囊抗炎止痒（图 12-91）。

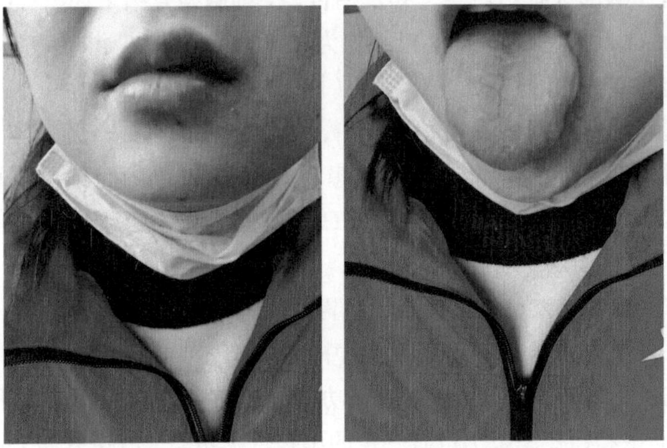

A　　B

图 12-90　治疗前唇炎皮损情况及舌象

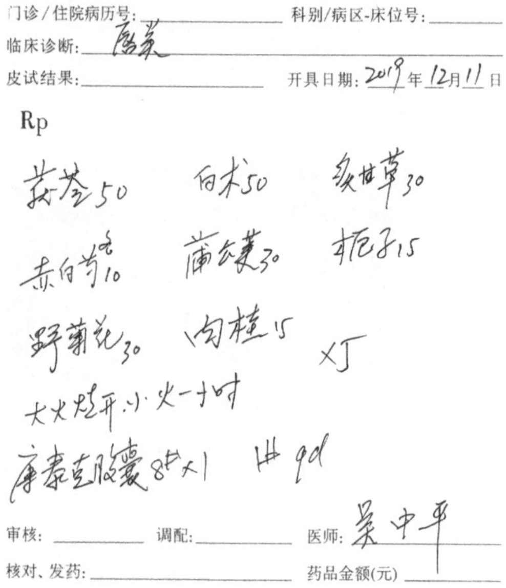
门诊/住院病历号：________ 科别/病区-床位号：________
临床诊断：唇炎
皮试结果：________ 开具日期：2019年12月11日
Rp
茯苓50 白术50 炙甘草30
赤白芍各10 蒲公英30 栀子15
野菊花30 肉桂15 ×7
大火烧开小火一小时
康泰克胶囊8片×1 1# qd
审核：________ 调配：________ 医师：吴中平
核对、发药：________ 药品金额(元)________

图 12-91　唇炎处方

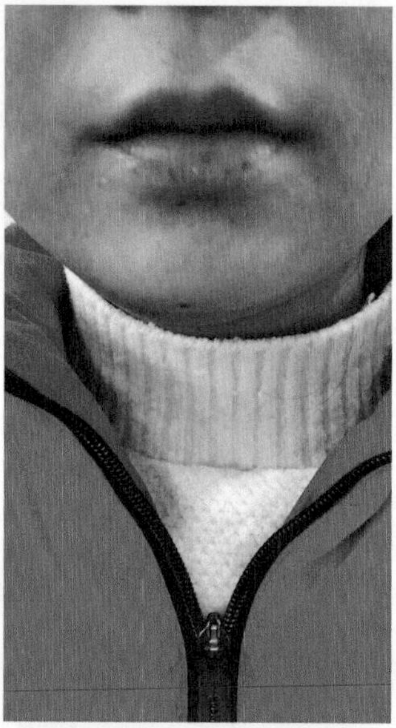

图 12-92　唇炎治疗后皮损改善

随访：服用5剂后，唇肿明显减轻，瘙痒也消失（图 12-92）。此病易反复发作，宜五苓散善后（参见五苓散条）。

（二）口腔溃疡

病案　徐某，女，24岁。

初诊（2019年10月18日）

现病史：口腔溃疡反复发作10余年，拟诊为复发阿弗他溃疡。无阴部溃疡，无毛囊炎样脓点。刻下唇舌均有数个溃疡，有直径大于0.5 cm的溃疡，疼痛，咽部也有灼烧感，异常痛苦。T细胞检查结果如下：CD8+T淋巴细胞为52. 07%，CD4+T淋巴细胞为24.60%，CD4+T淋巴细胞/CD8+ T淋巴细胞为0.47。舌苔薄，脉弦滑。（图 12-93）

反复性的口腔溃疡其实相当难治，跟许多因素有关。但大体上与胃肠功能紊乱和免疫功能紊乱有关，此患者CD8+T淋巴细胞绝对值较高，而CD4+T/CD8+T相对低很多，说明CTL（细胞毒T淋巴细胞）可能攻击自身组织了。

辨证：寒热错杂，虚实夹杂，脾胃升降失司。

治法：寒温并用，辛开苦降，调中补虚。

方药：甘草有较好的免疫调节功能，量宜大，甘草泻心汤和桂枝汤（参见痞证条和桂枝汤条）也有一定的调整胃肠功能，故拟方如下：

炙甘草30 g，茯苓30 g，白术30 g，黄连6 g，干姜10 g，黄芩10 g，姜半夏15 g，升麻30 g，肉桂9 g，赤芍10 g，白芍10 g。7剂。

项目名称	检验结果		参考范围
总 T 淋巴细胞（CD3+）	82.22		55-84%
CD3+，CD4+ T 细胞	24.60	↓	31-60%
CD3+，CD8+ T 细胞	52.07	↑	13-41%
CD4+ T 细胞/CD8+ T 细胞	0.47	↓	0.9-3.6%
B 淋巴细胞（CD19+）	6.39		6-25%
NK 细胞（CD6+/CD56+）	11.47		5-27%

A

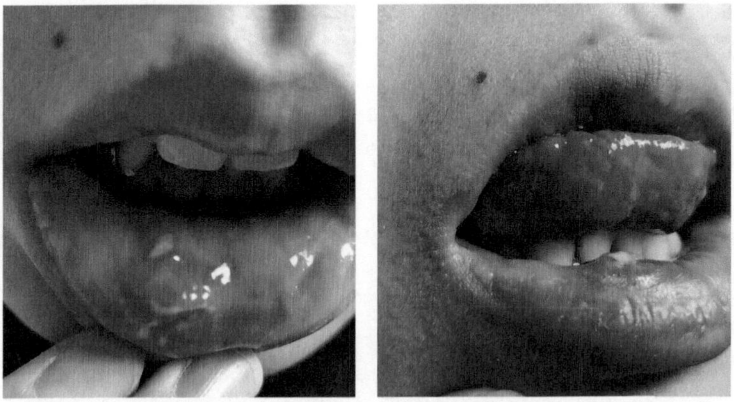

B　　　　C

图 12-93　T 细胞检查及舌、唇溃疡面情况

另服复方盐酸伪麻黄碱缓释片剂 10 粒（1 粒，qd），主要起止痛和伪麻黄碱的调节免疫功能。

随访：1 周后，溃疡明显减轻，无新发病灶，效不更方，继续巩固治疗。

（三）白塞综合征

病案　鄢某，男，27 岁。

初诊（2018 年 9 月 2 日）

现病史：反反复复口腔溃疡 10 余年。阴囊多处溃疡长时间不收口，经常全身皮肤散在毛囊炎样改变（脓点）。刻下唇边有一溃疡（图 12-94A），阴囊有三处溃疡（图 12-94B），腋下结节性红斑样皮损（图 12-94C），项部毛囊炎样改变（图 12-94D），免疫指标血沉、C 反应蛋白、类风湿因子和抗核抗体等均正常（图 12-95），平时失眠多梦。发作时，一般需要用沙利度胺口服 2 粒，方能控制病情。由于自虑未婚育，故延中医诊疗。舌苔薄腻，脉弦滑。

辨证：从口腔黏膜、皮肤皮损特征来看，符合白塞综合征的诊断。白塞综合征与《金匮要略》中的“狐惑病”非常相似。

治法：寒温并用，清热燥湿。

方药：甘草泻心汤加减。

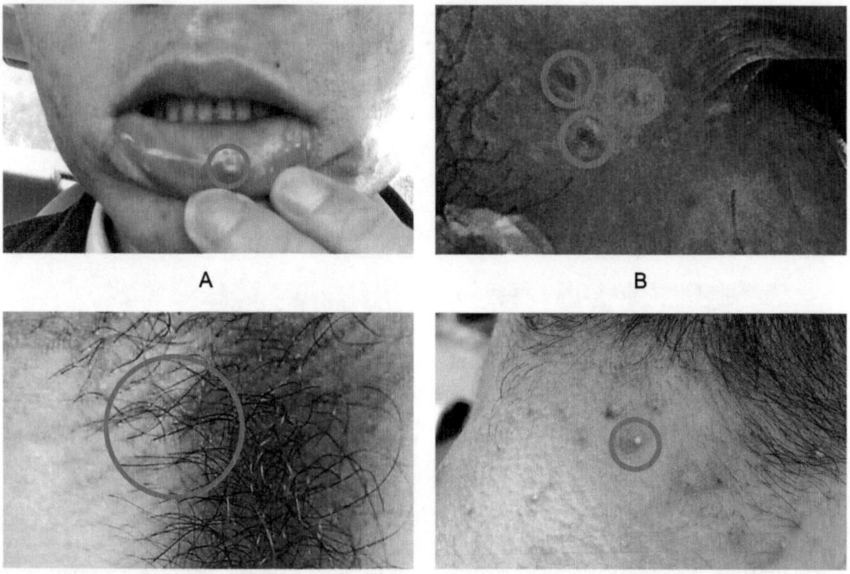

A B C D

图 12-94 符合白塞综合征特征的皮损表现

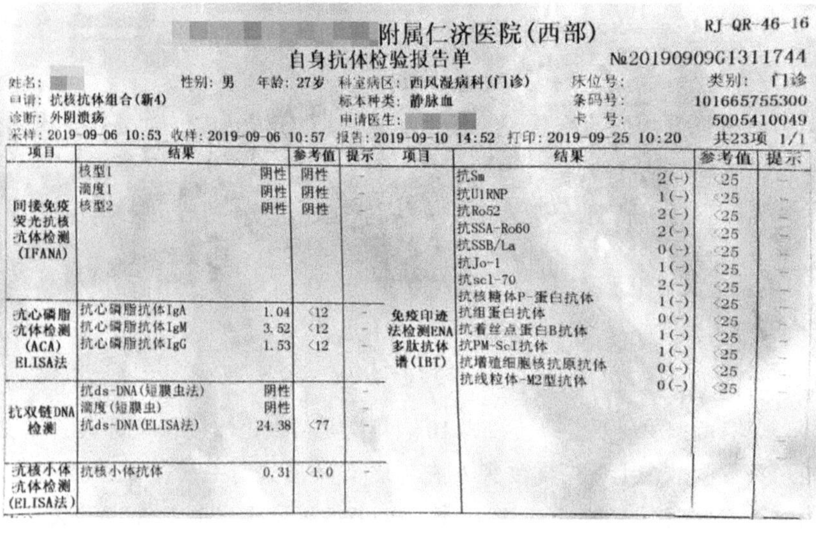

[redacted]附属仁济医院(西部) RJ-QR-46-16

自身抗体检验报告单 №20190909G1311744

姓名：[redacted] 性别：男 年龄：27岁 科室病区：西风湿病科(门诊) 床位号： 类别：门诊

申请：抗核抗体组合(新4) 标本种类：静脉血 条码号：101665755300

诊断：外阴溃疡 申请医生：[redacted] 卡 号：5005410049

采样：2019-09-06 10:53 收样：2019-09-06 10:57 报告：2019-09-10 14:52 打印：2019-09-25 10:20 共23项 1/1

项目	结果		参考值	提示
间接免疫荧光抗核抗体检测(IFANA)	核型1	阴性	阴性	-
	滴度1	阴性	阴性	-
	核型2	阴性	阴性	-
抗心磷脂抗体检测(ACA) ELISA法	抗心磷脂抗体IgA	1.04	<12	-
	抗心磷脂抗体IgM	3.52	<12	-
	抗心磷脂抗体IgG	1.53	<12	-
抗双链DNA检测	抗ds-DNA(短膜虫法)	阴性		-
	滴度(短膜虫)	阴性		-
	抗ds-DNA(ELISA法)	24.38	<77	-
抗核小体抗体检测(ELISA法)	抗核小体抗体	0.31	<1.0	-

项目	结果		参考值	提示
免疫印迹法检测ENA多肽抗体谱(IBT)	抗Sm	2(-)	<25	-
	抗U1RNP	1(-)	<25	-
	抗Ro52	2(-)	<25	-
	抗SSA-Ro60	2(-)	<25	-
	抗SSB/La	0(-)	<25	-
	抗Jo-1	1(-)	<25	-
	抗scl-70	2(-)	<25	-
	抗核糖体P-蛋白抗体	1(-)	<25	-
	抗组蛋白抗体	0(-)	<25	-
	抗着丝点蛋白B抗体	1(-)	<25	-
	抗PM-ScI抗体	1(-)	<25	-
	抗增殖细胞核抗原抗体	0(-)	<25	-
	抗线粒体-M2型抗体	0(-)	<25	-

图 12-95 自身抗体检查

炙甘草 30 g，黄连 6 g，干姜 10 g，黄芩 12 g，太子参 10 g，姜半夏 15 g，蒲公英 30 g，肉桂 9 g，赤芍 10 g，白芍 10 g，白僵蚕 5 g。14 剂。

考虑患者病情反复发作，病程较长，予桑椹、黄精、百合、栀子等制成发酵液，每次 30 ml，每日 2 次。

随访：服用上方后，症状很快得到控制，久不愈合的阴囊溃疡 1 周内即愈合（图 12-96）。

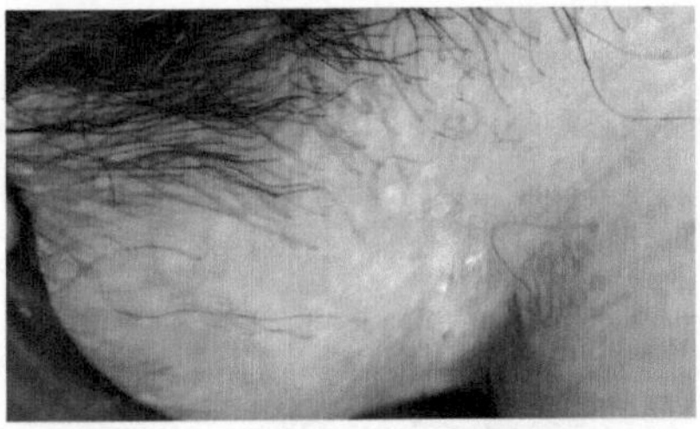

图 12-96 治疗后阴囊溃疡愈合

按：此病人由于工作原因，不能连续治疗，故病情时有反复。从其诊疗的经历来看，一味地清热解毒凉血，效果并不满意，而寒温并用、补虚调实的治疗方法（甘草泻心汤合桂枝汤，配合自制酵液饮品）疗效不错。

（四）口腔扁平苔藓

病案 方某，女，45 岁。

初诊（2017 年 11 月 4 日）

现病史：口腔扁平苔藓。刻下颊部板滞感，黏膜有红斑，充血，舌边也有类似改变。舌苔偏腻，脉弦滑。无吸烟史。（图 12-97）

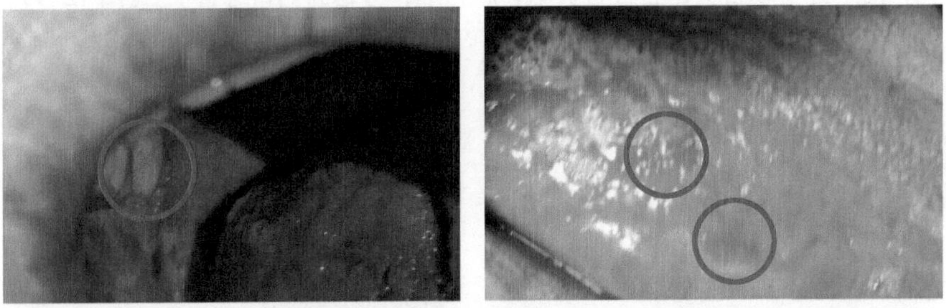

A B

图 12-97 治疗前口腔黏膜充血、糜烂（图中黄圈处）

辨证：寒热错杂，虚实夹杂，脾胃升降失司。

治法：寒湿并用，辛开苦降，兼以养血固表。

方药：甘草泻心汤加减，加阿胶。方如下：

炙甘草 20 g，黄芩 10 g，黄连 3 g，干姜 10 g，姜半夏 10 g，潞党参 10 g，蒲公英 30 g，麦冬 10 g，茯苓 10 g，大枣 6 枚，自备阿胶。14 剂。

另服桑椹、黄精发酵液，每次 30 ml，每日 2 次。

随访：服药 1 个月后，症状明显改善，咬肌明显松缓，面颊部板滞不适感消失，同时疮面好转（图 12-98）。后巩固 6 个月，经口腔专科检查确认无碍，嘱长期服用阿胶，并禁止吸烟。

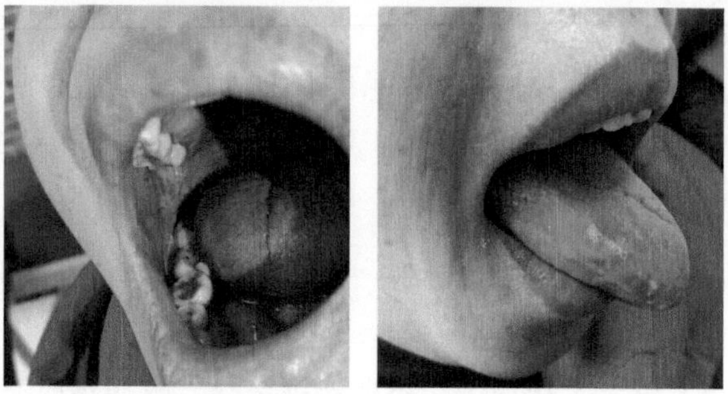

A B

图 12-98 治疗后黏膜病变情况

（五）灼口综合征

病案 邵某，男，61 岁。

初诊（2019 年 2 月 15 日）

现病史：口腔溃疡，口干，烧灼感反复发作 1 年余。取口腔黏膜活检示：黏膜鳞状上皮增生，轻度异常增生，表层过度角化，上皮下炎症细胞浸润，局部呈白斑样改变（图 12-99）。刻下口腔疼痛，位置不固定，木涩感，口干黏，需不停嚼动舌头，舌红苔黄腻，脉弦细，考虑为灼口综合征。（图 12-99）

[redacted]附属第九人民医院口腔病理科病理报告单

病理号：2019-00193

姓　名：[redacted]	性别：男　年龄：57	收到日期：2019 01 07 09:16
送检医院：本院	科别：口腔黏膜科	床号：
门 诊 号：Y4625148	住 院 号：	送检医生：[redacted]
联系信息：15000035882		

巨检：

一带黏膜组织0.8*0.7*0.4cm，灰黄

镜下描述：

黏膜鳞状上皮增生，轻度异常增生，表层过角化，上皮下炎症细胞浸润

病理诊断：

"左舌腹"黏膜鳞状上皮增生，轻度异常增生，表层过角化，上皮下炎症细胞浸润，局部呈白斑样改变，请结合临床综合考虑。

A

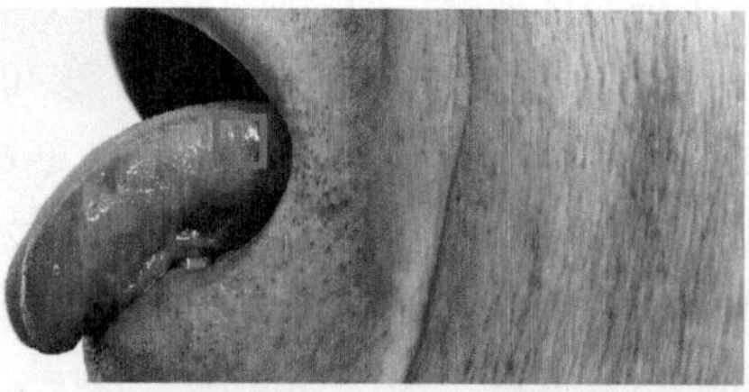

B

图 12-99 拟诊灼口综合征病检报告及舌象

辨证：寒热错杂，虚实夹杂，脾胃升降失司。

治法：寒温并用，辛开苦降。

方药：甘草泻心汤加减。方如下：

炙甘草 30 g，黄连 6 g，干姜 12 g，黄芩 15 g，潞党参 15 g，姜半夏 15 g，野菊花 30 g，川牛膝 15 g，麦冬 15 g。7 剂。

复诊（2019 年 2 月 22 日）

服用上方后，疼痛感减轻，但口干黏依旧没有改善。原方加减，持续治疗 1 个月后，疼痛、木涩消失，但口干黏始终不能缓解（活检部位处）。此病因很奇怪，在此部位放任何一个固形物品，口香糖、维生素 C 片或者棉球等，口干黏立刻消失，嘱其到专科医院诊治。

随访：经回访，疼痛、木涩消失，但口干黏症状依旧没有明显改善，此症值得关注。

（六）宫颈 HPV 感染

病案　赵某，女，50 岁。

初诊（2019 年 1 月 26 日）

现病史：HPV18、HPV31（+）多年，用干扰素等治疗。2017 年 7 月复查，HPV31 消除，但 HPV18 仍在，续外用干扰素等，但 HPV18 始终不能清除。2017 年宫颈活检诊断为慢性炎症，宫颈上皮内见挖空细胞（图 12-100A）。2018 年 1 月 HPV 检测，病毒指数为 7.56（图 12-100B），病毒为单一 HPV18（图 12-100C）。

辨证：在“厥阴病篇”，我们仔细分析了 HPV 感染宜从厥阴病来论治。其中当归四逆汤具有温经散寒、活血通经的作用，温经汤可以看作是与当归四逆汤一类的方药。

送检材料：宫颈活检　　送检日期：2017-09-19

临床诊断：宫颈炎 HPV 感染　　送检医生：两癌筛查

光镜所见：

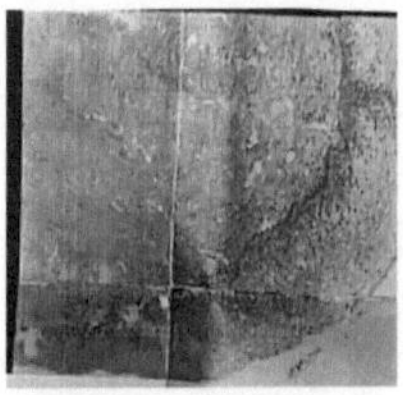

大体所见：

1.3 点：灰白灰红组织一块，大小 0.4×0.3×0.2cm。（全）

2.6 点：灰白灰红组织一块，大小 0.3×0.3×0.2cm。（全）

3.9 点：灰白灰红组织 2 块，大小共 0.4×0.3×0.2cm。（全）

4.12 点：灰白灰红组织一块，大小 0.4×0.3×0.2cm。（全）

病理诊断：

（宫颈 3.6.9.12 点）慢性炎，上皮内见挖空细胞。

建议随诊。

A

送检医师：　　送检日期：2018-01-19　　报告日期：2018-01-21

检测结果：

检测项目	结果（阳性/阴性）	参考范围
HPV(H Risk) E6/E7 mRNA	阳性（7.56）	<1

B

型别	结果	感染单位（比率）	型别	结果	感染单位（比率）
高危型别（中国人群最常见致病高危型别）			HPV59	阴性	-
			HPV68	阴性	-
HPV16	阴性				
HPV18	阳性	6.37E+001(100%)			

C

图 12-100　治疗前外院做宫颈活检及 HPV 检测情况

治法：温经散寒，养血活血。

方药：此病人年五十所，宜温经汤加减。同时考虑病程较久，用川贝粉软坚散结防止形成结节，阿胶促进宫颈黏膜的修复（图 12-101）。

随访：服药调理半年后，复查 HPV18，已清除（图 12-102）。

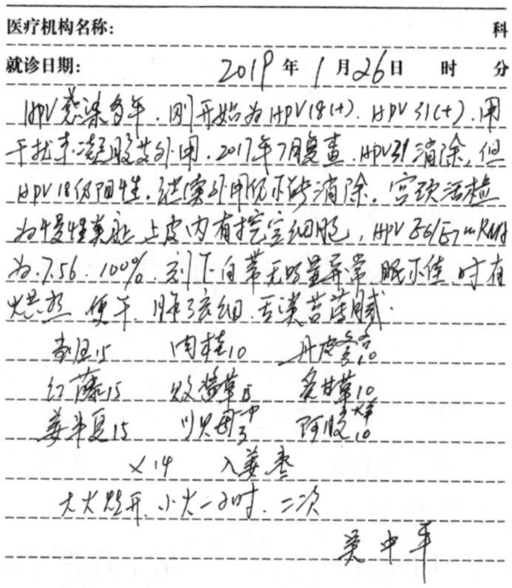

图 12-101 HPV18 感染处方

送检医师：　　收到日期：2019-07-16　　报告日期：2019-07-17

项目名称	结果(阴性/阳性)	参考值
16型	阴性	阴性
18型	阴性	阴性
其他高危型	阴性	阴性

检测结果：

高危型HPV检测均阴性。

A

送检医师：　　收到日期：2019-07-16　　报告日期：2019-07-18

检测结果：

检测项目	结果(阴性/阳性)	参考范围
HPV(H Risk) E6/E7 mRNA	阴性	< 1

B

图 12-102 复检 HPV18（－）

（七）宫颈 HPV 感染合并 CIN Ⅰ级

病案 温某，女，25 岁。

初诊（2018 年 4 月 20 日）

现病史：HPV18（+），TCT：ASC-US（不明意义的细胞，一旦有这样的细胞，需要做活检，反之，无 ASC-US 也不能说明宫颈就完全无病变状态）。活检：局灶性 LSIL（相当于 CIN I 级）。舌淡苔薄腻，脉弦滑。（图 12-103）

辨证：此病宜从厥阴论治，属寒热错杂（血虚寒凝较甚），虚实夹杂。

治法：温经散寒，养血活血。

方药：宜当归四逆汤加减。当归四逆加茱萸生姜汤与温经汤实属同类，组成基本相似。方药如下：

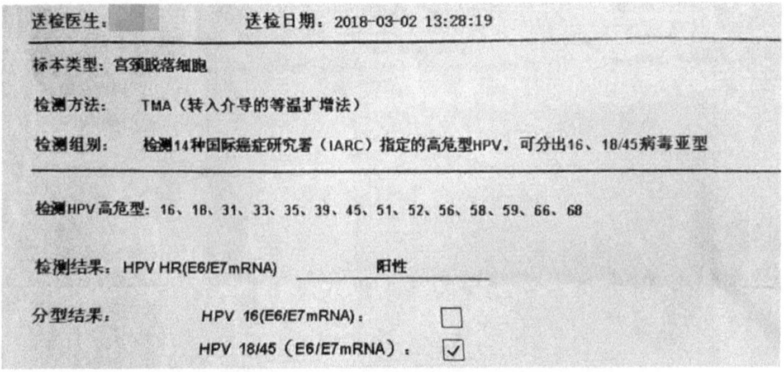

送检医生：[redacted]　　送检日期：2018-03-02 13:28:19

标本类型：宫颈脱落细胞

检测方法：　TMA（转入介导的等温扩增法）

检测组别：　检测14种国际癌症研究署（IARC）指定的高危型HPV，可分出16、18/45病毒亚型

检测HPV高危型：16、18、31、33、35、39、45、51、52、56、58、59、66、68

检测结果：HPV HR(E6/E7mRNA)　阳性

分型结果：　HPV 16(E6/E7mRNA)：☐

HPV 18/45（E6/E7mRNA）：☑

A

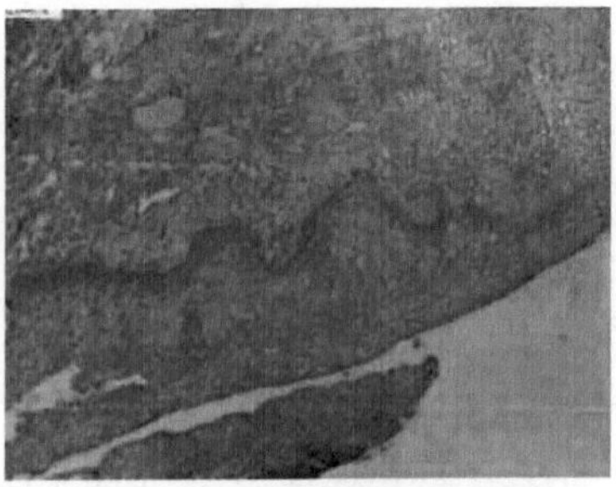

HE 染色 10×

病理诊断：

（宫颈管）破碎颈管腺体慢性炎，游离宫颈组织慢性炎，表面见挖空细胞。

（宫颈 3，活检）黏膜慢性炎。

（宫颈 6，活检）黏膜慢性炎，表面见挖空细胞。

（宫颈 9，活检）黏膜慢性炎，局灶低级别上皮内瘤变。

（宫颈 12，活检）黏膜慢性炎，表面见挖空细胞。

（阴道后穹窿）黏膜慢性炎，表面见挖空细胞。

B

图 12-103　治疗前外院做宫颈活检和 HPV 检测情况

吴茱萸 20 g，当归 15 g，肉桂 15 g，赤芍 10 g，白芍 10 g，川芎 10 g，姜半夏 15 g，牡丹皮 15 g，潞党参 10 g，炙甘草 15 g，麦冬 15 g，阿胶 10 g烊。14 剂。入姜 3 片，枣 6 枚剥开，大火烧开，小火煎煮 1 小时，煎二次。考虑患者有内瘤变，建议服用鱼肝油（1 粒，qd）。

随访：3 个月后，复查 HPV，已清除，TCT 报告（－），见图 12-104。

送检医院：[redacted]　　取样医生：[redacted]　　临床诊断：

标本满意度：
☑完全满意　□基本满意　□不满意
细胞量：　☑≥5000　□<5000
☑颈管细胞　☑生化细胞
炎症反应　□轻　□中　□重
病原体：
□滴虫感染提示
□霉菌感染提示
□疱疹感染提示
□HPV 感染提示
□放线菌感染提示
□红细胞
□白细胞
□其它
诊断细分：

镜下所见：

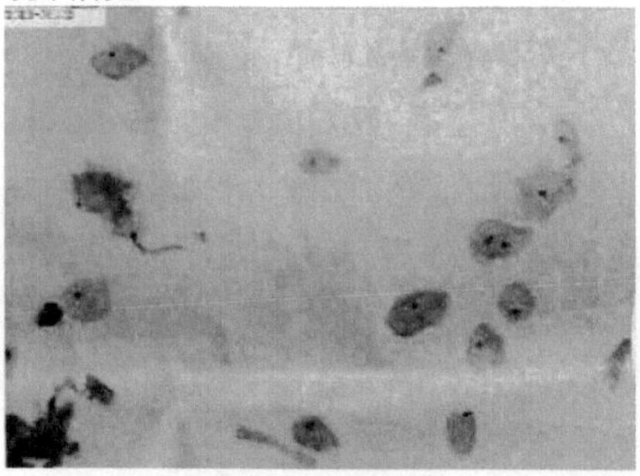

诊断结果：未见恶性细胞和上皮内病变细胞（NILM）

图 12-104　复检 TCT（－）

（八）宫颈 HPV 感染合并 CIN Ⅰ～Ⅱ级

病案　郑某，女，35 岁。

初诊（2019 年 5 月 12 日）

现病史：2018 年 10 月，因白带气味异常，伴外阴瘙痒，于医院检查，查 HPV52（+），TCT：ASC-US。伴类似湿疣病变，宫颈病理：宫颈湿疣伴 CIN Ⅰ～Ⅱ级。舌淡苔薄白，脉弦细。这种 HPV 感染带有较高级别的 CIN，一般建议锥切，但病人选择保守治疗。（图 12-105）

辨证：从厥阴病论治该病，属寒热错杂，虚实夹杂。

治法：温经散寒，养血活血。

方药：以当归四逆加吴茱萸生姜汤加减（图 12-106），也有温经汤义。方中加阿胶的作用是促进宫颈黏膜的修复，而川贝粉吞服起软坚散结作用，因为镜检发现宫颈有疣体存在。

随访：上方服用调理半年余，HPV52 终清除，TCT（－），见图 12-107。

人乳头瘤病毒分型（25型）全套检验报告

第 1 页/共 1 页

姓　名：	样品类型：分泌物	门诊/住院号：/	报告编号：20181011P05078A
性　别：女	样品性状：外观正常	科室 / 病区：/	公司条码：613028006662
年　龄：35　岁	送检医生：//	临 床 印 象：/	
床　号：/	院方条码：	送 检 单 位：	

检测方法： PCR-反向点杂交法

项目	结果	提示	参考区间
HPV[6]低危型	阴性		阴性
HPV[11]低危型	阴性		阴性
HPV[40]低危型	阴性		阴性
HPV[42]低危型	阴性		阴性
HPV[43]低危型	阴性		阴性
HPV[44]低危型	阴性		阴性
HPV[81]低危型	阴性		阴性
HPV[83]低危型	阴性		阴性
HPV[16]高危型	阴性		阴性
HPV[18]高危型	阴性		阴性
HPV[26]高危型	阴性		阴性
HPV[31]高危型	阴性		阴性
HPV[33]高危型	阴性		阴性
HPV[35]高危型	阴性		阴性
HPV[39]高危型	阴性		阴性
HPV[45]高危型	阴性		阴性
HPV[51]高危型	阴性		阴性
HPV[52]高危型	阳性	↑	阴性
HPV[53]高危型	阴性		阴性
HPV[56]高危型	阴性		阴性
HPV[58]高危型	阴性		阴性
HPV[59]高危型	阴性		阴性
HPV[66]高危型	阴性		阴性
HPV[68]高危型	阴性		阴性
HPV[73]高危型	阴性		阴性

结果提示：
1、人乳头瘤病毒（HPV）高危型的持续感染是引起宫颈癌的直接原因；人乳头瘤病毒（HPV）低危型的感染能引起宫颈上皮低度病变和良性湿疣。
2、HPV阴性请一年后复诊；HPV阳性者建议进行细胞学检测。
备 注：

A

子宫颈抹片检查报告

单位：1042
科室：
医生：

抹片编号：Q30510
报告日期：2018-10-12

姓名：　　年龄：35 岁　　取样日期：2018-10-10
证件/电话：　　门诊号
检验方法：3　（1：电脑检片；2：薄层电脑检片；3：薄层细胞检验）　　最后行经日期：

电脑抹片分析(autopap)：非典型鳞状细胞(ASC-US)
轻度发炎

细胞项目：有鳞状细胞
有移行区细胞

微生物项目：未见念珠菌
未见滴虫

病毒项目：未见疱疹病毒感染
类乳头瘤病毒感染

抹片素质：满意

炎症细胞遮盖比率：低于50%

病理医师意见：(Ascus3)：有非典型细胞，类似湿疣病变，建议阴道镜检查。

病理医师：

备注：本报告仅为细胞学筛查项目，供临床医师参考，不作为最终诊断。

B

病理诊断报告

病理号：18-38737

姓名：　　性别：女　　年龄：36 岁　　门诊号
科别：　　床号：　　病区：　　收到日期：2018-11-09
送检院别：　　报告日期：2018-11-12

病理诊断：

宫颈：宫颈湿疣伴CIN I-II

C

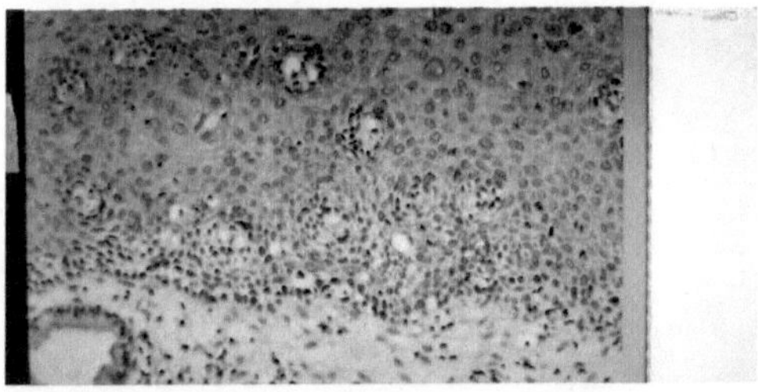

D

图 12-105　治疗前外院做 HPV、TCT 检测及宫颈病理检查情况

日期	医院名称	就医记录	医师签章
2019-5-12	[illegible]医院	因白带气味异常伴外阴瘙痒行HPV检查，结果HPV52(+)，TCT发现不明意义细胞(ASC-US)，阴道镜检查及病理示宫颈慢性炎伴CIN I-II级。刻下无明显不适，时有便干，眠欠佳，脉弦细，舌淡苔薄白。予温经散寒，养血散结。 当归15 肉桂9 吴茱萸10 白芍15 党参18 麦冬9 炙甘草9 制半夏15 牡丹皮9 川芎10 ×14 阿胶9 自备 川贝粉3 自备 入姜三片，枣六枚，黄酒100ml，大火烧开，小火一小时 吴中平	

图 12-106 HPV52(+)处方

人乳头瘤病毒分型（25型）全套检验报告

第1页/共1页

姓　名：　样品类型：分泌物　门诊/住院号：/　报告编号：20191010P05260A

性　别：女　样品性状：外观正常　科室 / 病区：/　公司条码：613028009343

年　龄：36　岁　送检医生：//　临床印象：/

床　号：/　院方条码：　送检单位：

检测方法：PCR-反向点杂交法

项目	结果	提示	参考区间
HPV[6]低危型	阴性		阴性
HPV[11]低危型	阴性		阴性
HPV[40]低危型	阴性		阴性
HPV[42]低危型	阴性		阴性
HPV[43]低危型	阴性		阴性
HPV[44]低危型	阴性		阴性
HPV[81]低危型	阴性		阴性
HPV[83]低危型	阴性		阴性
HPV[16]高危型	阴性		阴性
HPV[18]高危型	阴性		阴性
HPV[26]高危型	阴性		阴性
HPV[31]高危型	阴性		阴性
HPV[33]高危型	阴性		阴性
HPV[35]高危型	阴性		阴性
HPV[39]高危型	阴性		阴性
HPV[45]高危型	阴性		阴性
HPV[51]高危型	阴性		阴性
HPV[52]高危型	阴性		阴性
HPV[53]高危型	阴性		阴性
HPV[56]高危型	阴性		阴性
HPV[58]高危型	阴性		阴性
HPV[59]高危型	阴性		阴性
HPV[66]高危型	阴性		阴性
HPV[68]高危型	阴性		阴性
HPV[73]高危型	阴性		阴性

结果提示：

1、人乳头瘤病毒（HPV）高危型的持续感染是引起宫颈癌的直接原因；人乳头瘤病毒（HPV）低危型的感染能引起宫颈上皮低度病变和良性湿疣。

2、HPV阴性请一年后复诊；HPV阳性者建议进行细胞学检测。

备　注：/

A

子宫颈抹片检查报告

单位：

科室：

医生：10028

抹片编号：Q33816

报告日期：2019-10-10

姓名：　年龄：36 岁　取样日期：2019-10-09

证件/电话：　门诊号

检验方法：3　（1：电脑检片；2：薄层电脑检片；3：薄层细胞检验）　最后行经日期：

电脑抹片分析(autopap)：	正常细胞抹片 轻度发炎
细胞项目：	有鳞状细胞 有移行区细胞
微生物项目：	未见念珠菌 未见滴虫
病毒项目：	未见疱疹病毒感染 未见乳头瘤病毒感染
抹片素质：	满意
炎症细胞遮盖比率：	低于50%

病理医师意见：正常细胞抹片（无上皮内瘤变和恶性肿瘤细胞）。

病理医师：

备注：本报告仅为细胞学筛查项目，供临床医师参考，不作为最终诊断。

B

图 12-107 复检 HPV52(－)、TCT(－)

（九）宫颈锥切后 HPV（+）

病案　袁某，女，54 岁。

初诊（2018 年 12 月 28 日）

现病史：2015 年查出 HPV16（+），2016 年初，宫颈行 LEEP 刀切除术后，2017 年复查，HPV16（+），TCT 正常，但下体有瘙痒，眠欠佳，便干。舌胖大，苔薄腻，脉弱。（图 12-108）

项目：	测定值：	正常参考值：
HPV 16	+	--
HPV 18	--	--
其他 12 种 HPV 高危	--	--

A

送检医院：[redacted]　　取样医生：[redacted]　　临床诊断：

标本满意度：
☑完全满意　□基本满意　□不满意
细胞量：☑≥5000　□<5000
☑颈管细胞　□生化细胞
炎症反应　☑轻　□中　□重
病原体：
□滴虫感染提示
□霉菌感染提示
□疱疹感染提示
□HPV 感染提示
□放线菌感染提示
□红细胞
□白细胞
☑其它：无

镜下所见：

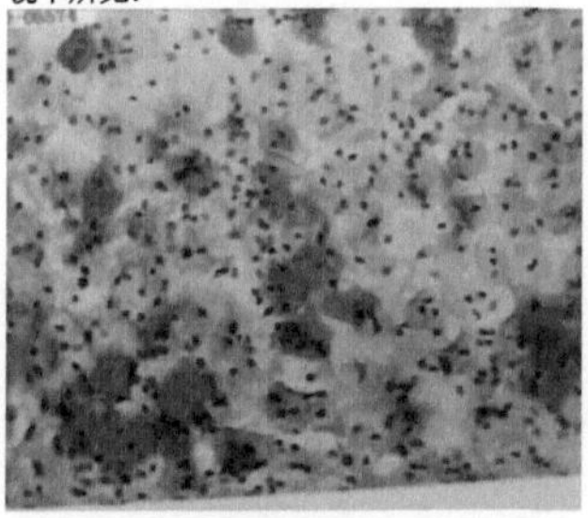

诊断结果：未见恶性细胞和上皮内病变细胞（NILM）

B

图 12-108　治疗前外院做 HPV 及 TCT 检测结果

本例 HPV16（+），虽行 LEEP 刀锥切，但只能切除宫颈病变组织，HPV 依旧很难清除掉（短时间内可以为阴性），该病人复查 HPV16 又阳性。

辨证：依照我们的经验，仍以厥阴病论治，属寒热错杂，虚实夹杂，病情反复，当以血虚为重。

治法：温经散寒，补血活血。

方药：当归四逆加吴茱萸生姜汤为底方进行加减（图 12-109），实也有温经汤义。

随访：服用上方后，患者更年期症状明显改善，睡觉安稳，性情不急躁，便通，后加服阿胶 10 g 和桑椹等发酵后的酵液 30 ml/ 次，每日 2 次，前后共服 3 月余，HPV 转阴（图 12-110）。

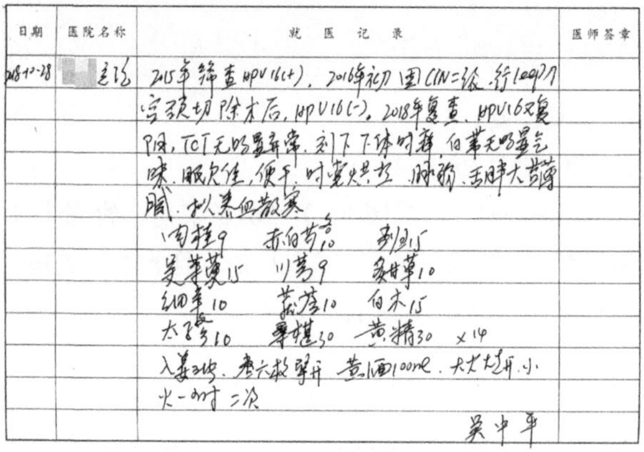

日期	医院名称	就医记录	医师签章
2018-12-28	[illegible]	2015年筛查HPV16(+)，2016年初因CIN三级，行LEEP子宫颈切除术后，HPV16(-)，2018年复查，HPV16又复阳，TCT无明显异常，刻下下体时痒，白带无明显气味，眠欠佳，便干，时觉烘热，脉弱，舌胖大苔薄腻，拟养血散寒 肉桂9 赤白芍各10 当归15 吴茱萸15 川芎9 炙甘草10 细辛10 茯苓10 白术15 太子参10 [illegible]30 黄精30 ×14 入姜3片，枣六枚掰开，黄酒100ml，大火烧开，小火一小时，二次 吴中平	

图 12-109　HPV16（+）处方

标本：分泌物　　　科室：妇产科门诊　　床号：　　　病历号：

项目名称	结果	参考值	单位	项目名称	结果	参考值	单位
HPV-16 型	阴性(-)	阴性(-)		HPV-59 型	阴性(-)	阴性(-)	
HPV-18 型	阴性(-)	阴性(-)		HPV-66 型	阴性(-)	阴性(-)	
HPV-26 型	阴性(-)	阴性(-)		HPV-68 型	阴性(-)	阴性(-)	
HPV-31 型	阴性(-)	阴性(-)		HPV-82 型	阴性(-)	阴性(-)	
HPV-33 型	阴性(-)	阴性(-)		HPV-6 型	阴性(-)	阴性(-)	
HPV-35 型	阴性(-)	阴性(-)		HPV-11 型	阴性(-)	阴性(-)	
HPV-39 型	阴性(-)	阴性(-)		HPV-40 型	阴性(-)	阴性(-)	
HPV-45 型	阴性(-)	阴性(-)		HPV-42 型	阴性(-)	阴性(-)	
HPV-51 型	阴性(-)	阴性(-)		HPV-43 型	阴性(-)	阴性(-)	
HPV-52 型	阴性(-)	阴性(-)		HPV-44 型	阴性(-)	阴性(-)	
HPV-53 型	阴性(-)	阴性(-)		HPV-55 型	阴性(-)	阴性(-)	
HPV-56 型	阴性(-)	阴性(-)		HPV-61 型	阴性(-)	阴性(-)	
HPV-58 型	阴性(-)	阴性(-)		HPV-81 型	阴性(-)	阴性(-)	

图 12-110　复检 HPV16（－）

索引